Kohlhammer

Andreas Heinz
Anil Batra
Norbert Scherbaum
Euphrosyne Gouzoulis-Mayfrank

Neurobiologie der Abhängigkeit

Grundlagen und Konsequenzen
für Diagnose und Therapie von Suchterkrankungen

Unter Mitarbeit von Christian A. Müller, Ulrich Lutz,
Chantal Mörsen, Katrin Charlet und Jan Reuter

Verlag W. Kohlhammer

Dieses Werk einschließlich aller seiner Teile ist urheberrechtlich geschützt. Jede Verwendung außerhalb der engen Grenzen des Urheberrechts ist ohne Zustimmung des Verlags unzulässig und strafbar. Das gilt insbesondere für Vervielfältigungen, Übersetzungen, Mikroverfilmungen und für die Einspeicherung und Verarbeitung in elektronischen Systemen.

Die Wiedergabe von Warenbezeichnungen, Handelsnamen oder sonstigen Kennzeichen in diesem Buch berechtigt nicht zu der Annahme, dass diese von jedermann frei benutzt werden dürfen. Vielmehr kann es sich auch dann um eingetragene Warenzeichen oder sonstige gesetzlich geschützte Kennzeichen handeln, wenn sie nicht eigens als solche gekennzeichnet sind.

1. Auflage 2012

Alle Rechte vorbehalten
© 2012 W. Kohlhammer GmbH Stuttgart
Umschlag: Gestaltungskonzept Peter Horlacher
Gesamtherstellung:
Druckerei W. Kohlhammer GmbH + Co. Stuttgart
Printed in Germany

ISBN 978-3-17-021474-3

Inhalt

1 Einleitung: Wozu dient die Kenntnis der neurobiologischen Grundlagen der Alkohol-, Nikotin- und Drogenabhängigkeit? ... 9
   1.1 Das neurobiologische Verständnis der Abhängigkeit – Ein Novum? ... 9
   1.2 Wie häufig sind Abhängigkeitserkrankungen von Alkohol, Nikotin und illegalen Drogen? ... 11
   1.3 Wesen und Definition der Abhängigkeit ... 12
   1.4 Sind Abhängigkeiten von Alkohol, Nikotin und anderen Drogen Krankheiten wie andere auch? ... 15
   1.5 Kontrollminderung – Verlust des freien Willens? ... 17
   1.6 Zusammenfassung ... 19

2 Was macht Substanzen wie Alkohol, Heroin, Kokain und Nikotin zu Drogen? ... 21
   2.1 Lernmechanismen in der Entstehung und Aufrechterhaltung abhängigen Verhaltens ... 22
   2.2 Störungen der Verhaltenskontrolle und zwanghafter Suchtmittelkonsum – mögliche neurobiologische Korrelate ... 23
   2.3 Zusammenfassung ... 24

3 Alkoholabhängigkeit – diagnostische Kriterien und ihre neurobiologischen Korrelate ... 26
   3.1 Schädliche Folgen des Alkoholkonsums: Hirnatrophie und ihre psychopathologischen Korrelate ... 26
   3.2 Toleranzentwicklung und Entzugssymptomatik ... 30
   3.3 Konditionierter Entzug ... 33
   3.4 NMDA-Rezeptoren und ihre Bedeutung für Lernmechanismen ... 34
   3.5 Zusammenfassung ... 39

4 Nikotinabhängigkeit – diagnostische Kriterien und ihre neurobiologischen Korrelate ... 40
   4.1 Nikotin – pharmakologische Eigenschaften ... 41
      4.1.1 Die psychopharmakologischen Wirkungen von Nikotin ... 42
      4.1.2 Geschlechtsspezifische Wirkungen des Nikotins ... 44
   4.2 Schädliche und nützliche Folgen des Nikotinkonsums ... 45
      4.2.1 Neuropsychiatrische Krankheitsbilder ... 46
      4.2.2 Zusammenfassung ... 52

Inhalt

5 Opiatabhängigkeit – diagnostische Kriterien und ihre neurobiologischen Korrelate 53
5.1 Heroin – pharmakologische Eigenschaften............................. 53
5.2 Biologische Mechanismen der Entwicklung der Opiatabhängigkeit 54

6 Die angenehmen Wirkungen von Alkohol, Nikotin und anderen Drogen und das dopaminerg-opioiderge Verstärkungssystem 57
6.1 Evolutionäre Bedeutung des dopaminergen Verstärkungssystems 60
6.2 Neuroanatomie des dopaminergen Verstärkungssystems 61
6.3 Bedeutung unterschiedlicher Dopaminrezeptortypen für die Entstehung und Aufrechterhaltung abhängigen Verhaltens 63
6.4 Kortikale dopaminerge Projektionsbahnen und ihre Interaktion mit der striären Dopaminfreisetzung 65
6.5 Interaktionen zwischen Amygdala und frontalem Kortex beeinflussen die striäre Dopaminfreisetzung............................... 67
6.6 Folgen drogeninduzierter Dopaminfreisetzung – Psychomotorische Aktivierung, Belohnung oder Verlangen nach der Substanz? 69
6.7 Ist dopaminerge Stimulation angenehm oder verlockend? 70
6.8 Empirische Argumente für und gegen den hedonischen Charakter der dopaminergen Stimulation 72
6.9 Dopaminerge Neurotransmission und Neugierverhalten.................. 73
6.10 Dopaminerge Dysfunktion in der Disposition und Aufrechterhaltung der Alkoholabhängigkeit 74
6.11 Psychopathologische Korrelate der dopaminergen Dysfunktion bei Alkoholabhängigen 76
6.12 Sensitivierung im dopaminergen Belohnungssystem? 78
6.13 Störung von Lernvorgängen durch Neuroadaptation im dopaminergen Belohnungssystem... 80
6.14 Glutamaterge, opioiderge und serotonerge Stimulation der striären Dopaminfreisetzung... 82
6.15 Das dopaminerge System und seine Bedeutung für die Nikotinabhängigkeit .. 84
6.16 Die klinische Bedeutung des dopaminergen Systems bei der Nikotinabhängigkeit 86
6.17 Die nikotinbedingte Stimulation des dopaminergen Systems über andere Neurotransmittersysteme 86
6.18 Zusammenfassung 87

7 Drogeninduzierte Psychosen – diagnostische Kriterien und ihre neurobiologischen Korrelate.. 90
7.1 Psychotische Rauschverläufe: die sog. Drogenpsychosen.................. 90
7.2 Drogeninduzierte Psychosen 94
7.3 Können Drogen eine Schizophrenie auslösen?........................... 95
7.3.1 Die Hypothesen der Selbstmedikation und Affektregulation.......... 96
7.3.2 Die Social-Drift-Hypothese................................... 96
7.3.3 Das Modell der Psychoseinduktion durch den Drogenkonsum........ 97
7.3.4 Das Supersensitivitätsmodell 98
7.3.5 Das Modell gemeinsamer ätiologischer Faktoren 100
7.4 Zusammenfassung 101

8 Serotonerge Funktionsstörungen in Bezug auf die Entstehung und Aufrechterhaltung abhängigen Verhaltens 103
8.1 Serotonerge Funktionsstörung in Verbindung mit impulsiver Aggressivität und der Disposition zur Alkoholabhängigkeit 105
8.2 Bildgebende Untersuchungen zur serotonergen Dysfunktion und ihrem Bezug zur Disposition zur Alkoholabhängigkeit 106
8.3 Genetische und Umweltfaktoren, die die serotonerge Neurotransmission beeinflussen 108
8.4 Psychopathologische Korrelate der zentralen serotonergen Funktionsstörung: Impulsivität oder negative Verstimmungszustände? 110
8.5 Serotonerge Funktionsstörungen und negative Stimmungszustände 112
8.6 Genetische Wirkungen auf Serotonintransporter im Bereich der Raphekerne 114
8.7 Serotonerge Funktionsstörung und die akuten Wirkungen des Alkoholkonsums 116
8.8 Nikotinabhängigkeit und das serotonerge System 119
8.9 Zusammenfassung 121

9 Der „Nikotinrezeptor" 122
9.1 Acetylcholinrezeptoren 122
9.2 Die Rezeptordesensibilisierung 126
9.3 „Up-Regulation" – Kennzeichen der Abhängigkeit? 127
9.4 Wie spezifisch sind diese Befunde? 129
9.5 Welche klinische Bedeutung haben diese Befunde? 130

10 Genetische und Umweltfaktoren in der Disposition und Aufrechterhaltung der Abhängigkeit 132
10.1 Genetik der Nikotinabhängigkeit 133
10.1.1 Vererbungsmodus der Nikotinabhängigkeit 133
10.1.2 Genetische Grundlagen der Nikotinabhängigkeit 134
10.1.3 Molekulargenetische Grundlagen 134
10.1.4 Ergebnisse von Kopplungsstudien bei der Nikotinabhängigkeit 135
10.1.5 Kandidatengene im Dopaminsystem 136
10.1.6 Gene des serotonergen Systems und BDNF 140
10.1.7 Gene des Nikotinrezeptors und neuropsychiatrische Störungsbilder 141
10.1.8 Die Genetik des Nikotinmetabolismus 142
10.1.9 Pharmakogenetik 143
10.1.10 Probleme bei der Suche nach dem „Nikotingen" 144
10.2 Genetik der Alkoholabhängigkeit 145
10.2.1 Impulsives Verhalten als disponierender Faktor für Abhängigkeitserkrankungen? 145
10.2.2 Toleranz gegenüber akuten Alkoholwirkungen als disponierender Faktor 146
10.2.3 Soziale Isolation und die Disposition zur Alkoholabhängigkeit 148
10.2.4 Neurobiologische und genetische Korrelate der Aufrechterhaltung abhängigen Verhaltens 149
10.3 Zusammenfassung und Konsequenzen 150

11 Konsequenzen für die Praxis 152
    11.1 Argumente gegen die Stigmatisierung abhängig kranker Patienten 152
    11.2 Erkenntnisse für die Prävention der Alkohol- und Nikotinabhängigkeit 154
    11.3 Konsequenzen für die Therapie der Nikotin- und Alkoholabhängigkeit 155
    11.4 Konsequenzen für die Therapie der Opiatabhängigkeit 158
    11.5 Prävention und Therapie von Störungen durch Cannabis und Stimulanzien... 159

Literatur 161

Abbildungsnachweis 196

Stichwortverzeichnis 197

1 Einleitung: Wozu dient die Kenntnis der neurobiologischen Grundlagen der Alkohol-, Nikotin- und Drogenabhängigkeit?

Die Frage scheint auf den ersten Blick rhetorisch. Ist es denn nicht an und für sich sinnvoll, etwas über die biologischen Grundlagen der Krankheitsbilder zu wissen, an denen in Deutschland pro Jahr immerhin etwa 140.000 Menschen sterben (DHS, 2010)? Aber es geht hier um mehr als wissenschaftliche Kenntnis per se. Viele Menschen glauben, dass Alkohol-, Nikotin- oder Drogenabhängigkeit eine Charakterschwäche ist, die nicht mit einer unverschuldeten Erkrankung wie beispielsweise einem Colonkarzinom verglichen werden kann. Daher verweigern immer noch die meisten privaten Krankenversicherungen die Erstattung von Behandlungskosten, die aus Abhängigkeitserkrankungen entstehen, soweit sich diese auf die Behandlung der Suchterkrankung und nicht nur auf die lebensrettenden Maßnahmen zur Therapie der Entzugssymptomatik oder des Delirs beziehen. Dagegen wird oft angeführt, dass die Alkohol-, Nikotin- und Drogenabhängigkeit Erkrankungen mit biologischen Grundlagen sind, die zum Teil genetisch bedingt sind und die die Funktionsweise des Gehirns so entscheidend beeinflussen, dass die Abhängigkranken nicht für ihre gesundheitlichen Probleme verantwortlich gemacht werden können und dieselbe Unterstützung durch die Solidargemeinschaft der Versicherten verdienen wie Menschen, die unter anderen Krankheitsbildern leiden. Es lohnt sich, diesen Argumentationsstrang genauer zu untersuchen. Denn in ihm sind viele Annahmen zum Wesen einer Krankheit, zur Verantwortlichkeit der Erkrankten und zur Bedeutung biologischer Befunde und Korrelate des Krankheitsgeschehens enthalten, die gesondert diskutiert werden müssen. Erst dann kann die Frage beantwortet werden, ob oder wie die Kenntnis der biologischen Grundlagen der Abhängigkeitserkrankungen den Umgang mit Abhängigkranken beeinflusst.

1.1 Das neurobiologische Verständnis der Abhängigkeit – Ein Novum?

Die neurobiologische Grundlage von Abhängigkeitserkrankungen hat in der medizinischen, psychiatrischen und suchttherapeutischen Literatur bis vor wenigen Jahrzehnten noch keine große Beachtung erfahren – im Vordergrund stand eine mehr oder weniger moralische Sichtweise des süchtigen Verhaltens, beispielsweise des „Morphinismus" oder der „Trunksucht", die mit Eigenschaften des Charakters, der Persönlichkeit, allenfalls mit äußeren Faktoren, sozialen Bedingungen oder Lebensschicksalen, nicht jedoch mit einer biologischen Disposition in Verbindung gebracht wurden.

Psychiatrische Lehrbücher (z. B. das „Lehrbuch der Geisteskrankheiten" von Bumke, 5. Auflage 1942) stellten das Problem des Alkoholismus als Folge der „Giftigkeit" des Äthylalkohols dar. Das Störungskonzept beschränkte sich auf die charakterliche Würdigung des Betroffenen: „... Am besten geht man wohl von der Willensschwäche der Kranken aus und stellt die Trunksucht damit den übrigen ‚Suchten' an die Seite. Der Trinker ist danach wie der Morphinist ein konstitutionell abnormer Mensch, den ein krankhaftes Bedürfnis, ein ‚Reizhunger', immer wieder zu allmählich sich steigernden Ausschweifungen treibt."

Auch Nikotin ist in der Wahrnehmung dieser Zeit ein „Gift", wenngleich in seiner Bedeutung als psychotrope Substanz nachrangig den Substanzen Alkohol, Morphin oder Kokain.

Das biologische Verständnis der Abhängigkeitserkrankungen, und dies gilt sowohl für illegalen Drogen-, Alkohol- als auch den Tabakkonsum, wurde mit den Kenntnissen der drogen-, alkohol- oder tabakassoziierten Folgeerkrankungen gleichgesetzt. Alkoholbedingte zerebrale Einschränkungen, der Rausch, delirante Zustände, die Wernicke-Encephalopathie, Halluzinationen oder demenzielle Entwicklungen und Wesensveränderungen waren Teil der alkoholbedingten Pathologie der Alkoholkranken. Sie wurden jedoch nicht mit einer spezifischen neurobiologischen Wirkung der Substanz auf definierte Hirnstrukturen, sondern allein mit den substanzbedingten zerebralen Organschädigungen in Verbindung gebracht.

Erst in den letzten Jahrzehnten hat sich in der Fachwelt ein breites Verständnis für ein differenziertes Konzept der „Abhängigkeit" entwickelt. Die Abhängigkeitsentwicklung des Individuums wird in neuerer Zeit als Zusammenkommen und Wechselspiel verschiedener psychischer, sozialer und substanzbezogener Bedingungen verstanden.

Lebensereignisse, frühkindliche, aber auch adoleszente Prägungsprozesse und Lernerfahrungen, die Verfügbarkeit der Substanz, die gegebenenfalls permissive Haltung der Gesellschaft, Einflüsse der unmittelbaren Lebensumgebung und des sozialen Bezugsraums, die unmittelbare psychotrope Wirkung der Substanz, aber auch neuromodulatorische Veränderungen durch den Konsum sowie biologische Prädispositionen im Sinne einer hereditären oder erworbenen spezifischen, funktionalen oder veränderten Sensitivität des Individuums sind nur einige der Faktoren, die in diesem Zusammenhang genannt werden und das wissenschaftliche, aber auch therapeutische Konzept bestimmen.

Die unmittelbaren Auswirkungen dieses moderneren Verständnisses der Abhängigkeit sind in vielen Bereichen spürbar: Die Akzeptanz der Störung als „Krankheit" führt zu einer höheren Bereitschaft der Gesellschaft, Fürsorge für die Betroffenen zu übernehmen, medizinische und psychotherapeutische Behandlungen zu konzipieren und anzubieten und sogar das Rechtsverständnis an mögliche krankheitsbedingte Einschränkungen der personalen Handlungsfähigkeit und Selbstbestimmung anzupassen. Auch in der Therapie der Abhängigen, die früher oft auf den Prozess der Entgiftung beschränkt sein musste, wird eine Synthese aus motivierenden Strategien, psychologischen Methoden wie auch pharmakologischen Vorgehensweisen, die auf eine Modulation der biologischen Bedingungen zielen, vorgenommen.

In unserem Verständnis von Abhängigkeitserkrankungen stehen wir weiterhin weitgehend am Anfang. Tatsächlich sind unsere bisherigen psychologischen Modelle nichts anderes als ein Versuch, ein auf die Beschaffung und den Konsum einer Substanz ausgerichtetes Verhalten zu beschreiben, ohne dieses vollständig erklären zu können. Nicht nur für das Verständnis des Krankheitsprozesses, auch für die Entwicklung neuer differenzierter Therapieangebote auf der Basis eines bio-psycho-sozialen Krankheitsverständnisses ist die Erforschung der Neurobiologie der Abhängigkeitserkrankungen unabdingbar.

In diesem Buch soll der Fokus auf die neurobiologischen Bedingungen der Abhängigkeit von illegalen Drogen wie von Alkohol und Nikotin sowie deren Parallelen und Unterschiede im Wesen der Abhängigkeit gerichtet werden.

Die Neurobiologie der Abhängigkeit ist allerdings nichts anderes als ein Ausschnitt der Pathologie und Problematik der Abhängigkeitserkrankungen. Der Beitrag aller anderen Faktoren soll dabei keineswegs geleugnet werden. Auf eine umfassende Synthese der verschiedenen Bedingungen für eine Abhängigkeit soll dennoch verzichtet werden. Vielmehr erhoffen wir uns, dass mit einem wachsenden Verständnis für die neurobiologischen Entstehungsbedingungen der Abhängigkeitserkrankungen weitere neuartige und ergänzende therapeutische Vorgehensweisen in die Palette der Behandlungsmöglichkeiten aufgenommen werden können.

Ehe wir uns der Frage zuwenden, ob und wie eine Abhängigkeitserkrankung neurobiologisch zu erklären sein mag, soll eingangs in aller Kürze der Umfang des gesellschaftlichen und medizinischen Problems durch den Konsum von Alkohol, Tabak und illegalen Drogen umrissen werden.

1.2 Wie häufig sind Abhängigkeitserkrankungen von Alkohol, Nikotin und illegalen Drogen?

In Deutschland trinken mehr als 95 % der Männer und über 90 % der Frauen im Alter zwischen 18 und 59 Jahren Alkohol.

Diese Zahlen sagen für sich noch wenig aus – der Anteil der Gelegenheits- oder Niedrigkonsumenten ist groß und die soziale Akzeptanz des Alkoholkonsums hoch. In niedrigen Dosierungen werden dem Alkoholgenuss von Laien keine schädigenden, sondern vielmehr positive Auswirkungen auf die Gesundheit zugeschrieben. Alkoholexzesse werden toleriert, in einigen Gesellschaftsschichten gehören sie zum spezifischen und akzeptierten Verhaltensrepertoire.

Die Dimension der Alkoholproblematik wird deutlicher an der Zahl der Abhängigen und am Umfang der gesundheitlichen Schäden: Über 1 Million Bundesbürger sind alkoholabhängig, weitere 9,5 Millionen betreiben einen starken und damit gesundheitsschädlichen Konsum (DHS 2010). Die alkoholbedingte Mortalität liegt bei mehr als 40.000 Todesfällen pro Jahr und ist durch den häufig begleitenden Gebrauch von Nikotin noch weiter erhöht.

Die veröffentlichten Daten zum Konsum sprechen für einen steten Anstieg der Konsummenge: Der durchschnittliche jährliche Pro-Kopf-Verbrauch lag gegen Ende des 20. Jahrhunderts in Deutschland bei 10 l reinem Alkohol pro Person. Damit führt Deutschland in der Statistik die westlichen Länder an. Bedenklich sind auch Entwicklungen, die auf eine Zunahme des Konsums in jüngeren Altersschichten hinweisen: Mehr als 90 % der 14- bis 24-jährigen Jugendlichen und jungen Erwachsenen haben bereits Erfahrungen mit den Wirkungen des Alkohols gesammelt. In den letzten Jahren hat besonders das Rauschtrinken oder „Komasaufen" Schlagzeilen gemacht, bei dem einzelne Jugendliche zu Tode kamen. Auch die Zahl der Behandlungsfälle wegen Alkoholintoxikation bei Jugendlichen und jungen Menschen nahm in den letzten Jahren zu, ohne dass sich allerdings Hinweise auf eine massive Zunahme oder einen lebensgeschichtlich deutlich früheren Beginn des Alkoholkonsums bei Jugendlichen ergaben (DHS, 2010).

Der Anteil der Raucher in der deutschen Bevölkerung wird laut Statistischem Bundesamt (2010) in der Population der über 15-Jährigen auf ca. 27 % beziffert. Der Anteil der Raucher ist abhängig von der Altersklasse: 36,7 % in der Altersgruppe der 18- bis 59-Jährigen bezeichnen sich als Raucher, der höchste Raucheranteil ist bei den 35–40-Jährigen zu finden. Verantwortlich hierfür sind mehrere Gründe: dazu gehören die zunehmende Verbreitung des Rauchens in den jüngeren Generationen in den Nachkriegsjahrzehnten (inzwischen haben mehr als 75 % aller 14- bis 24-jährigen Jugendlichen und jungen Erwachsenen mindestens einmal eine Zigarette probiert (Kraus und Augustin, 2000)), sowie die Übersterblichkeit der Raucher in der Lebensspanne zwischen dem 60. und 70. Lebensjahr.

Nicht zuletzt sind auch das Nachlassen der Kondition und das Einsetzen alterungsbedingter körperlicher Veränderungen nach dem 40. Lebensjahr, die von vielen Rauchern als tabakassoziierte Krankheitssymptome interpretiert werden, verantwortlich für die Entstehung einer Abstinenzmotivation.

Die Angaben zum Anteil der **abhängigen** Raucher sind sehr widersprüchlich – es wird angenommen, dass 50–60 % der Raucher als abhängig einzustufen sind (Hughes et al., 2006).

Die Rate tabakassoziierter Todesfälle in Deutschland liegt Schätzungen von John und Hanke (2002) zufolge bei jährlich 110.000. Die Hälfte der tabakassoziierten Todesfälle ereignet sich in einem mittleren Alter zwischen 35 und 69 Jahren. Mehr als ein Drittel aller Todesfälle im Alter zwischen 35 und 69 Jahren in den Industrieländern sind auf das Rauchen zurückzuführen. Raucher verlieren im Schnitt acht Jahre ihres Lebens (Peto et al., 1996). Diese vorzeitigen Todesfälle sind in erster Linie auf Karzinome, vaskuläre Erkrankungen sowie Lungenerkrankungen zurückzuführen.

Obgleich im klinischen Alltag die Komorbidität von Alkoholkonsum und Rauchen augenscheinlich ist, wird viel zu wenig berücksichtigt, dass mit dem kombinierten Konsum mehrerer psychotroper Substanzen (am häufigsten Alkohol und Nikotin) auch eine erhebliche Steigerung der Mortalität verbunden ist.

Während das relative Karzinomrisiko der Raucher 1,6 und das der nichtrauchenden alkoholkranken Patienten 1,5 beträgt, steigt es für rauchende Alkoholkranke (und diese bilden bekanntermaßen den größten Teil der Alkoholabhängigen!) auf 2,5 (Rosengren et al., 1988).

Demgegenüber ist die Zahl der Menschen, die von illegalen Drogen abhängig sind, deutlich kleiner. So wird die Zahl der Opiatabhängigen auf etwa 180.000 Personen geschätzt, die der Cannabisabhängigen auf etwa 240.000 (Kraus et al., 2005, 2008). Jährlich versterben ca. 1.400 bis 2.000 Menschen am Gebrauch illegaler Drogen (BfG, 2010a). Dass sich die öffentliche Aufmerksamkeit so häufig auf den illegalen Drogenkonsum konzentriert, liegt also nicht an der Vielzahl der abhängig erkrankten Menschen, zumindest im Vergleich zu den an den legalen Drogen Alkohol und Nikotin erkrankten Personen. Hier spielen offenbar Phänomene wie das Ausmaß der sozialen Störungen durch Beschaffung und Konsum illegaler Drogen ebenso eine Rolle wie ein gewisser Unwille, sich mit den Folgen des seit Jahrhunderten legalisierten und sozial akzeptierten Drogenkonsums von Nikotin und Alkohol auseinander zu setzen.

1.3 Wesen und Definition der Abhängigkeit

Der starke oder gesundheitsschädigende Konsum psychotroper Substanzen ist nicht zwangsläufig mit einer Abhängigkeit gleichzusetzen. Dies leuchtet dem Laien zumindest im Fall des regelmäßigen Alkoholkonsums ein. Der regelmäßige Raucher oder gelegentliche Drogenkonsument hingegen wird häufig mit einem abhängigen Raucher oder Drogenabhängigen gleichgesetzt. Diese Inkonsequenz in der Beurteilung bildet ab, wie sehr gesellschaftliche Werthaltungen die Begriffsbildung bestimmen, macht aber auch deutlich, wie schwierig die Definition der Krankheitsbegriffe „Sucht" oder „Abhängigkeit" tatsächlich ist.

„Sucht", etymologisch aus dem Wort „siech" (krank) abgeleitet, bezeichnet eine zwanghaft anmutende, d. h. einem nicht bezwingbaren Drang nachgebende, unkontrollierte Verhaltensweise, die den Charakter einer „Störung" aufweist. Dies ist zunächst nicht allein auf die Aufnahme psychotroper Substanzen beschränkt. Im Zusammenhang mit dem Konsum psychotrop aktiver Substanzen spricht man von einer Abhängigkeit. Abhängigkeitserkrankungen sind damit durch den anhaltenden und zwanghaften Konsum psychotroper Substanzen charakterisiert.

Für die Diagnosestellung spielen weltweit zwei verschiedene, konkurrierende diagnostische Klassifikationssysteme eine Rolle. Die wichtigsten Diagnosen substanzbezogener Störungen sind in den Klassifikationssystemen ICD-10 (10. Auflage der Internationalen Klassifikation psychischer Störungen der WHO) und DSM-IV (4. Ausgabe des Diagnostic and Statistical Manual of Psychiatric Diseases) nach Substanzgruppen differenziert in Alkohol und Barbiturate, Tabak (im ICD bzw. Nikotin im DSM), Opioide, Cannabinoide, Sedativa und Hypnotika, Kokain, Amphetamine und andere Stimulantien sowie Halluzinogene und flüchtige Lösungsmittel.

Die Abgrenzung eines „abhängigen" Konsums vom „normalen" Konsum fällt nicht leicht. Hohe Konsummengen, eine situativ bedingte Steigerung des Konsums, Symptome der Intoxikation und körperliche Schäden als Folge der wiederholten Einnahme der psychotropen Substanz sind weder hinreichende noch notwendige Bedingungen einer Abhängigkeit.

Zahlreiche Kriterien wurden formuliert, um die Treffsicherheit einer Diagnose zu erhöhen.

Eine Abhängigkeitserkrankung ist demnach durch eine Toleranzentwicklung bezüglich der Substanzwirkungen und das Auftreten körperlicher Entzugssymptome, aber auch durch zusätzliche Merkmale wie das starke Verlangen nach der Substanz, den Verlust der Kontrolle über den geregelten Substanzkonsum und die Unfähigkeit zur Abstinenz gekennzeichnet. Das gegenwärtige Krankheitskonzept geht davon aus, dass die Störung irreversibel ist, d. h. dass abhängige Menschen bei einem Rückfall die Kontrolle über den Konsum immer wieder verlieren können, auch wenn sie – insbesondere bei weniger schwer ausgeprägter Abhängigkeit – den Konsum zumindest zeitweise reduzieren.

Sowohl im ICD-10 als auch im DSM-IV werden vergleichbare Kriterien für die Diagnose einer Abhängigkeit genannt.

An späterer Stelle soll im Zusammenhang mit den neurobiologischen Modellen nochmals detaillierter auf die Merkmale der Abhängigkeit eingegangen werden. Einleitend sollen nur die wesentlichen Charakteristika, wie sie im DSM-IV und im ICD-10 genannt werden, am Beispiel der Nikotin-/Tabakabhängigkeit aufgezählt werden.

Während die Begriffswahl für den abhängigen Konsum von Alkohol in beiden Klassifikationssystemen identisch ist, unterscheiden sich die beiden Systeme in der Bezeichnung des Syndroms des abhängigen Rauchens von Tabak. Im ICD-10 wird dieses Syndrom als „Tabakabhängigkeit" beschrieben, im DSM-IV hingegen als „Nikotinabhängigkeit". Unzweifelhaft gehen von Nikotin die wesentlichen psychotropen Wirkungen des Tabakrauchs aus. Nikotin kann für sich alleine aber nicht alle Phänomene des abhängigen Rauchens erklären.

Tab. 1: Zusammenstellung der diagnostischen Kriterien für eine Tabakabhängigkeit/Nikotinabhängigkeit nach ICD-10 (Dilling et al., 1991) und DSM-IV (Sass et al., 1996) (aus Batra, 2000a)

ICD-10 – Tabakabhängigkeit F 17.2x	DSM-IV – Nikotinabhängigkeit 305.10
Definition: Der Konsum einer Substanz hat Vorrang gegenüber anderen Verhaltensweisen, die früher höher bewertet wurden. Ein entscheidendes Kriterium ist der oft starke und übermächtige Wunsch, Tabak zu konsumieren. Während des vergangenen Jahres sollen drei oder mehr der folgenden Kriterien erfüllt gewesen sein:	Definition: Fehlangepasster Konsum mit nachfolgenden klinisch relevanten Beeinträchtigungen. Drei oder mehr der folgenden Kriterien müssen zu irgendeiner Zeit über die Dauer von zwölf Monaten aufgetreten sein:
Ein starker Wunsch oder eine Art Zwang, Tabak zu konsumieren.	Nikotin wird häufig in größeren Mengen und länger als beabsichtigt eingenommen.
Verminderte Kontrollfähigkeit bzgl. des Beginns, der Beendigung und der Menge des Tabakkonsums.	Erfolglose Versuche oder der permanente Wunsch, den Nikotingebrauch zu reduzieren oder zu kontrollieren.
Ein körperliches Entzugssyndrom bei Absetzen oder Reduktion des Tabakkonsums oder: Tabakgenuss mit dem Ziel, Entzugssymptome zu mildern.	Entzug: a) Nikotincharakteristisches Entzugssyndrom oder b) Einnahme von Nikotin, um Entzugssymptome zu lindern oder zu vermeiden.
Nachweis einer Toleranz. Um die ursprünglich durch niedrigere Dosen erreichten Wirkungen zu erzielen, sind zunehmend höhere Dosen erforderlich.	Toleranz: a) Verlangen nach ausgeprägter Dosissteigerung, um den erwünschten Effekt oder Intoxikation herbeizuführen, oder b) deutlich verminderte Wirkung bei fortgesetzter Einnahme derselben Dosis (z. B. bleiben Unruhe oder Schwindel nach Konsum aus).
Fortschreitende Vernachlässigung anderer Vergnügungen oder Interessen zugunsten des Tabakkonsums.	Wichtige berufliche, soziale oder Freizeitaktivitäten werden wegen des Nikotinkonsums aufgegeben oder eingeschränkt.
Anhaltender Tabakkonsum trotz des Nachweises eindeutiger schädlicher Folgen	Fortgesetzter Nikotinkonsum trotz Kenntnis eines anhaltenden oder wiederkehrenden körperlichen oder psychischen Problems, das wahrscheinlich durch Nikotin verursacht oder verstärkt wurde. Viel Zeit, um Nikotin zu konsumieren oder sich von den Wirkungen zu erholen.

Unter dem Aspekt der Beschreibung des abhängigen Rauchens stellt diese Bezeichnung sicher eine ungerechtfertigte Einengung des Abhängigkeitsbegriffs auf nur eine von insgesamt circa 4.000 festen und gasförmigen Substanzen im Tabakrauch dar.

Im Rahmen dieses Buchs hingegen ist eine Einengung des Begriffs auf die Nikotinabhängigkeit zweckmäßig – Untersuchungen zu den neurobiologischen Effekten des Tabakkonsums sind uneindeutig und experimentellen Ansätzen kaum zugänglich. Die Wirkung des Nikotins hingegen lässt sich in experimentellen Untersuchungen differenziert erforschen.

Die vorgestellten diagnostischen Kriterien erleichtern zwar die klinische Diagnose, sind jedoch für eine Forschung, die die ätiopathogenetischen Bedingungen für die Entwicklung der Störung klären möchte, unzureichend. Letztlich sind auch diese Kriterien nichts anderes als eine symptomatische Beschreibung, ohne das Wesen der Abhängigkeit erfassen zu können.

Die Berücksichtigung von Konsummuster, Kontrollverlust, Umfang des Konsums, familiären Belastungen und anderen Faktoren soll aber neben der Abhängigkeitsdiagnose dazu dienen, mehr Klarheit über die biologischen Grundlagen einer Abhängigkeitserkrankung zu gewinnen.

Subtypisierungen der Suchtkranken wie in der Einteilung von Jellinek (1960) bedienen sich des Merkmals des Trinkmusters, andere Subtypisierungen wie z. B. von Cloninger (Cloninger et al., 1981) berücksichtigen Merkmale der Persönlichkeit, Umwelt und Vorgeschichte und versuchen damit eine bessere Abschätzung der Abstinenzfähigkeit im Rahmen einer therapeutischen Intervention oder eine differenzierte Therapieplanung zu ermöglichen.

Gleiches gilt für die Nikotinabhängigkeit – Subtypisierungen unterscheiden die abhängigen Raucher analog zu Jellinek aufgrund des Konsummusters (der „peak seeker" zielt auf die Verstärkerwirkung des Rauchens, der „through maintainer" versucht, dem Auftreten von Entzugssymptomen oder einer anderen aversiv erlebten Befindlichkeit entgegenzuwirken). Andere Subtypologien verwerten die Intensität des Konsums und der Entzugszeichen für eine Klassifikation in einen abhängigen, kontrollierten, neurotischen oder Gelegenheitskonsum (Tölle und Buchkremer, 1989).

1.4 Sind Abhängigkeiten von Alkohol, Nikotin und anderen Drogen Krankheiten wie andere auch?

Die erste Frage ergibt sich aus der Stellung der Abhängigkeit von Alkohol, Nikotin und anderen Drogen. Sind dies dann Krankheiten „wie andere auch", wenn wir eine genetische Disposition und organische Korrelate des abhängigen Verhaltens nachweisen können? Mit anderen Worten: Sind alkoholabhängige Patienten, Konsumenten illegaler Drogen oder Raucher dann nicht als krank zu bezeichnen, wenn ihr Verhalten nicht mit nachweisbaren Auffälligkeiten oder Veränderungen im Gehirn verbunden ist? Und umgekehrt, wenn wir solche Auffälligkeiten finden, ist dies dann ein Hinweis darauf, dass diese Menschen jetzt „nicht mehr anders können" und damit unverschuldet den schädlichen Konsum fortführen oder rückfällig werden, sodass sie medizinische Hilfe verdienen, für die die Beitragszahler der Krankenversicherungen aufzukommen haben? Der Kern dieser Frage dreht sich um den Punkt, wann ein Leidenszustand als Krankheit zu bezeichnen ist und welche Rolle dabei organische Befunde spielen.

Die einfachste Antwort auf diese Fragen ist die, dass es sich immer dann um Krankheiten handelt, wenn eine biologisch fundierte Normabweichung vorliegt. Eine Erhöhung der Körpertemperatur auf 40 Grad stellt eine solche Normabweichung dar, die ein Anzeichen eines biologisch zu erfassenden Krankheitsprozesses ist, der im Einzelnen nachgewiesen werden muss und der sich ebenfalls als signifikante Abweichung bestimmter biologischer Abläufe vom Normalen darstellt. Ist das Fieber beispielsweise Zeichen einer akuten Pneumonie, dann weisen wir diese Lungenentzündung nach, indem wir charakteristische Abweichungen im Auskultationsbefund der Lunge, im Röntgenbild, in der Zahl der weißen Blutkörperchen etc. erfassen. Krankheit ist also biologische Normabweichung. Dies ist zumindest die Position von Medizinphilosophen wie Christopher Boorse (1987), der Krankheit als Störung einer arttypischen, lebenswichtigen Funktion definiert.

Was aber ist, wenn der Alkohol- oder Nikotinkonsum im „arttypischen" Durchschnitt liegt, wenn also eine Mehrheit der Bevölkerung rauchen würde? Dann könnte man mit Bezug auf Boorse darauf verweisen, dass eben nur die krank sind, die beispielsweise einen Lungenkrebs aufweisen oder unter einer anderen Folge des Rauchens leiden, die wichtige Funktionen ihres Körpers stört. Damit sind wir aber bei den körperlichen Folgen des abhängigen Verhaltens und haben uns um die Frage herumgemogelt, ob das abhängige Verhalten selbst eine Erkrankung ist. Nehmen wir an, alle abhängigen Raucher zeigen eine bestimmte Deformation im Bereich des Frontalhirns (was sie natürlich nicht tun!), welches wesentlich zur exekutiven Verhaltenskontrolle beiträgt. Reicht der Nachweis einer solchen Deformität aus, um den Nikotinkonsum dieser Raucher als abhängig zu bezeichnen? Die Antwort ist nein. Es gibt biologisch fundierte, sogar erblich bedingte Normabweichungen, die wir keinesfalls als Krankheit bezeichnen würden. Ein Beispiel ist die Unfähigkeit, die Zunge zu rollen, eine Funktionseinschränkung, die erblich und rein biologisch bedingt ist, die aber nicht als Krankheit gilt. Der Grund ist schlicht der, dass wir im alltäglichen Handeln Funktionseinschränkungen nur dann als Krankheit bezeichnen, wenn sie für den betroffenen Menschen relevant sind und Leiden verursachen. Es gibt aber auch Leidenszustände, die nicht notwendigerweise ein organisches Korrelat haben müssen, um als Krankheit bezeichnet zu werden. Ein Beispiel ist die posttraumatische Belastungsstörung. Wenn ein Mensch, der in einem Konzentrationslager gefoltert wurde, in seinem weiteren Leben unter Albträumen und bildhaften Erinnerungen leidet und anderen Menschen zutiefst misstraut, würden wir ihm den Krankheitszustand zusprechen, ganz egal, ob es uns gelingt, ein organisches Korrelat nachzuweisen. Ist also das Leiden das entscheidende Kennzeichen einer Krankheit?

Sicher ein wichtiges, aber nicht das alleinige. Denn wir würden ja auch einen Menschen als krank bezeichnen, der ein Lungenkarzinom aufweist, das noch keinerlei Beschwerden macht, aber seine Lebenserwartung bereits erheblich beeinträchtigt. Der drohende Tod bzw. das erhöhte Risiko zu sterben wäre also ein weiteres Krankheitskriterium. Auch ein Mensch, der sich in einem manischen Stimmungszustand befindet, leidet meist nicht. Dennoch würden seine Freunde oder Angehörigen bemerken, dass er die volle Bandbreite menschlicher Gefühle nicht mehr erleben kann und ihren Sorgen und Nöten vielleicht sehr abwertend oder ohne Verständnis gegenübersteht. Auch der Verlust oder die Beeinträchtigung einer wiederum als „arttypisch" verstandenen Fähigkeit oder Funktion wäre also ein Krankheitszeichen. Hier könnte man einwenden, dass es schwierig ist, Konsens darüber herzustellen, was in einem bestimmten kulturellen Rahmen als typische Schwingungsbreite der Stimmungen gilt. Dennoch erscheint es sinnvoll, auch dann von Krankheit zu sprechen, wenn eine „Störung arttypischer Funktionen" vorliegt, der betroffene Mensch aber nicht subjektiv darunter leidet. Nehmen wir an, dass ein Mensch bei einem Autounfall einen Arm verloren hat und aufgrund einer sehr lebensbejahenden Einstellung diesen Verlust ausgesprochen erfolgreich verarbeitet hat. Trotzdem stellt er einen Rehabilitationsantrag mit dem Argument, dass eine krankhafte Funktionseinschränkung vorliegt, die der Behandlung bedarf. Hier wäre es sicher abwegig, die medizinischen Leistungen mit der Behauptung zu verweigern, dass der Patient subjektiv nicht unter den Unfallfolgen zu leiden scheint.

Leid, Funktionseinschränkung und drohender Tod sind aber nur dann Kriterien einer Krankheit, wenn sie in Abwesenheit äußerer, aufrechterhaltender Ursachen auftreten (Culver und Gert, 1982). Wer also inhaftiert wird und unter Folter leidet, wird unterdrückt, gequält und seiner Menschenwürde beraubt. Als krank wäre er aber nur dann zu bezeichnen, wenn diese äußere Unterdrückung aufgehoben wird und er weiter leidet, beispielsweise im Rahmen einer posttraumatischen Belastungsstörung.

Für diese Krankheitsdefinition benötigen wir kein organisches Korrelat (Heinz, 1994). Drogen-, Alkohol- und Nikotinabhängigkeit sind demnach Krankheiten „wie andere auch", weil sie mit Leid, Funktionseinschränkungen und drohendem Tod verbunden sind, nicht weil organische Korrelate des abhängigen Verhaltens nachweisbar sind. Allerdings haben wir ein Thema bisher ausgeklammert, das sich an die Frage der Bedeutung organischer Korrelate anschließt. Denn ist es nicht entscheidend, ob ein organisches Korrelat den Rückfall determiniert und somit den Patienten quasi gegen seinen bewussten Willen zum erneuten Konsum treibt oder ob ein Mensch nur deshalb nicht von der Suchtsubstanz loskommt, weil er auf den kurzfristigen Genuss nicht verzichten will? Dies führt uns zur Frage der Willensfreiheit und ihrem Bezug zu unserem Verständnis der Abhängigkeitserkrankungen.

1.5 Kontrollminderung – Verlust des freien Willens?

Ein wichtiges, aber durchaus nicht das einzige Kriterium einer Abhängigkeit ist die Kontrollminderung (WHO, 1999). Sie besagt, dass der Suchtmittelkonsum vom betroffenen Patienten nicht mehr wie gewünscht rechtzeitig beendet werden kann. Dies könnte als Verlust oder Verminderung der Willensfreiheit angesehen werden. Wenn es dann noch gelänge, diesem Symptom eine organische Ursache im Sinne einer Veränderung der zentralnervösen Funktionen zuzuordnen, stünde es dann nicht zweifelsfrei fest, dass eine Krankheit vorliegt, für die der Patient nichts kann und die „wie jede andere Erkrankung" versicherungsrechtlich versorgt werden soll?

Wiederum muss bei der Beantwortung dieser Frage zwischen einer Einschränkung der Willensfreiheit als Krankheitskriterium einerseits und der Bedeutung eines organischen Korrelats andererseits unterschieden werden. Tatsächlich verstehen Psychoanalytiker wie Kubie und Philosophen wie Tugendhat den Verlust der Willensfreiheit oder Autonomie als Charakteristikum psychischer Krankheit. Allerdings stellte Spittler (1992) fest, dass „im Gegensatz zu psychoanalytischen Theorien über psychische Erkrankungen ... der Begriff des Willens oder gar der Willensfreiheit so vollständig aus dem heutigen wissenschaftlichen Vokabular verschwunden" sei, dass die Frage aufgeworfen wurde, ob es sich bei diesem „Konstrukt" nur um ein „Phantom vergangener Jahre" gehandelt habe, das nur in der Jurisprudenz noch eine bestimmte Bedeutung habe.

Tatsächlich findet sich der Begriff der „freien Willensbestimmung" in § 104 Abs. 2 BGB, wonach eine krankhafte Störung der Geistestätigkeit, die die „freie Willensbildung" ausschließt, Geschäftsunfähigkeit bedingen soll. Interessanterweise interpretieren Juristen diesen Artikel anders als Psychiater. So betonen Juristen die „Fähigkeit zur freien Entscheidung aufgrund einer Abwägung", die nicht durch „unkontrollierte Triebe oder Vorstellungen" oder „fremde Willenseinflüsse" bestimmt sein darf (Schmundlach, 1992). Vorausgesetzt wird also ein Normalzustand, in welchem „Triebe" und „Vorstellungen" bzw. „fremde Einflüsse" nicht die Handlungen einer Person kontrollieren, sondern diese im Gegenteil ihrerseits diese Einflüsse kontrolliert und frei entscheiden kann. Psychiater verweisen dagegen bei der Beurteilung der „freien Willensbildung" eher auf das notwendige Vorliegen kognitiver Fähigkeiten („Gedächtnisleistungen", „Orientiertheit") und das Fehlen inhaltlicher Denkstörungen (also eines Wahns), die zur „sachlichen Abwägung des Für und Wider" einer Entscheidung notwendig sind. Wenn diese Fähigkeiten durch psychische Krankheit verloren gegangen sind oder ein Wahn vorliegt, ist dementsprechend Geschäftsunfähigkeit zu attestieren (Rasch, 1992). Es werden also die intellektuellen Fähigkeiten betont und Aussagen über das Vorliegen oder Fehlen „freien Willens" weitgehend vermieden. Auch in der psychiatrischen Befunderhebung finden sich kaum Begriffe, die das Vorliegen oder Fehlen der „Willensfreiheit" beschreiben sollen: weder die Funktion des Bewusstseins, der Orientierung oder des Gedächtnisses noch Störungen der Denkabläufe, der Stimmung oder des Antriebs, wie sie z. B. in dem bundesweit eingesetzten AMDP-System standardisiert werden, beinhalten eine Beurteilung der Störung der Willensfreiheit (Arbeitsgemeinschaft für Methodik und Dokumentation in der Psychiatrie, 1981). Auch Jaspers (1920) vertrat, dass „Wissenschaft über die Freiheit [des Willens] keine Aussage aufgrund eines fachlichen Wissens machen" könne, sondern nur im Einzelfall zu den kognitiven Fähigkeiten des Täters Stellung nehmen könne und festzustellen habe, ob ein Kranker „weiss, was er tat, und ein Wissen davon hat, dass es verboten ist". Diesem Zustand sei dann „nach konventionellen Regeln" (also im Rechtsstreit) Freiheit zu- oder abzusprechen.

Der Hintergrund dieser auffälligen Zurückhaltung hinsichtlich einer Stellungnahme zur „Willensfreiheit" ist der, dass ein Großteil der „naturwissenschaftlich" orientierten Psychiater von einer umfassenden Determiniertheit seelischer Abläufe ausging. Der Eindruck der Willensfreiheit entsteht demnach nur, da wir uns der „eigentlichen Ursache unserer Handlungen", der „Triebe" nicht bewusst seien: „Nur der objektive Biologe weiß, dass die Triebe Folgen der Erfahrung von Millionen Ahnen sind, also so gut kausal begründet und begründend sind wie irgendein anderes Vorkommnis" (Bleuler, 1943). Passend zu diesen Überlegungen beobachtete der Neurophysiologe Libet (1985), dass einer subjektiv als spontan erlebten Handlung bereits mehrere hundert Millisekunden zuvor ein Bereitschaftspotenzial vorausging, das eine offenbar unbewusst verlaufende Hirnaktivierung anzeigt. Unsere spontanen Entschlüsse werden also offenbar gar nicht so spontan gefasst. Allerdings beobachtete Libet ebenfalls, dass die Versuchspersonen manchmal ein Veto gegen die Ausführung der Handlung verspürten und dass diese dann tatsächlich nicht erfolgte, woraus Libet (1985) folgerte, dass es einen vermutlich kortikal lokalisierten Willen gebe, der die subkortikal gefassten Entschlüsse blockieren könne. Die Willensfreiheit wäre damit gerettet, allerdings im Kontext einer zumeist subkortikal und damit unbewusst gesteuerten Motivation (Roth, 1999). Es wäre nachvollziehbar, dass neurobiologische Veränderungen in der Funktion der eher subkortikal verorteten motivationalen Systeme oder der kortikalen exekutiven Handlungskontrolle auftreten. Sie könnten die neurobiologischen Korrelate der Handlungsplanung und damit der subjektiv freien Willenstätigkeit so weit beeinträchtigen, dass daraus eine Kontrollminderung im Umgang mit der Suchtsubstanz resultiert. Es handelt sich dann aber um graduelle Abweichungen in kognitiven, affektiven oder motivationalen Funktionen oder Fähigkeiten, die nicht im Sinne einer einfachen An- oder Abwesenheit der „Willensfreiheit" verstanden werden können. Das entscheidende Kriterium ist wieder die Funktionseinschränkung (Culver und Gert, 1982), in diesem Fall die der Willenstätigkeit bzw. Handlungsplanung. Die Entscheidung, ob ein solches Krankheitszeichen vorliegt, ist unabhängig davon, ob die beeinträchtigte Handlungsplanung erlernt oder ererbt ist und ob wir ein neurobiologisches Korrelat nachweisen können. Sollte zusätzlich eine organische Hirnschädigung, beispielsweise im Sinne einer Atrophie des Frontalhirns, nachweisbar sein, ist dies ein weiteres und andersartiges Krankheitssymptom, nämlich das der organischen schädlichen Folge des Alkoholkonsums. Die An- oder Abwesenheit einer solchen hirnorganischen Auffälligkeit trägt aber nicht entscheidend zur Beantwortung der Frage bei, ob eine Kontrollminderung im Umgang mit der Suchtsubstanz gegeben ist, denn diese Frage wird aufgrund von Beobachtungen auf der Verhaltensebene und nicht durch Interpretation von computertomographischen Aufnahmen entschieden.

Das Kriterium der verminderten Willensfreiheit ist also ein sinnvolles Merkmal psychischer Krankheit, wenn es im Sinne einer objektivierbaren graduellen Einschränkung kognitiver Funktionen operationalisiert werden kann. Die Annahme einer „Willensfreiheit" wird allerdings oft grundsätzlich mit dem Argument abgelehnt, dass sie gegen die „untrennbare Einheit von Geist und Gehirn" verstoße. Denn wenn jeder Denkvorgang von materiellen Veränderungen im Gehirn begleitet sein soll, dann müsste eine „freie" Willensentscheidung, die nicht ihrerseits durch materielle Prozesse determiniert ist, eine „Einwirkung des Geistes auf das Gehirn" darstellen, die als unvereinbar mit dem „physikalischen Weltbild (keine physikalische Wirkung ohne physikalische Ursache)" gilt (Spittler, 1992). So argumentieren Braddon-Mitchell und Jackson (1996), dass die Welt der physikalischen Tatbestände „kausal geschlossen" sei und keine Einmischung durch eine Interaktion mit einem als unkörperlich gedachten Geist vertrage. Dieses Argument ist aber nur dann stichhaltig, wenn Geistestätigkeit und Wille im Sinne eines Dualismus als vollständig getrennt von körperlichen Vorgängen verstanden werden. Möglicherweise sind unsere Modellvorstellungen zur Interaktion von Geist und Gehirn veraltet und wir orientieren uns zu sehr an Vorstellungen einer einfachen mechanischen Koppelung im Sinne interagierender Zahnräder, wie sie den Webstuhl und die Physik des 18. Jahrhunderts kennzeichnen. Die hochkomplexen Interaktionen neurophysiologischer Schwingungskreise, die sich nach unserem derzeitigen Wissensstand in neuronalen Netzen abspielen, könnten mit bisher theoretisch kaum erfassten Freiheitsgraden verbunden sein. Es wäre also vorschnell, Willensfreiheit als naturwissenschaftlich unakzeptables Konstrukt zu bezeichnen.

1.6 Zusammenfassung

Die bisherigen Überlegungen ergaben, dass die Kontrollminderung zwar Aspekte einer verminderten „Willensfreiheit" trägt und ein wichtiges Kennzeichen der Abhängigkeit von einem Suchtstoff darstellt, dass dieses Krankheitszeichen jedoch auch dann gegeben ist, wenn wir kein organisches Korrelat nachweisen können. Wozu also bemühen wir uns um die organischen Grundlagen der Abhängigkeit? Nicht, um die Einordnung der Alkohol-, Nikotin- oder Drogenabhängigkeit als Krankheit zu rechtfertigen, deren Behandlung von der Solidargemeinschaft der Versicherten getragen wird. Denn eine solche Krankheit und Behandlungswürdigkeit ist auch dann gegeben, wenn Leid, wesentliche Funktionseinschränkung oder eine eingeschränkte Lebenserwartung drohen und keinerlei organisches Korrelat gefunden werden kann. Um beim Beispiel der posttraumatischen Belastungsstörung zu bleiben: wer nach schwerster Verfolgung an wiederkehrenden Erinnerungen leidet, gilt zu Recht als krank und behandlungsbedürftig, und zwar unabhängig davon, ob neurobiologische Korrelate dieser quälenden Erfahrungen nachweisbar sind. Für die Öffentlichkeit ist es zwar in der Regel plausibler, wenn organische Korrelate gefunden werden können, für die Einordnung der Beschwerden als behandlungsbedürftige Krankheit sind diese Korrelate aber irrelevant. Die Kenntnis der organischen Korrelate abhängigen Verhaltens dient vielmehr der Entwicklung besserer Behandlungsmöglichkeiten. Bestimmte Patienten könnten beispielsweise auf alkoholassoziierte Reize mit einem besonders ausgeprägten, konditionierten Alkoholverlangen reagieren und in besonderer Weise von einer verhaltenstherapeutischen Expositionsbehandlung oder einer additiven Medikamentengabe profitieren.

Sind Alkohol-, Nikotin- und Drogenabhängigkeit also tatsächlich Krankheiten „wie andere auch", wie wir es oben vielleicht vorschnell eingeräumt haben, weil sie mit Leid, Funktionseinschränkungen und drohendem Tod verbunden sind? So plausibel diese Erklärung auf den ersten Blick erscheinen mag, so muss man sich doch fragen, ob zu schnelles Autofahren dann auch als Krankheit gelten muss. Denn ist es nicht auch mit einem erhöhten Risiko verbunden, zu sterben? Ein Einwand könnte lauten, dass das schnelle Fahren ja ein selbstgewähltes Risiko darstellt, während Abhängigkranke aufgrund unangenehmer Entzugserscheinungen, des Drogenverlangens oder der Kontrollminderung im Umgang mit dem Suchtstoff nicht mehr von der Droge loskommen, selbst wenn sie es wollen. Hier stellt sich also tatsächlich die Frage nach dem Grad der Einschränkung der Willensfreiheit. Was hier stillschweigend vorausgesetzt wird, ist ein Widerspruch zwischen einer bewusst gefassten und verbalisierbaren Stellungnahme des Menschen (z. B. „ich will nicht mehr trinken") und dem Drang, das doch zu tun. Der Philosoph Taylor (1999) würde das einen Widerspruch zwischen starken und schwachen Wertungen nennen. Wie bereits diskutiert, ist das Auftreten solcher sich widersprechender Handlungsantriebe auf der Verhaltensebene zu beurteilen. Allerdings wird eine kritische Öffentlichkeit sehr viel geneigter sein, eine solcherart verminderte Steuerungsfähigkeit anzunehmen, wenn organische Korrelate eines quälenden Drogen-, Alkohol- oder Nikotinverlangens nachweisbar sind oder wenn sich Hinweise darauf ergeben, dass jene Hirnareale durch den Substanzkonsum geschädigt wurden, deren ungestörte Funktion nach dem Stand der derzeitigen Erkenntnis zur bewussten Verhaltenskontrolle notwendig wäre. Die neurobiologische Forschung kann so Argumente liefern, die gegen eine ungleiche Behandlung abhängig kranker Patienten verwendet werden können; die soziale Auseinandersetzung mit der Diskriminierung der abhängig Kranken ersetzt sie nicht.

2 Was macht Substanzen wie Alkohol, Heroin, Kokain und Nikotin zu Drogen?

Alkohol und Nikotin gelten als Substanzen mit Abhängigkeitspotenzial und damit als Drogen, die zu einer Abhängigkeitserkrankung führen können. Diese Definition mag auf den ersten Blick überraschen, ist man doch gewohnt, bei Drogen eher an sog. harte Drogen und damit an Substanzen wie Heroin oder Kokain zu denken, deren Konsum illegal ist und die zu schweren Abhängigkeitserkrankungen führen. Allerdings sind die gesundheitlichen Konsequenzen des Nikotin- und Alkoholkonsums als ähnlich schwer wie die des Konsums illegaler Drogen einzuschätzen. So sterben pro Jahr in Deutschland bis zu 2.000 Menschen aufgrund des Gebrauchs illegaler Drogen, etwa 40.000 durch Alkoholwirkungen und bis zu 140.000 Menschen durch Nikotinkonsum und seine Folgen (DHS, 2010). Bezieht man die Zahl der Todesfälle auf die Anzahl der abhängig erkrankten Personen, die beim Konsum illegaler Drogen um 200.000 liegt, bei Alkoholabhängigkeit um ca. 1,3 Millionen und bei Nikotinabhängigkeit um 14 Millionen Menschen (BfG, 2010b), so sterben jeweils etwa 1 bis 3 % aller Drogenkonsumenten an den Folgen dieser Drogeneinnahme, und zwar unabhängig davon, ob es sich um Alkohol, Nikotin oder illegale Drogen handelt. Eine Gefährlichkeit des Konsums für die Gesundheit ist also bei all diesen Drogen gegeben. Aber was macht eine Droge zur Droge?

Vereinfachend könnte man sagen, dass eine Substanz dann eine Droge ist, wenn sie eine Abhängigkeitserkrankung hervorrufen kann. In den internationalen Klassifikationssystemen der Weltgesundheitsorganisation (WHO) und der Amerikanischen Psychiatrischen Vereinigung (American Psychiatric Association, APA) werden Abhängigkeitserkrankungen relativ übereinstimmend durch die Entwicklung von Toleranz gegenüber den Substanzwirkungen und das Auftreten von Entzugserscheinungen beim plötzlichen Absetzen der Substanz einerseits und durch das Verlangen nach der Substanz sowie die verminderte Kontrolle im Umgang mit der Substanz andererseits charakterisiert (WHO: ICD-10; APA: DSM-IV). Auf die genaue Definition und die neurobiologischen Grundlagen dieser Phänomene wird in weiteren Kapiteln eingegangen werden.

Im Tierversuch kann man oft schon vor der Entwicklung einer Abhängigkeitserkrankung abschätzen, ob eine Substanz eine Droge ist oder nicht. Denn um als Droge zu gelten, muss die Substanz zwei Eigenschaften erfüllen: Sie muss eine bestimmte, charakteristische Befindlichkeit auslösen, die von der Wirkung anderer Substanzen unterschieden werden kann, und sie muss freiwillig konsumiert werden und dabei so attraktiv sein, dass das Tier Anstrengungen unternimmt, diese Droge zu erlangen, oft auf Kosten anderer Aktivitäten (Wise, 1988; di Chiara, 1995; Tzschentke, 1998). Wenn man also gar nicht merkt, dass der Konsum einer Substanz seelische Phänomene auslöst und wenn diese Wirkungen nicht zumindest teilweise so angenehmer Art sind, dass der Substanzkonsum wiederholt wird, dann bildet sich keine Abhängigkeitserkrankung aus. Wenn umgekehrt die seelischen Wirkungen von zwei Drogen relativ ähnlich sind, dann kann die eine anstelle der anderen konsumiert werden, und es gibt einen Hinweis darauf, dass beide Substanzen mit Abhängigkeitspotenzial ähnliche neurobiologische Vorgänge im Gehirn auslösen. Beispielsweise stimulieren sowohl Nikotin wie Amphetamin eine Dopaminausschüttung in bestimmten Hirnregionen wie dem ventralen Striatum, die zu so angenehmen Gefühlen führen soll oder so viel Begierde nach der Substanz auslöst, dass der Drogenkonsum wiederholt wird (Wise, 1988; di Chiara, 1995; Heinz et al., 2009a). Die neurobiologischen Systeme, die drogenassoziierte Gefühle von Lust oder Begierde vermitteln, werden im weiteren Verlauf genauer dargelegt.

2.1 Lernmechanismen in der Entstehung und Aufrechterhaltung abhängigen Verhaltens

Wichtig für die Entstehung einer Abhängigkeitserkrankung sind Lernmechanismen wie der Prozess der klassischen Konditionierung, die dazu führen können, dass nicht nur die Droge selbst, sondern auch Umweltreize oder Situationen, die regelmäßig mit dem Drogenkonsum gepaart waren, eine Motivation zum weiteren Drogenkonsum auslösen. Eine erste derartige Beobachtung wurde von Wikler berichtet (1948), dem auffiel, dass Ratten, die immer in einer bestimmten Umgebung Opiate erhielten, Entzugserscheinungen zeigten, wenn sie in diese Box platziert wurden und die Opiateinnahme ausblieb. Offenbar reagierten die Tiere mit einer konditionierten Reaktion, die der Drogenwirkung entgegengesetzt war und die bei Ausbleiben der Opiateinnahme zu Entzugserscheinungen führte. Eine derartige, der Drogenwirkung entgegengesetzte konditionierte Reaktion ist eigentlich ein Schutzmechanismus gegen eine Überdosierung durch das Suchtmittel: Wenn beispielsweise dieselbe Opiatmenge, an die sich ein Individuum gewöhnt hat, außerhalb des normalen Applikationsortes verabreicht wird, kann es zu Atemstillstand und Tod kommen (Siegel et al., 1982). Die der Drogenwirkung entgegengesetzte, konditionierte Reaktion erhöht die Toleranz gegenüber dem Suchtmittel. Sie kann aber das Rückfallrisiko eines Abhängigkranken erhöhen, wenn dieser in eine Situation gerät, in der er früher regelhaft Drogen konsumiert hat. Denn jetzt kann der konditionierte Entzug so unangenehm sein, dass sich ein starkes Verlangen nach Drogen einstellt, deren Konsum die negativen Entzugswirkungen reduzieren soll (Verheul et al., 1999). Man spricht hier von negativer Verstärkung, weil die Drogeneinnahme durch den Wegfall unangenehmer Entzugserscheinungen belohnt wird.

Ein weiterer Lernmechanismus, der an der Entstehung abhängigen Verhaltens beteiligt ist, ist die sog. positive Verstärkung durch die angenehmen Wirkungen des Drogenkonsums, die auch durch konditionierte, regelhaft mit der Drogeneinnahme assoziierte Reize ausgelöst werden kann (Wise, 1988). Hier wurde oft eine durch Drogen und drogenassoziierte Reize bewirkte Dopaminausschüttung im ventralen Striatum als ursächlich angesehen (Wise, 1988; di Chiara, 1995). Eine alternative Hypothese vertraten Robinson und Berridge (1993), die annahmen, dass drogenassoziierte Reize zwar eine Dopaminausschüttung im ventralen Striatum bewirken, dass diese aber nicht mit Lust- oder Glücksgefühlen, sondern mit dem Verlangen nach der Suchtsubstanz verbunden sei. So sei es zu erklären, dass Drogen auch dann konsumiert werden, wenn die Einnahme längst nicht mehr als angenehm oder euphorisierend erlebt wird. Das Verlangen nach einer Substanz muss also von der Lust am Genuss dieser Substanz unterschieden werden. Argumente für und wider diese These werden bei der Beschreibung des dopaminergen Verstärkungssystems und seiner Verbindung zu anderen Neurotransmittersystemen diskutiert.

2.2 Störungen der Verhaltenskontrolle und zwanghafter Suchtmittelkonsum – mögliche neurobiologische Korrelate

Abhängiges Verhalten wird häufig durch die positive und negative Verstärkung der Substanzeinnahme erklärt. Ruft also eine Droge bei einem Individuum eine besonders starke Stimmungssteigerung hervor, hat sie wenig unangenehme Nebenwirkungen und reduziert sie gar Entzugserscheinungen, die sich nach chronischem Gebrauch eingestellt haben, dann tritt der Konsum verstärkt auf (Wise, 1988). Die Konzentration auf die verhaltensverstärkenden Wirkungen einer Substanz mit Abhängigkeitspotenzial übersieht jedoch, dass viele Abhängige der Droge sehr ambivalent gegenüberstehen und versuchen, den Konsum einzuschränken oder einzustellen (Robbins und Everitt, 1999). Der Drogenkonsum findet dann statt, wenn die bewusste Entscheidung, keine Drogen zu nehmen, durch die Motivation zum Suchtmittelkonsum „überrannt" wird. Das heißt, dass die Abhängigkeitsentwicklung auch durch eine Schwäche oder Störung der Verhaltensplanung und Verhaltenskontrolle und damit der Bewertung langfristiger Ziele gegenüber den kurzfristig positiven Wirkungen des Suchtmittelkonsums befördert

wird (Breier et al., 1999). Diese Funktionen werden traditionell dem frontalen Kortex zugeschrieben, insbesondere der Haubenregion, dem sog. dorsolateralen präfrontalen Kortex (d'Esposito et al., 1995; Bechara et al., 1998). Von zentraler Bedeutung für die Verhaltenssteuerung ist auch das anteriore Cingulum, das besonders bei einem Konflikt zwischen konkurrierenden Handlungsmöglichkeiten aktiviert wird (Carter et al., 1998). Ein solcher Konflikt kann sich zwischen der Abstinenzentscheidung und der Motivation zur Drogeneinnahme ergeben.

Die neuronalen Strukturen des frontalen Kortex, die dieser Verhaltenskontrolle zugrunde liegen, werden nun beispielsweise durch chronischen Alkoholkonsum besonders beeinträchtigt (Kril et al., 1997). Möglicherweise ist eine Störung dieser Hirnregionen aber bereits an der Entstehung der Alkoholabhängigkeit beteiligt. Eine solche Störung des frontalen Kortex könnte als Folge verschiedener Krankheiten und Verletzungen auftreten, wie sie bei einer alkoholbedingten Schädigung des Fetus im Mutterleib, Hirntraumen bei körperlichem Missbrauch oder im Rahmen der Disposition zu Aufmerksamkeitsstörungen und dem sog. hyperkinetischen Syndrom gegeben sind (Giancola und Moss, 1998). Die damit verbundene Störung der langfristigen Handlungsplanung könnte dazu beitragen, dass die auf kurzfristige Belohnung ausgerichtete Motivation zur Drogeneinnahme das Verhalten bestimmt und es zum Rückfall kommt.

Drogenverlangen und stereotyper Drogenkonsum tragen Züge zwanghafter Verhaltensweisen. Gerade bei Patienten mit langer Dauer der Abhängigkeitserkrankung löst die Droge oft kaum noch angenehme Gefühle aus, trotzdem denken diese Patienten oft obsessiv an den Drogenkonsum (Anton et al., 1995). Die neurobiologischen Strukturen, die diesem zwanghaften Alkoholverlangen zugrunde liegen können, sind dieselben, die auch bei der Entstehung zwanghaften Verhaltens bei Patienten mit einer Zwangsstörung beteiligt sein sollen (Volkow und Fowler, 2000). Zu ihnen gehört eine Aktivierung des orbitofrontalen Kortex und des Caudatuskopfes, eines Teils der Basalganglien (Baxter et al., 1987). Es wurde postuliert, dass die Basalganglien stereotype Handlungsschablonen freisetzen und dass diese vom orbitofrontalen Kortex als unzureichend bewertet werden, woraufhin eine erneute Aktivierung des orbitofrontal-striär-thalamischen Regelkreises erfolgt (Baxter et al., 1987; Heinz, 1999). Derselbe Regelkreis ist offenbar auch beim zwanghaften Alkohol- und Drogenverlangen aktiv und könnte besonders dann ein starkes Drogenverlangen hervorrufen, wenn die allgemeine frontale Handlungsbewertung und -kontrolle reduziert ist (Volkow und Fowler, 2000). In diesem Fall wäre also ein neurobiologischer Regelkreis enthemmt, der mit stereotypem Verhalten und zwanghaftem Alkoholverlangen verbunden ist, während die emotionale und rationale Verhaltenskontrolle durch die unspezifische Schädigung des orbitofrontalen und dorsolateralen präfrontalen Kortex beeinträchtigt ist (Bechara et al., 1998). Hier besteht allerdings ein wesentlicher Unterschied zu Zwangserkrankungen. Denn hier ist der orbitofrontale Kortex und das anteriore Cingulum nicht wie bei vielen Abhängigkeitserkrankungen unteraktiv, sondern gerade verstärkt aktiv. Dies wurde als Ausdruck einer Enthemmung von Hirnregionen interpretiert, deren intaktes Funktionieren notwendig ist, wenn eine Handlung als „gelungen" beendet werden soll. Die übermäßige Aktivierung dieser Hirnregionen könnte also dazu beitragen, dass die stereotyp wiederholten Handlungen als „immer noch nicht ausreichend" gesehen und erneut wiederholt werden (Heinz, 1999a). Zudem stellt sich die Frage, ob der Konsum einer primär belohnenden Substanz wie eben der Drogenkonsum nicht ursprünglich ganz andere neuronale Regelkreise aktiviert als das Auftreten primär angsterregender obsessiver Gedanken, gegen deren befürchtete Auswirkungen dann Zwangshandlungen durchgeführt werden. Auf die Beteiligung spezifischer Hirnregionen beim reizinduzierten Drogenverlangen und die Schädigung des Zentralnervensystems durch chronischen Drogenkonsum wird in gesonderten Kapiteln genauer eingegangen.

2.3 Zusammenfassung

Eine Droge ist durch die von ihr verursachten angenehmen und unangenehmen Wirkungen gekennzeichnet, wobei das konsumierende Individuum die Drogenwirkung subjektiv spüren und von anderen Substanzen unterscheiden muss (di Chiara, 1995). Ein Abhängigkeitspotenzial besteht, wenn die Substanzeinnahme positiv verstärkt wird, z. B., indem sie angenehme Gefühle auslöst (Wise, 1988), und wenn in geringerem Ausmaß unangenehme Wirkungen verursacht werden (Heinz et al., 1998a). Die Abhängigkeitsentwicklung selbst ist durch neurotoxische Störungen, eine Anpassung an die Substanzwirkung im Sinne einer Toleranzentwicklung und das Auftreten von Entzugssymptomen bei plötzlichem Absetzen gekennzeichnet. Weiterhin können die belohnenden Wirkungen der Substanzeinnahme durch Empfindlichkeitssteigerungen (Sensitivierungsprozesse) im Bereich des hirneigenen verhaltensverstärkenden Systems zunehmen (Mann et al., 2000). Zur Abhängigkeitsentwicklung gehören aber auch die Störung der langfristigen Handlungsplanung und das Auftreten eines repetitiv und stereotyp ablaufenden Substanzkonsums, der oft kaum noch von angenehmen Gefühlen begleitet wird. Zu diesen Phänomenen tragen wahrscheinlich Störungen in neuronalen Schaltkreisen bei, die den frontalen Kortex, den Thalamus und die Basalganglien umfassen (Volkow und Fowler, 2000). Die Bedeutung der jeweiligen Phänomene sowie der damit verbundenen genetischen und umweltabhängigen Disposition wird im Folgenden in speziellen Kapiteln zur Entstehung und Aufrechterhaltung der Alkohol-, Nikotin- und Drogenabhängigkeit erläutert.

3 Alkoholabhängigkeit – diagnostische Kriterien und ihre neurobiologischen Korrelate

In der Krankheitsklassifikation der Weltgesundheitsorganisation (WHO, 1999), der International Classification of Diseases (ICD-10), werden diagnostische Kriterien genannt, bei deren Vorliegen eine Alkoholabhängigkeit diagnostiziert werden kann. Zu ihnen zählen die Toleranzentwicklung, die dazu führt, dass immer mehr Alkohol konsumiert werden kann, ohne dass akute Nebenwirkungen auftreten, die Entzugssymptome bei plötzlicher Beendigung des Alkoholkonsums, ein starkes Verlangen nach Alkohol und eine verminderte Kontrolle über den Konsum, ein anhaltender Missbrauch trotz schädlicher Folgen und ein Vorrang des Alkoholkonsums vor anderen Aktivitäten und Verpflichtungen. Wie bei vielen Zusammenstellungen klassifikatorischer Kriterien kann man den Eindruck bekommen, dass sie recht willkürlich ausgewählt wurden und natürlich bei weitem nicht die Vielzahl der Symptome umfassen, die bei einer Alkoholabhängigkeit auftreten. Die Auswahl ist aber nicht so beliebig, wie es auf den ersten Blick scheinen mag. Vielmehr können die im ICD-10 genannten Kriterien bestimmten grundlegenden, auch neurobiologisch verständlichen Prozessen zugeordnet werden, die eine Abhängigkeitsentwicklung bedingen und die im Folgenden dargestellt werden sollen.

3.1 Schädliche Folgen des Alkoholkonsums: Hirnatrophie und ihre psychopathologischen Korrelate

Ein schädlicher Gebrauch von Alkohol (Alkoholabusus) liegt dann vor, wenn sich eine Person durch den chronischen Gebrauch des Alkohols in ihrer psychischen oder körperlichen Gesundheit schädigt (WHO, 1999). Ein schädlicher Gebrauch kann im Rahmen einer Alkoholabhängigkeit vorkommen und ist dann eines der Symptome, die auf das Bestehen einer solchen Abhängigkeitserkrankung hinweisen. Der schädliche Gebrauch kann aber auch eine Folge exzessiven Trinkens sein, die unabhängig vom Vorliegen einer Alkoholabhängigkeit, quasi „im Vorfeld" auftritt. Im ICD-10 wird der schädliche Gebrauch nicht durch die Menge des konsumierten Alkohols, sondern nur durch die damit verbundenen gesundheitlichen Folgeschäden definiert. Wer also einen schädlichen Gebrauch diagnostizieren will, muss nicht mit seinen Patienten darüber diskutieren, ob die konsumierte Alkoholmenge zu hoch ist oder ob ein Verwandter noch deutlich mehr getrunken hat, ohne je erkrankt zu sein. Entscheidend für die Diagnose des Alkoholabusus sind allein die körperlichen und seelischen Folgeschäden, die allerdings klar mit einem regelmäßigen und exzessiven Alkoholkonsum in Verbindung stehen müssen.

3.1 Schädliche Folgen des Alkoholkonsums

Abb. 1: Schädliche Wirkungen des Alkoholmissbrauchs
Hirnatrophie mit Verbreiterung der Sulci und Ventrikelerweiterung bei einer Person mit chronischem Alkoholmissbrauch (links) im Vergleich zur Darstellung einer gleichaltrigen Kontrollperson (rechts) (MRT, sagittale Darstellung).

Einer der wichtigsten Folgeschäden des Alkoholkonsums ist die alkoholassoziierte Hirnatrophie (**Abb. 1**). Etwa 50–70 % aller Alkoholabhängigen weisen zerebrale Störungen wie Erweiterungen der Ventrikel und Sulcusverbreiterung auf (Carlen et al., 1978; Schroth et al., 1988), die neuropathologisch als Hirnatrophie (Peiffer, 1985; Harper und Kril, 1988) beschrieben werden. Die alkoholassoziierte Hirnatrophie betrifft unterschiedliche Hirnareale und ist im Bereich der grauen und weißen Substanz des Frontalhirns (Kril et al., 1997; Moselhy et al., 2001) besonders ausgeprägt. Kril et al. (1997) berichtet hier einen negativen Zusammenhang zwischen dem Abbau von weißer Substanz und dem maximalen täglichen Alkoholkonsum. Alkoholbedingte Störungen in der Myelinisierung und axonalen Integrität könnten hierbei eine Rolle spielen (Harper und Matsumoto, 2005; Pfefferbaum und Sullivan, 2005). Als weitere strukturell betroffene Regionen wurden das Corpus Callosum (Estruch et al., 1997; Pfefferbaum et al., 1996), die Pons (Sullivan und Pfefferbaum, 2001), der Caudatus und das Putamen (Sullivan et al., 2005) identifiziert. Volumendefizite wurden auch im anterioren Hippocampus und im Cerebellum alkoholabhängiger Patienten gefunden, die nicht an einem Korsakow-Syndrom erkrankt waren und keine spezifischen Gedächtnisstörungen zeigten (Sullivan et al., 1995; Shear et al., 1996). In einer über fünf Jahre durchgeführten, kontrollierten Studie beobachteten Pfefferbaum et al. (1998) einen vermehrten Verlust der grauen Substanz im vorderen oberen Temporallappen bei Alkoholabhängigen mit fortgesetztem Alkoholkonsum im Vergleich zu abstinenten Patienten und gleichaltrigen Kontrollpersonen. Des Weiteren scheint die Verminderung von grauer Substanz im Frontalhirn, Hirnstamm und Kleinhirn bei alkoholabhängigen Patienten gravierender zu sein, je jünger die Betroffenen bei Beginn des Alkoholkonsums sind (Chanraud et al., 2007).

Alkoholabhängige Frauen (Mann et al., 1992) und ältere Patienten (Pfefferbaum et al., 1993; 1996; 1997) scheinen im Vergleich zu alkoholabhängigen Männern und gesunden Kontrollpersonen eine besondere Vulnerabilität aufzuweisen. Alkoholabhängige Frauen zeigten z. B. ähnliche kortikale Atrophieeffekte nach einer kürzeren Abhängigkeitsdauer (Mann et al., 2006) und geringeren Konsummenge (Mann et al., 1992; Schuckit et al., 1998). In anderen Studien konnten bei alkoholerkrankten Frauen bei vergleichbarer Trinkmenge gegenüber männlichen Abhängigen eine stärkere Atrophie des Kortex (Hommer et al., 2001), des linken Hippocampus (Agartz et al., 1999) und des Balkens (Hommer et al., 1996) beobachtet werden. Allerdings verweist die Studie von Mann und Kollegen (2006) auch auf eine verstärkte Fähigkeit zur Reversibilität dieser Hirnschäden bei abstinenten alkoholabhängigen Frauen im Vergleich zu männlichen Patienten.

Bisher ist die genaue Pathogenese dieser Veränderungen nicht bekannt, allerdings gibt es Hinweise darauf, dass eine glutamaterge Überfunktion im Alkoholentzug zu einer vermehrten Aktivierung von sog. glutamatergen NMDA-Rezeptoren führt, die über den damit verbundenen Kalziumeinstrom zellschädigende Prozesse auslösen (Tsai et al., 1995). Zudem erhöht Alkoholkonsum die Konzentration des neurotoxischen Homocysteins (Bleich et al., 2003) und in jedem Entzug wird die Stresshormonachse aktiviert, wobei der Anstieg des Cortisols mit der Reduktion bestimmter Nervenzellfunktionen z. B. im Bereich der serotonergen Neurotransmission verbunden ist (Heinz et al., 2003).

Für die pathogenetische Bedeutung neurodegenerativer Vorgänge bei der Entstehung der alkoholassoziierten Hirnatrophie sprechen Untersuchungen mittels Magnetresonanz-Spektroskopie (MRS). Die MRS ist eine nichtinvasive Methode zur Analyse der Veränderungen in der Metabolitenzusammensetzung im Hirngewebe; Ausgangspunkt der Spektrenauswertung ist die Peakflächenbestimmung von Metaboliten wie dem N-Acetylaspartat (NAA), das einen unspezifischem Indikator neurogener Strukturen darstellt und entsprechend bei neurodegenerativen Erkrankungen vermindert nachweisbar ist (Ross und Michaelis, 1994; Vion-Dury et al., 1994). Weiterhin können mit MRS cholinhaltige Substanzen (Ch) bestimmt werden, die als Membranbestandteile gelten, sowie das bei verschiedenen neurodegenerativen Krankheitsbildern meist unveränderte Kreatin (Cr). Mit MR-spektroskopischen Verfahren wurde ein verminderter NAA/Cr-Quotient im frontalen Cortex (Fein et al., 1994) und im Cerebellum (Jagannathan et al., 1996; Seitz et al., 1999) alkoholabhängiger Patienten gegenüber gleichaltrigen Kontrollpersonen beobachtet. Zudem zeigte sich ein verminderter Ch/Cr-Quotient, der auf Änderungen der Zellmembran oder des Myelingehalts beruhen könnte (Seitz et al., 1999). Diese Studien sprechen für neurodegenerative Vorgänge, die der alkoholassoziierten Hirnatrophie zugrunde liegen.

Mehrere Studien wiesen eine teilweise Rückbildung der Hirnatrophie im Verlauf der Alkoholabstinenz (Agartz et al., 2003; Bendszus et al., 2001; Muuronen et al., 1989; Shear et al., 1994; Pfefferbaum et al., 1995) nach. Es wurde vermutet, dass die rasche Erholung kognitiver Defizite in der Abstinenz (Mann et al., 1999) mit der Rückbildung der kortikalen Atrophie verbunden ist. Diese Rückbildung kann als Volumenzunahme (Besson et al., 1981; Chick et al., 1989) mittels Magnetresonanz-Tomographie (MRT) und als mögliche Neuroregeneration (Fein et al., 1994) mittels MR-Spektroskopie (MRS) erfasst werden. Dabei stellt sich die Frage, ob sich tatsächlich Nervengewebe erholt oder ob die Volumenzunahme in der Abstinenz auf eine vermehrte Wassereinlagerung zurückzuführen ist, die dann wahrscheinlich ohne positive Wirkungen auf die Funktionsfähigkeit des Nervengewebes bleibt. In früheren Studien wurde versucht, den Hydratationsgrad über die Messung der kernspintomographischen Relaxationszeiten zu bestimmen, die vom Wassergehalt im Gewebe abhängen (MacDonald et al., 1986; Fu et al., 1990). Diese Untersuchungen führten bei Alkoholabhängigen allerdings zu widersprüchlichen Ergebnissen. So beobachteten Besson et al. (1981 und 1989) sowie Smith et al. (1985 und 1988) zu Beginn der Abstinenz eine Zunahme der T1-Relaxationszeiten, die auf Rehydratationsvorgänge zurückzuführen sein könnte. Zwei weitere Studien fanden jedoch bei kurzfristig abstinenten Alkoholabhängigen (Agartz et al., 1991; Mann et al., 1993a) keine Unterschiede in den Relaxationszeiten. Eine Autopsiestudie (Harper und Kril, 1988) ergab ebenfalls keine Hinweise darauf, dass die Hirnatrophie alkoholabhängiger Patienten durch Änderungen des Wassergehalts verursacht wird.

In einer kontrollierten, computertomographischen Verlaufsstudie fand sich keine Abnahme der Dichte des Hirngewebes und damit kein Hinweis auf Rehydratation bei alkoholabhängigen Patienten (Mann et al., 1993b). Auch in weiteren In-vivo-Untersuchungen zeigte sich in den ersten drei Monaten der Abstinenz eine signifikante Abnahme des Liquorvolumens sowie eine Ausdehnung der weißen und der grauen Substanz, die wahrscheinlich nicht auf eine vermehrte Wassereinlagerung zurückzuführen war (Shear et al., 1994; Pfefferbaum et al., 1995). Trabert und Mitarbeiter (1995) beobachteten eine Reduktion der Liquorräume und eine Zunahme des Hirnvolumens sowie der Dichte des Hirngewebes in den ersten drei Wochen der Abstinenz. Zudem zeigte sich in MR-spektroskopischen Verlaufsstudien ein signifikanter Anstieg des Quotienten aus cholinhaltigen Substanzen und NAA (Bendszus et al., 2001; Martin et al., 1995), den Martin und Mitarbeiter (1995) auf eine Zunahme der cholinhaltigen Membranbestandteile in der Abstinenz zurückführten. In neueren Studien wird die Menge der zu untersuchenden Moleküle direkt bestimmt und nicht nur als Quotient aus verschiedenen Molekülen (z. B. NAA/Vr) erfasst. Dabei bestätigte sich eine ausgeprägtere, absolute Zunahme der cholinhaltigen Substanzen (Ch) gegenüber NAA, was für eine Regeneration von Nervenzellmembranen beispielsweise bei Dendritenaussprossung sprechen könnte (Bartsch et al., 2007; Durazzo et al., 2006; Ende et al., 2005). Zusammengenommen sprechen diese Arbeiten gegen reine Rehydratationsvorgänge, ohne dass die Alternativhypothese einer Beteiligung neuroregenerativer Prozesse bei der Rückbildung der Hirnatrophie bisher zureichend belegt wurde.

Die Frage der Hirnatrophie und ihrer partiellen Rückbildung in der Abstinenz erscheint besonders wichtig angesichts der Bedeutung des impulsiven, auf kurzfristige Belohnung abzielenden Verhaltens, das häufig bei Abhängigkeitserkrankungen beobachtet wird (Patterson und Newman, 1994; Higley und Linnoila, 1997). Eine frontale Hirnatrophie könnte die handlungsplanenden zentralen Kontrollfunktionen und das Arbeitsgedächtnis beeinträchtigen (d'Esposito et al., 1995). Als Folge könnten eine mangelnde längerfristige Handlungsplanung und eine fehlende Hemmung kurzfristig belohnender Handlungen – wie eben eines erneuten Alkoholkonsums – auftreten (Watanabe, 1996; Bardenhagen und Bowden, 1998). Reversible Störungen im Arbeitsgedächtnis alkoholabhängiger Patienten wurden bereits 1979 mittels des Wisconsin Card Sorting Test (WCST) von Jenkins und Parsons beschrieben und korrelierten in einer PET-Studie mit einem verminderten frontalen Glukoseumsatz (Adams et al., 1993). In einer volumetrischen Studie war die frontale Atrophie alkoholabhängiger Patienten mit Motivationsstörungen und anderen sog. negativen Symptomen assoziiert (Rosse et al., 1997), in einer weiteren mit Störungen des Arbeitsgedächtnisses (Chanraud et al., 2007; Nicolas et al., 1997). Die alkoholassoziierte fronto-kortikale Hirnatrophie könnte also zur Manifestation impulsiver Verhaltensweisen beitragen, während umgekehrt eine stabile Abstinenz mit einer Neuroregeneration in Hirnarealen verbunden sein könnte, die wesentlich zur Verhaltenssteuerung und langfristigen Handlungsplanung beitragen.

3.2 Toleranzentwicklung und Entzugssymptomatik

Bei chronischem Alkoholkonsum bildet sich eine – individuell unterschiedlich stark ausgeprägte und verschieden schnell auftretende – Toleranz gegenüber den Alkoholwirkungen auf das zentrale Nervensystem aus. Deshalb können Menschen mit regelmäßigem und hohem Alkoholkonsum oft sehr viel mehr Alkohol als andere trinken, ohne davon beispielsweise stark sediert zu werden oder ausgeprägte Störungen der Zielmotorik (eine Ataxie) zu zeigen. Will man das Konzept der Toleranzentwicklung verstehen, muss man sich vergegenwärtigen, dass das Gehirn als autoregulatives Organ auf die Beibehaltung einer Homöostase, d. h. eines Gleichgewichtszustands, eingerichtet ist. Wird dieser durch chronischen Alkoholkonsum gestört, passt sich das Gehirn der Alkoholwirkung an. Die Toleranzentwicklung beruht dabei auf neurobiologischen Anpassungsvorgängen (einer sog. Neuroadaptation), die der akuten Alkoholwirkung entgegengesetzt sind (Koob und Le Moal, 1997). Der Preis für diese Anpassung des Gehirns an die Alkoholwirkung ist allerdings das Auftreten einer Entzugssymptomatik, die ausgelöst wird, wenn der Alkoholkonsum plötzlich eingestellt wird. Denn jetzt „fehlt" dem Gehirn die spezifische Wirkung des Alkohols, auf den es eingestellt ist, und der neue Ungleichgewichtszustand manifestiert sich als Entzugssymptomatik. Edwards (1990) stellte die Toleranzentwicklung und das Auftreten von Entzugssymptomen in das Zentrum des modernen Abhängigkeitskonzepts. Eine Substanzabhängigkeit ist demnach dadurch gekennzeichnet, dass die Substanz immer wieder zugeführt werden muss, um das Entstehen einer Entzugssymptomatik zu vermeiden. Da sich die gegenregulatorischen Anpassungsvorgänge im Gehirn nach Absetzen des Alkohols nur zeitverzögert zurückbilden, müssen die Patienten therapeutisch begleitet werden, um angesichts der unangenehmen Symptome des Substanzentzugs nicht gleich wieder rückfällig zu werden.

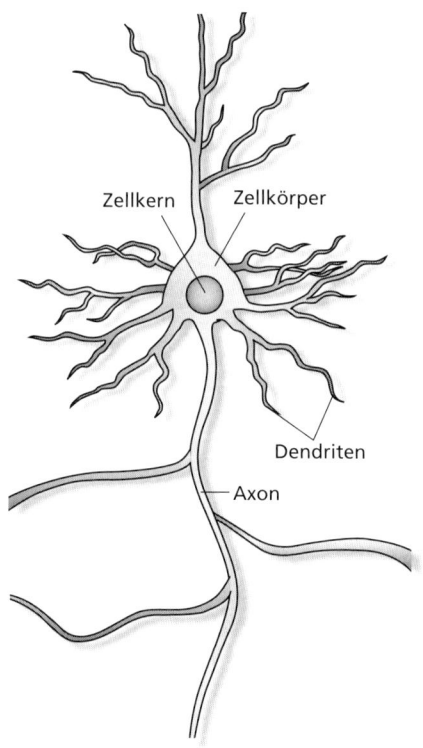

Abb. 2: Die Bestandteile einer Nervenzelle

Wesentliche Botenstoffsysteme, die an der Toleranzentwicklung und der Entstehung

3.2 Toleranzentwicklung und Entzugssymptomatik

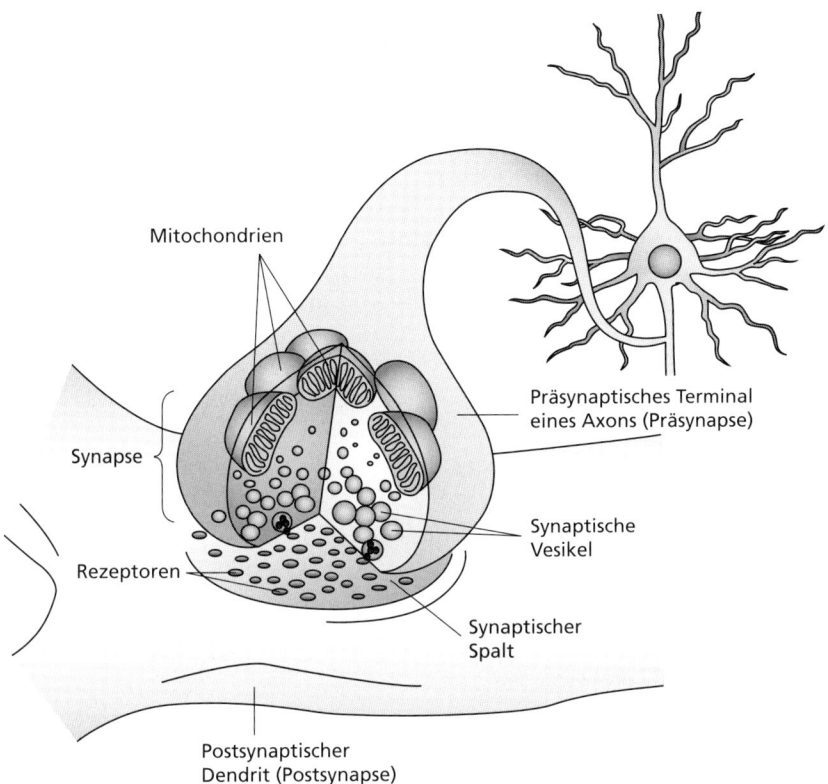

Abb. 3: Darstellung einer synaptischen Verbindung zwischen einem Axon, in dem eintreffende Impulse zur Freisetzung von Neurotransmittern aus den präsynaptischen Vesikeln führen (Präsynapse), und dem postsynaptischen Dendriten, auf dem spezifische Rezeptoren lokalisiert sind, an die die Transmitter binden.

der Entzugssymptomatik beteiligt sind, sind das glutamaterge und GABAerge System (Tsai et al., 1995; Krystal et al., 2006). Die Neurotransmitter Glutamat und GABA (γ-Aminobuttersäure) sind entscheidend an der schnellen Informationsverarbeitung im Kortex und in subkortikalen Arealen beteiligt. Während eine glutamaterge Neurotransmission im Wesentlichen eine exzitatorische Funktion hat und die so stimulierten Nervenzellen aktiviert, inhibiert GABA die innervierten Neurone (**Abb. 2 und 3**) über prä- und postsynaptische GABA-A- und GABA-B-Rezeptoren, wobei die GABA-A-Rezeptoren jene Strukturen sind, an die auch Benzodiazepine binden, während Substanzen wie Baclofen auf GABA-B-Rezeptoren wirken (Benkert und Hippius, 2000; Kerr und Ong, 1995). Alkohol aktiviert die inhibitorische Wirkung der GABA-A-Rezeptoren, sodass ein übermäßiger Alkoholkonsum subjektiv zur Sedation führt. Die Toleranzentwicklung gegenüber den sedierenden Wirkungen des Alkohols wird nun teilweise durch eine Verminderung der GABA-A-Rezeptoren bewirkt, die sich im Entzug nur verzögert zurückbildet und auch nach kurzfristiger Abstinenz noch nachzuweisen war (**Abb. 4**) (Abi-Dargham et al., 1998). Alkohol wirkt offenbar nicht nur direkt auf GABA-A-Rezeptoren ein, sondern setzt

Abb. 4: Zentrale Anpassungsvorgänge als Grundlage der Toleranzentwicklung bei chronischem Alkoholkonsum
Alkoholkonsum in höheren Dosen sediert, ein Effekt, der über zentrale GABA-A-Rezeptoren vermittelt wird. Bei chronischem Alkoholkonsum nimmt die Toleranz gegenüber diesen sedierenden Wirkungen zu und der Patient verträgt subjektiv mehr Alkohol. Vor kurzem gelang es der Arbeitsgruppe von Harris und Mitarbeitern, die Angriffsstelle des Alkohols am GABA-A-Rezeptor zu indentifizieren. Dabei handelt es sich um eine relativ kleine, durch 45 Aminosäuren gebildete „Tasche", die die Alkoholwirkung auf den Ionenkanal des GABA-A-Rezeptors vermittelt. Auf neurobiologischer Ebene wird dieser Effekt durch eine Reduktion der GABA-A-Rezeptoren erreicht. Bei plötzlicher Unterbrechung des Alkoholkonsums trifft der hirneigene Neurotransmitter GABA auf eine verminderte Rezeptorenzahl, das Gleichgewicht zwischen Erregung und Dämpfung im Gehirn wird gestört und die verminderte GABAerge Neurotransmission trägt zur Entzugssymptomatik bei.

auch den Botenstoff GABA selbst frei; diese Alkoholwirkung wird von dem selektiven GABA-B-Agonisten Baclofen im Hippocampus direkt gehemmt (Ariwodola und Weiner, 2004). GABAerge Neurone innervieren auch die Ursprungsregion der dopaminergen Neurone im Mittelhirn (Substantia nigra und ventrales Striatum), wobei offenbar GABAerge Neurone andere GABAerge Neurone durch Aktivierung von GABA-A-Rezeptoren inhibieren, die wiederum die dopaminergen Neurone vermittels einer Wirkung auf GABA-B-Rezeptoren hemmen (Smolders et al., 1995; Xi und Stein, 1998). Der Konsum von Benzodiazepinen, welche auf GABA-A-Rezeptoren wirken, kann so indirekt (durch Hemmung inhibitorischer GABAerger Neurone, die direkt auf die dopaminergen Nervenzellen einwirken) die Dopaminfreisetzung stimulieren, was möglicherweise zur Abhängigkeitsentwicklung bei Benzodiazepineinnahme beiträgt. Umgekehrt kann Baclofen als GABA-B-Agonist möglicherweise direkt die Dopaminfreisetzung hemmen, was zur vermuteten rückfallprophylaktischen Wirkung dieser Substanz beitragen kann (Colombo et al., 2004; Addolorato et al., 2007).

Zudem blockiert Alkohol die Übertragung an einem Glutamatrezeptor, dem sog. NMDA-Rezeptor (Tsai et al., 1995). Dabei lagert sich Ethanol offenbar in eine spezifische Bindungsstelle ein, über die sonst Glyzin die glutamaterge Übertragung verstärkt (Mihic et al., 1997; Mascia et al., 2000). Bei chronischem Alkoholkonsum steigt nun zur Aufrechterhaltung der zentralnervösen Homöostase die Zahl und Funktion der durch Alkohol in ihrer Funktion behinderten NMDA-Rezeptoren an. Am Anstieg der Funktion der NMDA-Rezeptoren ist offenbar ein Enzym beteiligt, das diese Rezeptoren phosphoryliert; es wird „Fyn" genannt und gehört zur Familie der Tyrosinkinasen. Mäuse, bei denen dieses Gen gezielt ausgeschaltet wurde (sog. „Knockout"-Tiere), entwickeln keine Alkoholtoleranz (Miyakawa et al., 1997). Das bei chronischem Alkoholkonsum durch Hochregulierung der NMDA-Rezeptoren neu entstandene Gleichgewicht geht aber in dem Augenblick verloren, in dem die Alkoholzufuhr entfällt. Denn jetzt trifft der exzitatorische Botenstoff Glutamat auf eine erhöhte Zahl glutamaterger Rezeptoren, die nicht länger durch Alkohol in ihrer Wirkung blockiert werden. Damit verschiebt sich das zentralnervöse Gleichgewicht zwischen Exzitation und Sedation und es kann zu Krampfanfällen kommen (Tsai et al., 1995). Das akute Überwiegen der glutamatergen Exzitation im Entzug (Glue und Nutt, 1990) führt auch zur Enthemmung weiterer Botenstoffsysteme, wie beispielsweise zur Stimulation des Kerngebiets noradrenerger Nervenzellen im Locus coeruleus des Hirnstamms (Engbert und Hajos, 1992), sodass es zum Auftreten weiterer, auch vegetativer Entzugssymptome kommen kann (Kostowski und Trzakowska, 1980). In fortgeschrittenen Stadien der Abhängigkeit genügt die Unterbrechung der Alkoholzufuhr während des Schlafs, um eine morgendliche Entzugssymptomatik auszulösen. Diese morgendliche Entzugssymptomatik ist einer der deutlichsten Hinweise auf das Vorliegen einer Alkoholabhängigkeit. Umgekehrt beruht die therapeutische Wirkung der Benzodiazepine und des Clomethiazols (Distraneurin®) im akuten Alkoholentzug offenbar darauf, dass sie das zentralnervöse Gleichgewicht wieder in Richtung Sedation verschieben. Clonidin hemmt dagegen die sekundär aktivierte noradrenerge Neurotransmission, indem es hemmende Autorezeptoren stimuliert und so die Aktivität der noradrenergen Nervenzellen im Locus coeruleus vermindert (Benkert und Hippius, 2000).

3.3 Konditionierter Entzug

Ist eine Alkoholabhängigkeit eingetreten, wird der Alkoholkonsum oft bereits deshalb beibehalten, um das Auftreten der unangenehmen und körperlich bedrohlichen Entzugserscheinungen zu vermeiden. Der Alkoholkonsum wird so negativ (durch den Fortfall unangenehmer Konsequenzen des Entzugs) verstärkt (Wise, 1988). Hat der Patient aber erst einmal den Entzug überstanden, müsste dieses Problem gelöst sein. Das ist es aber offenbar nicht, denn an den leider häufigen Rückfällen ist offenbar ein Mechanismus beteiligt, der „konditionierter Entzug" genannt wird. Dabei treten Entzugserscheinungen als konditionierte Reaktionen auf, die durch Umweltreize ausgelöst werden, die bisher regelmäßig mit dem Alkoholkonsum assoziiert waren. Das Erscheinen dieser konditionierten Reize löst im Organismus die Erwartung aus, dass jetzt der Alkoholkonsum unmittelbar bevorsteht; das Gehirn schaltet dann offenbar kurzfristig – im Einzelnen noch nicht näher bekannte – gegenregulatorische Mechanismen ein, die eine übermäßige Alkoholwirkung verhindern sollen. Bei Ausbleiben des Alkoholkonsums kommt es dann zum „konditionierten" Entzug, da die gegenregulatorischen Vorgänge nicht durch eine akute Alkoholwirkung ausbalanciert werden (Verheul et al., 1999).

Das Konzept des konditionierten Entzugs entstand eigentlich bei Beobachtungen an opiatabhängigen Ratten (Wikler, 1948). Wikler beobachtete, dass Laborratten, die an eine Opiatgabe in einer bestimmten Umgebung gewöhnt waren, dann Entzugserscheinungen zeigten, wenn sie in diese Umgebung platziert wurden und kein Opiat erhielten. Wikler (1948) und Siegel (1983) folgerten, dass opiatassoziierte Reize konditionierte Reaktionen auslösen, die der Wirkung der Suchtsubstanz entgegengesetzt sind, die Wirkung des Suchtmittels begrenzen und eine zu starke Störung der Funktion des zentralen Nervensystems verhindern. Auch die sedierende Wirkung des Alkohols kann durch eine konditionierte Verstärkung der exzitatorischen Übertragung im Nervensystem ausgeglichen werden, die sich als zentralnervöse Übererregung manifestiert, wenn der erwartete Alkoholkonsum ausbleibt. Die zentralnervöse Enthemmung der glutamatergen und noradrenergen Neurotransmission (Engbert und Hajos, 1992; Tsai et al., 1995) könnte sich subjektiv als innere Unruhe, Ängstlichkeit und Verlangen nach den beruhigenden Wirkungen des Alkohols manifestieren (Verheul et al., 1999).

Das Ungleichgewicht zwischen glutamaterger Erregung und GABAerger Hemmung im konditionierten Entzug könnte durch das Medikament Acamprosat abgeschwächt werden. Acamprosat vermindert die glutamaterge Übertragung am NMDA-Rezeptor (Spanagel und Zieglgänsberger, 1997) und verringerte in mehreren, aber durchaus nicht allen kontrollierten Studien die Rückfallrate entgifteter Patienten (Sass et al., 1996; Anton et al., 2006; s. auch Review von Soyka und Rösner, 2008). Die subjektiv unangenehmen Wirkungen des konditionierten Entzugs könnten dann besonders ausgeprägt sein, wenn alkoholabhängige Patienten sehr ängstlich sind oder sowieso schon unter stressvollen Situationen leiden. Möglicherweise sprechen gerade diese Menschen besonders gut auf die Behandlung mit Acamprosat an (Verheul et al., 1999). Ein empirischer Beleg dieser plausiblen Hypothese steht aber noch aus.

3.4 NMDA-Rezeptoren und ihre Bedeutung für Lernmechanismen

NMDA-Rezeptoren spielen wahrscheinlich nicht nur eine Rolle im konditionierten Entzug, sondern allgemein in der neurobiologischen Vermittlung von Lernmechanismen. Das Gehirn bildet externe Ereignisse als raum-zeitliche Erregungsmuster in den miteinander vernetzten Nervenzellen ab. Töne, Gerüche oder Bilder werden von den Sinnesorganen in den uniformen neuronalen Kode übersetzt und als Folge von Aktionspotenzialen und weiteren Erregungsmustern in den neuronalen Netzen repräsentiert (Roth, 1996). Da die einzelnen Nervenzellen über Synapsen miteinander in Verbindung stehen, müssen neu eintreffende Informationen die Stärke dieser synaptischen Verschaltungen beeinflussen, um überdauernde Veränderungen in den Erregungsmustern der neuronalen Netze auszulösen. Ein wesentlicher Mechanismus, der die Stärke dieser synaptischen Verschaltungen reguliert, wurde von Hebb (1949) und Konorski (1948) beschrieben. Sie formulierten eine Regel zur Entdeckung von Koinzidenz, nach der die synaptischen Verbindungen zwischen zwei Nervenzellen ver-

3.4 NMDA-Rezeptoren und ihre Bedeutung für Lernmechanismen

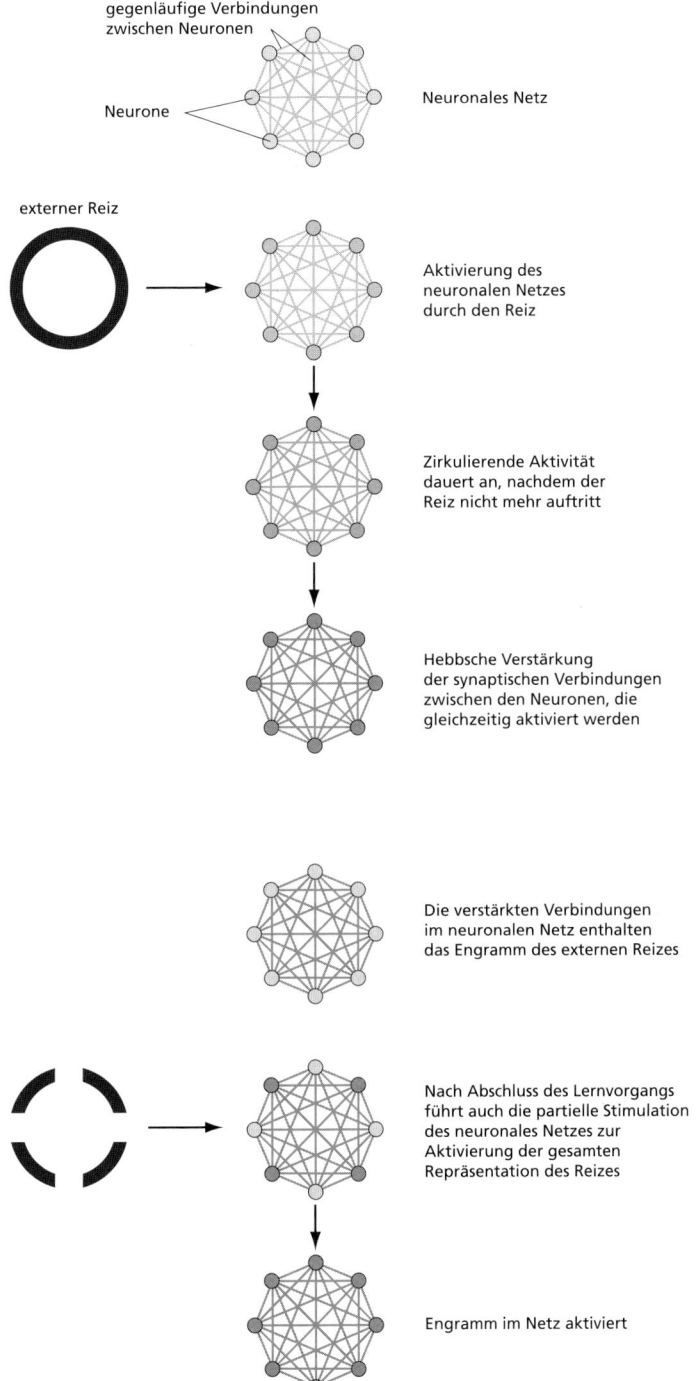

Abb. 5: Hebbsche Verstärkung der Vernetzung zwischen neuronalen Zellen und ihr Bezug auf die Gedächtnisbildung

Abb. 6: Struktur des Hippocampus. Long-term-potentiation (LTP) findet sich z. B. an den Synapsen der perforanten Bahn im Gyrus dentatus und der Schaffer-Collateralen in CA1.

stärkt werden, wenn sie gleichzeitig aktiv sind. Ein derartiger Prozess wurde erstmals im Bereich des Hippocampus, also einer Hirnregion mit zentraler Bedeutung für Gedächtnisprozesse, identifiziert. Hochfrequente Stimulation exzitatorischer Bahnen, die in den Hippocampus projizieren, verursachten eine akut auftretende, langfristige Zunahme der Stärke der synaptischen Verbindung (Bliss und Collingridge, 1993) (**Abb. 5**).

Dauert diese Zunahme der synaptischen Verbindungsstärke über mehrere Stunden an, wird von „Long-term potentiation" (LTP) gesprochen. Diese findet sich z. B. im Hippocampus, aber offenbar auch im Neocortex (**Abb. 6 und 7**). NMDA-Rezeptoren sind nun offenbar entscheidend an der Entstehung der LTP beteiligt. Dies deshalb, weil ihr Ionenkanal im Normalfall durch ein Magnesiumatom blockiert wird, das erst dann aus dem Kanal geschleudert wird und ihn öffnet, wenn zum einen Glutamat an den NMDA-Rezeptoren bindet und zum anderen die Zellmembran durch Signale ausreichend depolarisiert wurde, die zeitgleich an weiteren (AMPA-)Rezeptoren eintreffen (Bliss und Collingridge, 1993). Um die Membran über AMPA-Rezeptoren genügend stark zu depolarisieren, müssen hochfrequent eintreffende, exzitatorische Inputs kooperativ wirken. Dies erklärt die Eigenschaft der Assoziativität, da die Öffnung des NMDA-Rezeptors in der Regel nur dann erfolgt, wenn verschiedene afferente Fasersysteme gleichzeitig aktiv sind (Bliss und Collingridge, 1993).

Ist der Mg-Block des NMDA-Rezeptors aufgehoben, kommt es zum Einstrom von Kalzium-Ionen in die Nervenzelle. Dieser Kalzium-Einstrom aktiviert nun eine Vielzahl weiterer Signaltransduktionsmechanismen, zu denen die Aktivierung der Proteinkinase C (PKC) ebenso gehört wie eine direkte Wirkung auf kalziumabhängige Ionenkanäle und ein Einfluss auf die Gen-

3.4 NMDA-Rezeptoren und ihre Bedeutung für Lernmechanismen

Abb. 7: Long-term potentiation (LTP) im Hippocampus und Neocortex als Zunahme der Entladungsrate nach tetanischer Stimulation.

transkription mit Anstieg verschiedener mRNAs, sog. immediate early genes (Smith, 1996; Bliss und Collingridge, 1993). Die Aktivierung der Proteinkinase A (PKA) kann zu einer erhöhten Sensitivität der AMPA-Rezeptoren führen und so die postsynaptische Erregbarkeit verstärken. Auch die Funktion der NMDA-Rezeptoren kann kalziumabhängig verstärkt werden, und zwar über eine Aktivierung der PKC (Bliss und Collingridge, 1993).

Aber auch präsynaptische Anteile der glutamatergen Neurotransmission können an der Entstehung der LTP beteiligt sein. Denn der postsynaptische, NMDA-vermittelte Kalziumeinstrom führt zur Aktivierung der Nitric Oxid Synthase (NOS) und damit zur vermehrten NO-Synthese. NO wirkt nun offenbar als retrograder Neurotransmitter, der von der Postsynapse ausgeschieden wird und auf die Erregbarkeit der Präsynapse zurückwirkt. Weitere potenziell retrograd wirkende Substanzen sind Kalium und die Arachidonsäure, die die präsynaptische Transmitterfreisetzung verstärken können. Die postsynaptische Produktion der Arachidonsäure wird dabei über einen weiteren Glutamatrezeptortyp gesteuert, den sog. metabotropen Glutamatrezeptor (mGluR), dessen Aktivierungsniveau offenbar ebenfalls über den NMDA-gesteuerten Kalziumeinstrom reguliert wird (Bliss und Collingridge, 1993).

Die Aktivierung des NMDA-Rezeptors erfolgt also im Sinne einer Koinzidenz-Detektion, da nur das zeitgleiche, assoziative Eintreffen hochfrequenter Reizmuster aus verschiedenen Afferenzen die postsynaptische Membran so stark depolarisiert, dass der Magnesiumblock im Ionenkanal des NMDA-Rezeptors aufgehoben wird. Der postsynaptische Aktivierungszustand reflektiert also zeitgleiche, vorgeschaltete Erregungsniveaus und kann so die zeitliche Assoziation verschiedener Reizmuster abbilden. Durch den NMDA-vermittelten

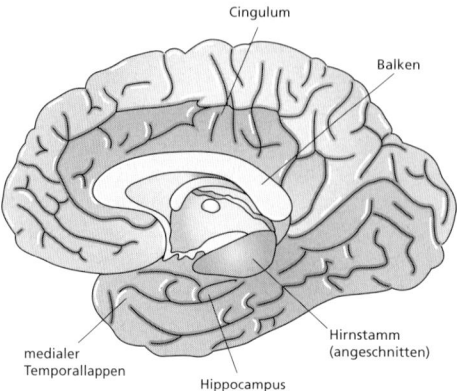

Abb. 8: Das limbische System wurde von Broca als ringförmige Struktur beschrieben, die sich um den Hirnstamm und Balken zieht und u. a. aus dem medialen Temporallappen, Hippocampus und Cingulum besteht.

Kalziumeinstrom kommt es dann zu einer Aktivierung verschiedenster Signaltransduktionsmechanismen, denen gemeinsam ist, dass sie eine langfristige Erhöhung der Signalüberleitung an dieser Synapse bewirken. Wie von Konorski (1948) und Hebb (1949) postuliert, wird so die synaptische Verbindung zwischen zwei vernetzten Neuronen erhöht, wenn es zu einer zeitgleichen Aktivierung kommt. Die Synapse kann so ein Engramm eines zeitgleich auftretenden Aktivierungsmusters bilden. Die Verstärkung der synaptischen Verschaltung durch Long-term potentiation ist also offenbar ein entscheidendes neurobiologisches Korrelat längerfristiger Gedächtnisprozesse. Zu dieser Annahme passt die Beobachtung, dass sich LTP besonders gut im Hippocampus und damit in einer für die Gedächtnisleistung zentralen Hirnregion nachweisen lässt, die zudem eine wichtige Rolle im limbischen System und damit bei der emotionalen Steuerung spielt (**Abb. 8 und 9**) (Smith, 1996).

Die alkoholassoziierte Störung der glutamatergen Neurotransmission am NMDA-Rezeptor kann verschiedene klinische Folgen haben. Alkohol interferiert mit der Glyzinbindung am NMDA-Rezeptor, die dort eigentlich die Beseitigung des Mg-Blocks erleichtern sollte. Dementsprechend kommt es zu einer verminderten glutamatergen Neurotransmission am NMDA-Rezeptor und damit auch zu einer verminderten Aus-

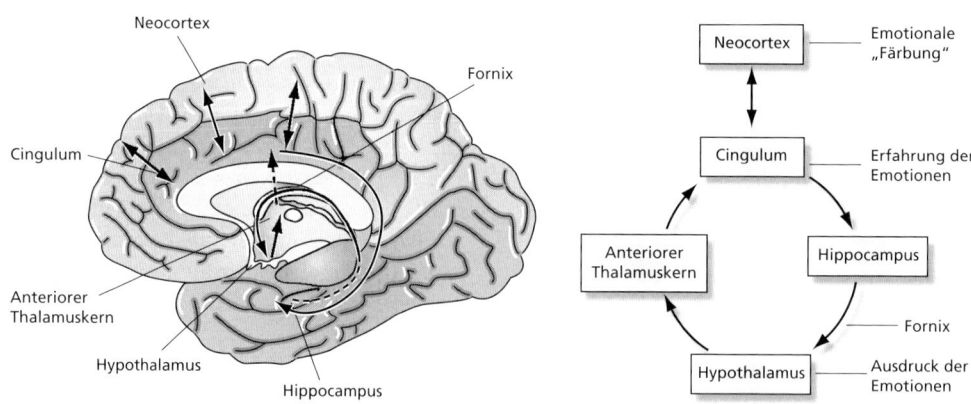

Abb. 9: Der „Papez-Kreis" soll Erlebnis und Ausdruck der Emotionen erklären. Papez nahm an, dass die emotionale Erfahrung im Cingulum ermöglicht wird, das mit kortikalen Arealen in Verbindung steht und über den Hippocampus und Fornix Einfluss auf die Aktivität des Hypothalamus nimmt, der wiederum den emotionalen Ausdruck steuert und über den anterioren Thalamuskern den Cortex beeinflusst.

bildung der LTP, die direkt mit Gedächtnisstörungen bei exzessivem Alkoholkonsum (sog. Blackouts) in Verbindung stehen könnte (Tsai et al., 1995). Kompensatorisch kommt es bei chronischem Alkoholkonsum offenbar zu einer gegenregulatorischen Erhöhung der NMDA-Rezeptoren. Entfällt nun im akuten Entzug die inhibitorische Wirkung des Alkohols auf die Bindung des Kotransmitters Glyzin, kann es zum überschießenden, NMDA-vermittelten Kalziumeinstrom und damit zu neurotoxischen Zellschädigungen kommen (Tsai et al., 1995). Zudem könnte die Hochregulation der NMDA-Rezeptoren die Aktivierung glutamaterg gesteuerter Neurotransmittersysteme beeinflussen und so beispielsweise zur Sensitivierung des motivational wichtigen dopaminergen Systems führen (Taber et al., 1995). Dieser für die Entstehung eines Suchtgedächtnisses (Böning, 1992) möglicherweise entscheidende Vorgang wird im Kapitel zur Bedeutung des dopaminerg-opioidergen Verstärkungssystems (Kap. 6) weiter erläutert.

3.5 Zusammenfassung

Zentrale Kennzeichen der Alkoholabhängigkeit sind einerseits zunehmende Toleranz gegenüber den Auswirkungen des Alkoholkonsums und andererseits das Auftreten von Entzugssymptomen bei Unterbrechung der Alkoholzufuhr (Edwards, 1990). Um das Konzept der Toleranzentwicklung zu verstehen, muss man sich vergegenwärtigen, dass das Gehirn als autoregulatives Organ auf die Beibehaltung einer Homöostase ausgerichtet ist. Wird diese Homöostase durch die alkoholbedingte Sedierung aus dem Gleichgewicht gebracht, reagiert das Gehirn mit einer gegenregulatorischen Verminderung jener GABA-A-Rezeptoren, über die die sedativen Wirkungen des Alkohols vermittelt werden. Zudem werden die glutamatergen NMDA-Rezeptoren hochreguliert, die in ihrer Funktion durch Alkohol beeinträchtigt werden (Tsai et al., 1995). Das System Gehirn befindet sich nun so lange im Gleichgewicht, wie der Alkoholkonsum anhält. Wird dieser aber plötzlich unterbrochen, kommt es zu einer verzögerten Erholung der GABA-A-Rezeptoren (Abi-Dargham et al., 1998), während die hochregulierten NMDA-Rezeptoren jetzt nicht länger durch Alkohol blockiert werden. Das Resultat ist ein Ungleichgewicht zwischen GABAerger Inhibition und glutamaterger Exzitation, das beispielsweise noradrenerge Neurone im Locus coeruleus aktiviert (Engbert und Hajos, 1992) und so zu den vegetativen Zeichen der Entzugssymptomatik beiträgt. In fortgeschrittenen Fällen genügt die Unterbrechung der Alkoholzufuhr während des Nachtschlafs, um eine morgendliche Entzugssymptomatik auszulösen. Diese morgendliche Entzugssymptomatik ist eines der verlässlichsten Symptome einer Alkoholabhängigkeit.

Aber die alkoholbedingte Störung der Funktion glutamaterger NMDA-Rezeptoren ist noch aus weiteren Gründen pathologisch bedeutsam. NMDA-Rezeptoren lassen bei Aktivierung Kalzium-Ionen in die Nervenzelle eintreten, und ein verstärkter Kalzium-Einstrom im Entzug wurde mit den neurotoxischen Wirkungen chronischen Alkoholkonsums in Verbindung gebracht (Tsai et al., 1995). Weiterhin kommt den NMDA-Rezeptoren eine wichtige Funktion bei der Erstellung von Gedächtnisengrammen zu, da sie zur Entstehung der Long-term potentiation und damit zur Verstärkung der synaptischen Verbindung zwischen vernetzten Neuronen beitragen (Bliss und Collingridge, 1993). Alkoholbedingte Störungen der NMDA-Rezeptoren könnten so zu Gedächtnisstörungen führen (Tsai et al., 1995) und zudem die glutamaterge Aktivierung weiterer Neurotransmittersysteme wie des dopaminergen Systems beeinflussen.

4 Nikotinabhängigkeit – diagnostische Kriterien und ihre neurobiologischen Korrelate

Die von der WHO im ICD-10 genannten diagnostischen Kriterien des Substanzkonsums lassen sich auch am Beispiel der Tabak- bzw. Nikotinabhängigkeit nachvollziehen.

Jeder Raucher, der regelmäßig Zigaretten konsumiert, durchläuft eine Toleranzentwicklung – dabei spielt nicht nur die Adaptation an die initial aversiv erlebten Begleitwirkungen des Tabakrauchs, die u. a. auch durch Begleitstoffe wie Kohlenmonoxid vermittelt werden, eine Rolle, sondern auch die erhöhte periphere Toleranz des Herz-Kreislauf-Systems auf die Darbietung von Nikotin (und andere Inhaltsstoffe des Tabakrauchs, z. B. Kohlenmonoxid). Die meisten Raucher erleben eine Dosissteigerung bis zum Erreichen eines individuellen „Optimums", das sie über Jahre und Jahrzehnte beibehalten – die Mehrzahl der Raucher konsumiert zwischen 15 und 30 Zigaretten pro Tag.

Viele Raucher entwickeln beim Verzicht auf die Zigarette bereits nach einer mehrstündigen Abstinenz körperliche Entzugserscheinungen, die im DSM-IV charakterisiert sind als: Rauchverlangen (Nikotin-Craving), vermehrte Irritierbarkeit, verminderte Frustrationstoleranz, dysphorische oder depressive Stimmung, Ärger, Aggressivität, Angst, Konzentrationsstörungen, Unruhe, eine relative Bradykardie, Schlafstörungen und ein gesteigerter Appetit (DSM-IV, Sass et al., 1996a; Hatsukami et al., 1989; Russel, 1990).

In experimentellen Untersuchungen wurden zusätzlich weitere physiologische Auffälligkeiten des akuten Nikotinentzugs beschrieben. Dazu gehören eine vorübergehende diastolische Hypotonie, eine orthostatische Dysregulation sowie Durchschlafstörungen (Tsuda et al., 1996; Tate et al., 1996). Das Ausmaß der Entzugssymptome steht mit der Nikotintoleranz in Zusammenhang. Die Entzugssymptomatik hält in der Regel maximal ein bis vier Wochen, nur in Ausnahmefällen über Monate an. Die meisten Raucher haben ein persönliches Optimum erreicht. Abhängige Raucher haben in den meisten Fällen schon die Erfahrung gemacht, dass eine Reduktion des Zigarettenkonsums im Sinne eines „kontrollierten Konsums" nur kurzfristig möglich ist.

Das zwanghafte Verlangen nach einer Zigarette erschwert vielen Rauchern die Abstinenz in Situationen, in denen keine Möglichkeit zum Zigarettenkonsum besteht.

Zum Teil wird das Freizeitverhalten oder die berufliche Aktivität auf die Beschaffung und den Konsum der Zigarette abgestimmt.

Auch das letzte Kriterium aus der ICD-10, die Fortsetzung des Konsums trotz auftretender körperlicher Beschwerden, ist für die meisten langjährigen Raucher zu bejahen, sofern sich dieses Kriterium nicht allein auf schwere kardiale oder pulmonale Erkrankungen beschränkt, sondern auch auf gesundheitliche Einschränkungen wie Dyspnoe, Hautveränderungen, Infertilität oder andere bezogen wird.

Anders als bei der Alkoholabhängigkeit wird bei der Nikotinabhängigkeit häufig versucht, die Stärke des Konsums und des

Cravings bei Verzicht auf die Substanz Nikotin über eine dimensionale Größe, die „Stärke der Nikotinabhängigkeit", zu quantifizieren.

Das in diesem Zusammenhang international etablierte Messinstrument, der „Fagerström-Test für Nikotinabhängigkeit" (FTND), bildet nicht nur die Wahrscheinlichkeit für das Auftreten von Entzugssymptomen, sondern auch die Rückfallgefahr bei einem Abstinenzversuch zuverlässig ab (Fagerström et al., 1990; Heatherton et al., 1991; Schupp et al., 1997).

4.1 Nikotin – pharmakologische Eigenschaften

Zum besseren Verständnis der Nikotinwirkungen sollen zunächst die pharmakologischen Eigenschaften von Nikotin beschrieben werden:

Nikotin [(S)-3-(1-Methyl-2-pyrrolidinyl)pyridin], ein tertiäres Amin, das als Stereoisomer (S)-Nikotin resorbiert wird, ist ein wasser- und fettlösliches toxisches Alkaloid, das neben anderen Alkaloiden (Nor-Nicotin, Anabasin) in den Blättern der Tabakpflanze enthalten ist.

Beim Verbrennen des Tabakblatts wird das Nikotin mit dem Tabakrauch freigesetzt. Bis zu 95 % des im Tabakrauch enthaltenen Nikotins werden vom inhalierenden Raucher sowohl über die Mundschleimhaut als auch über die Lunge absorbiert. Bei einer arteriellen Aufsättigung des Bluts mit Nikotin durch inhalierendes Rauchen erreichen 25 % des inhalierten Nikotins innerhalb von nur sieben bis zehn Sekunden das Gehirn.

Die spezifische Wirkung des Nikotins setzt unmittelbar nach Erreichen des zentralen Nervensystems ein. Die peripheren Wirkungen von Nikotin werden als Vasokonstriktion, Zunahme der Herzfrequenz, Blutdruckanstieg, Abnahme des Hautwiderstands und Absinken der Hauttemperatur beschrieben (Pomerleau, 1992).

Der nikotinnaive Konsument nimmt die Wirkungen des Tabakrauchs in Form von Schwindelgefühlen und leichter Übelkeit wahr, bei Überdosierungen treten in Abhängigkeit von der Dosis Erbrechen, Kopfschmerzen, Tachykardien, Hypotonie und -thermie, Antidiurese, Diarrhöe und Tremor auf. Bei starken Überdosierungen, z. B. nach Aufnahme höherer Mengen von reinem Nikotin, kann es zu Bewusstseinsstörungen und komatösen Zuständen kommen. Nur vereinzelt werden in der Literatur in Verbindung mit der Nikotinaufnahme psychopathologische Merkmale wie optische Halluzinationen beschrieben (Foulds und Toone, 1995).

Mit den zentralen Effekten ist eine dosisabhängige Zunahme der cerebralen Glukoseassimilation verbunden (Pomerleau, 1992).

Die regelmäßige Applikation von Nikotin ist mit einer zentralen, vorwiegend aber peripheren Toleranzentwicklung verbunden – ehemals toxische Dosen werden vom regelmäßigen Raucher kardiovaskulär und gastrointestinal gut toleriert. Der Effekt der zentralen Stimulation bleibt jedoch zumindest subjektiv bestehen.

Bei Personen, die noch keine Toleranz entwickelt haben, ist die letal-toxische Grenze bei 1 mg/kg Körpergewicht anzusetzen. Regelmäßige und starke Raucher hingegen nehmen pro Tag zwischen 20 und 40 mg, selten 60 mg Nikotin und mehr zu sich, ohne wesentliche Intoxikationszeichen zu entwickeln (Fagerström et al., 1990).

Nikotin wird in erster Linie (> 70 %) hepatisch zu Cotinin, trans-3'-Hydroxycotinin und Nikotin-1'N-oxid abgebaut (Benowitz und Jacob, 1993). Unter den Cytochromen hat das Enzym Cytochrom P450 2A6 neben CYP 2D6 die größte Bedeutung für den Abbau von Nikotin zu Cotinin.

4.1.1 Die psychopharmakologischen Wirkungen von Nikotin

Nikotin ist der für die Entwicklung des Suchtverhaltens entscheidende psychopharmakologisch aktive Inhaltsstoff des Tabakrauchs.

Nikotin hat wie viele andere Drogen im Wesentlichen zwei Haupteigenschaften. Die Wirkweise von Nikotin wird daher auch als sog. „bivalentes Wirkspektrum" bezeichnet. Im Tierversuch zeigt Nikotin zwei vorherrschende Wirkkomponenten: Abhängig von der zugeführten Dosis bewirkt es entweder eine Steigerung oder eine Dämpfung des Antriebs und der Aktivität.

Die Gabe von Nikotin im Bolus hat eher antriebssteigernde Wirkungen als eine kontinuierliche Gabe per Infusion oder per Pflaster. In niedrigen Dosierungen erhöht es in Untersuchungen zur Lernbereitschaft die Leistungsfähigkeit und bewirkt eine Steigerung der lokomotorischen Aktivität (Reavill et al., 1990). Die Nikotinaufnahme im Bolus via Zigarette führt zu einer angenehmen Stimulation, die vom Organismus aufgrund der biologischen Wirkung als wiederholens- und erstrebenswert erachtet wird. Eine erneute Stimulation durch eine wiederholte Zufuhr der Substanz wird aktiv aufgesucht.

Die Wirkungen sind sowohl durch die Grundaktivierung des Organismus als auch durch die Gewöhnung bei einem regelmäßigen Konsum bzw. bei einer wiederholten Gabe von Nikotin innerhalb kurzer Zeit bestimmt. In Abhängigkeit von der Ausgangssituation (Nikotindeprivation, psychische Befindlichkeit, Vigilanz und Erwartungshaltung) kommt es bei niedrigen Applikationsdosen in erster Linie durch die cholinerge-katecholaminerge Aktivierung zu einer anregenden, antriebsteigernden Wirkung mit Erhöhung der Aufmerksamkeitsleistung sowie Konzentrationsfähigkeit und einer Appetitminderung (Warburton, 1992). Bei höheren Dosierungen stellt sich dagegen durch eine cholinerge Blockade (zum Prinzip der Rezeptordesensibilisierung siehe Kapitel 9.2) und eine ß-Endorphin-Freisetzung eine beruhigende, entspannende und sedierende Wirkung ein (Benowitz, 1996).

Erfahrene Raucher können durch die Frequenz der Inhalation und durch die Inhalationstiefe die gewünschte anregende oder beruhigende Wirkung herbeiführen.

Cotinin, der Hauptmetabolit von Nikotin, hat anders als Nikotin, keine wesentlichen psychotropen Eigenschaften. Cotinin ist insbesondere nicht in der Lage, die positive Verstärkerwirkung von Nikotin zu ersetzen. Bei Gabe von Cotinin kommt es sogar zu einer Intensivierung der Entzugssymptomatik. Dies kann als gewissermaßen „negative" psychotrope Eigenschaft von Cotinin interpretiert werden oder als Ergebnis eines Konditionierungsprozesses, als dessen Folge bei Auftreten eines Abbauprodukts von Nikotin Entzugssymptome wahrgenommen werden (Keenan et al., 1994).

Die psychopharmakologischen Wirkungen von Nikotin stehen mit der nikotinvermittelten Freisetzung und Konzentration zerebraler Neurotransmitter in Zusammenhang.

In Tierversuchen an Ratten, Mäusen und Affen konnte gezeigt werden, dass Nikotin wie andere psychotrope Substanzen in der Lage ist, im zentralen Nervensystem verschiedene Transmittersysteme mit unterschiedlichen Wirkungen direkt und indirekt zu stimulieren.

Neurophysiologische Korrelate wurden in Form von vermehrten hochfrequenten β-Wellen im EEG bei höheren Dosierungen registriert (Neuwirth et al., 1995).

4.1.1.1 Kognitive Leistungen und neurokognitive Störungen

Nikotin hat einen positiven Einfluss auf kognitive Funktionen. Zwar sind viele positive Untersuchungsergebnisse aus den vergangenen Jahren, die Nikotin eine direkte Wirkung auf die Leistungsfähigkeit zuschrieben, infrage zu stellen, da sie vorwiegend an Rauchern gewonnen wurden, die durch die Nikotinzufuhr weniger eine tatsächliche Verbesserung ihrer kognitiven Leistungsfähigkeit als vielmehr eine Reduktion ihrer entzugsbedingten kognitiven Einschränkungen erfuhren. In neueren Untersuchungen konnte jedoch zumindest für einige Teilbereiche ein positiver Effekt nach Gabe von Nikotin festgestellt werden. Die Reaktionszeiten der Probanden (beispielsweise im Conners' Continuous Performance Test (Conners 1995) bessern sich signifikant bei Gabe von Nikotin per Pflaster auch bei Nichtrauchern (Levin et al., 1996a).

Die Ursache für den positiven Einfluss von Nikotin auf die Lernfähigkeit ist möglicherweise in der gesteigerten Vigilanz und einer nikotinvermittelten erhöhten selektiven Aufmerksamkeit begründet (Levin und Torry 1996; Levin et al., 1998).

Hinweise auf Leistungssteigerungen kognitiver Funktionen, insbesondere die Verbesserung der Merkfähigkeit, der Aufmerksamkeitsleistung und der Reaktionssicherheit (Warburton und Arnall 1994; Levin et al., 1998; Zarrindast et al., 1996; Sahakian et al., 1989; Wilson et al., 1995) erweckten in der Vergangenheit die Hoffnung auf eine mögliche therapeutische Potenz von Nikotin oder strukturverwandten Substanzen (z. B. ABT 418, Brioni et al., 1994; Williams et al., 1994) in der Behandlung des Morbus Alzheimer.

4.1.1.2 Das Nikotinentzugssyndrom

Das vegetative Entzugssyndrom ist bei Nikotin in der Regel nicht so schwer ausgeprägt wie bei einem Entzug von Opiaten oder Barbituraten, Alkohol oder Benzodiazepinen. Dennoch sind auch hier vegetative Symptome, Schlafstörungen, Appetitänderungen sowie insbesondere ein „craving", das Verlangen nach der erneuten Einnahme der Substanz, aber auch psychische Auffälligkeiten wie Nervosität, Ängstlichkeit und insbesondere auch im späteren Verlauf bei manchen Rauchern auftretende depressive Verstimmungen geeignet, das Abstinenzvorhaben zu durchbrechen.

Die psychopathologischen Veränderungen infolge des Entzugs werden ebenso wie die vegetativen Abstinenzsymptome auch von entwöhnungswilligen Rauchern schlecht toleriert und stellen für viele Raucher in der Entwöhnung einen Rückfallgrund dar.

Das Auftreten dieses Entzugssyndroms ist mit der Neuroadaptation verbunden, die sich im Rahmen einer regelmäßigen Darbietung von Nikotin entwickelt.

Die Entzugssymptomatik ist jedoch nicht nur als biologische Konsequenz einer Neuroadaptation sondern auch als Folge der psychischen Abhängigkeit zu charakterisieren.

Insbesondere die affektiven Veränderungen, Reizbarkeit, veränderte Frustrationstoleranz oder auch die depressiven Verstimmungen sind sowohl auf neuroadaptive Vorgänge und die ausbleibenden Substanzeffekte als auch auf die Frustration des Individuums zurückzuführen, das mit negativen Affekten auf eine Behinderung des gewohnheitsmäßigen Verhaltens reagiert.

Eine Fortsetzung des Rauchens oder eine Abstinenzverletzung sind für viele dissonante, d. h. bezüglich ihres Tabakkonsums ambivalente Raucher nichts anderes als ein Versuch, die aversiv erlebten Abstinenzsymptome zu unterdrücken, zu beseitigen oder zu vermeiden.

4.1.2 Geschlechtsspezifische Wirkungen des Nikotins

Allein aus der unterschiedlichen Prävalenz des Rauchens bei Männern und Frauen lassen sich noch keine geschlechtsspezifischen Unterschiede in den Wirkungen der Tabak- und Nikotinaufnahme ableiten. Hier spielen Einflüsse der Umgebung und soziokulturelle Bedingungen eine größere Rolle als eine mögliche geschlechtsspezifische biologische Prädisposition.

Ein weiterer Hinweis auf mögliche Unterschiede zwischen Männern und Frauen in der Abhängigkeit von Nikotin ergibt sich allerdings aufgrund von Beobachtungen aus Raucherentwöhnungsstudien: Frauen scheinen hier schlechter abzuschneiden. Hier sind ebenso soziale wie biologische Variablen als Erklärung anzunehmen. Das andere soziale Bezugssystem der Frauen, Unterschiede in der Selbstreflektion oder im Selbstvertrauen, die unterschiedliche Verfügbarkeit von Coping-Strategien in rückfallgefährlichen Situationen, häufiger auftretende Versuchungssituationen oder unabhängig vom Nikotinkonsum auftretende, eventuell zyklisch auftretende affektive Spannungszustände könnten dabei eine Rolle spielen.

Die Nikotinersatztherapie erweist sich als weniger wirksam in der Behandlung von Frauen als bei Männern (Hatsukami et al., 1995; Wetter et al., 1999). Es existieren einige Hinweise darauf, dass Frauen in der Entwöhnung weniger von einer Nikotinsubstitution per Nikotinkaugummi und Nikotinnasalspray profitieren. In einigen Studien konnte sogar kein Unterschied in der Wirksamkeit von Nikotin und Placebopräparaten bei Frauen festgestellt werden (Perkins et al., 1996).

Interessanterweise lassen sich im Tierversuch Unterschiede in der Nikotinaufnahme zwischen männlichen und weiblichen Versuchstieren feststellen. Da im Tiermodell die Substanzaufnahme überwiegend unbeeinflusst von sozialen Variablen erfolgt, kann vorausgesetzt werden, dass diesem Unterschied biologische Faktoren zugrunde liegen, Nikotin mithin eine geschlechtsspezifische Wirkung entfaltet oder einem geschlechtsspezifisch unterschiedlichen Abbau unterliegt. Hierfür sind sowohl die Geschlechtshormone als auch andere Faktoren verantwortlich zu machen.

Mit einer Reihe von Hypothesen soll dieser Befund erklärt werden: Zum einen könnten unterschiedliche hepatische Abbau- oder renale Ausscheidungsprozesse von Nikotin für einen geringeren „Bedarf" an Nikotin bei Frauen verantwortlich sein. Argumente für diese Hypothese ergeben sich aus genetischen Studien zum Enzym Cytochrom P450 2A6, das Nikotin zu Cotinin verstoffwechselt.

Tyndale et al., (1998) entdeckten nur bei solchen Männern eine Abhängigkeit des Rauchverhaltens von der genetisch determinierten Pharmakokinetik von Nikotin, die das intakte Cytochrom P450 2A6 aufweisen, im Gegensatz zu jenen, die aufgrund eines Polymorphismus einen selteneren und mit einer geringeren Pharmakokinetik einhergehenden Typus aufweisen. Dieser Unterschied findet sich nur bei Männern und nicht bei Frauen, deren Rauchverhalten offenbar nicht durch den Nikotinabbau beeinflusst ist.

Einer weiteren Hypothese zufolge scheint der Zigarettenkonsum bzw. Nikotinkonsum mit dem hormonalen Zyklus gekoppelt zu sein. Negative Affekte, insbesondere Angst, Depressivität und deprimierte Verstimmung während der prämenstruellen Phase, könnten im Sinne einer Selbstmedikation durch die Zufuhr von Nikotin gebessert werden. Tatsächlich wurde in einigen Studien am Menschen eine Zyklusabhängigkeit des Rauchverhaltens bei Frauen beobachtet, ähnliche Beobachtungen wurden jedoch im Tierversuch nicht gemacht (Perkins et al., 1999).

Interessant sind schließlich auch Hinweise auf eine Geschlechtsabhängigkeit der Neuromodulation nikotinerger Acetylcholinrezeptoren. Die nikotinerge „up-regulation" (Vermehrung nikotinerger Acetylcholinrezeptoren infolge einer regelmäßigen Nikotinapplikation, s.u.) setzt bei weiblichen Versuchstieren erst bei höheren Dosierungen von Nikotin ein (Mochizuki et al., 1998).

4.2 Schädliche und nützliche Folgen des Nikotinkonsums

Der Tabakkonsum erhöht das Risiko für zahlreiche körperliche Erkrankungen. Allerdings sind sowohl Karzinome als auch kardiale oder pulmonale Erkrankungen nicht auf die abhängig machende Substanz Nikotin, sondern auf etliche der zahlreichen weiteren Begleitstoffe im Tabakrauch zurückzuführen. Nikotin hat in den vom Raucher konsumierten Dosen keine nachgewiesenen karzinogenen Eigenschaften und ist auch nicht primär für die Gefäßveränderungen, die Gefäßspasmen oder die Arteriosklerose verantwortlich zu machen. Eindeutig wiegt hier der Effekt der anderen Tabakrauchbestandteile schwerer.

Die pränatale Exposition mit Nikotin hingegen wird von einigen Autoren mit Blick auf die hierdurch erfolgende Beeinflussung der cholinergen Transmission als durchaus relevant angesehen (Trauth et al., 2000; Slotkin 1992; Slotkin 1998; Slotkin et al., 2001). Unklar ist, in welchen Dosierungen tatsächlich anhaltende Schädigungen für das reifende menschliche Gehirn zu erwarten sind. Hinweise auf eine mögliche teratogene Wirkung von Nikotin stammen aus Tierversuchen mit sehr hohen Dosierungen.

Im Tierversuch mit schwangeren oder heranwachsenden Ratten, die kontinuierlich Nikotin per Infusion erhielten, um eine Nikotinplasmakonzentration wie bei Rauchern zu simulieren, konnte nachgewiesen werden, dass die Gabe von Nikotin während der Schwangerschaft die Bindungskapazität des Gehirns für Paroxetin, einen Marker des Serotonintransporters, reduziert. Gleichzeitig konnte ein Anstieg der Bindungskapazität für Paroxetin im Mittelhirn und Stammhirn festgestellt werden (Xu et al., 2001).

Ähnlich verhält sich die Situation bei adoleszenten Tieren. Die postnatale Gabe von Nikotin führt zu einer Reduktion der Bindung von Paroxetin im Hippocampus und Striatum, wiederum verbunden mit einem Anstieg im Mittelhirn und im Stammhirn. Der Anstieg von 5-HT-Transportern im Mittelhirn und Stammhirn spricht für regenerative Prozesse, nachdem zuvor ein signifikanter Untergang von serotonergen Neuronen stattgefunden haben könnte.

Die Autoren (Xu et al., 2001) folgern hieraus, dass sowohl die fetale als auch adoleszente Nikotinexposition mit einer Schädigung von serotonergen Projektionsbahnen und einer reaktiven Vermehrung von serotonergen Rezeptoren in den Zielregionen der serotonergen Neuronen verbunden ist.

Die Folgerung der Autoren, hierüber sei die erhöhte Prävalenz depressiver Störungen bei Rauchern zu erklären, ist jedoch aufgrund der bisherigen Arbeiten noch nicht bewiesen.

In einem weiteren Tierversuch fanden Trauth und Mitarbeiter (2000) Veränderungen der cholinergen Transmission nach hochdosierter Nikotingabe. Während sowie einen Monat nach der Nikotinbehandlung war die Cholinacetyltransferaseaktivität und damit die Transmitterproduktion im Mittelhirn deutlich reduziert.

Beobachtungen einer pränatalen zerebralen, nikotinvermittelten Schädigung liegen für den Menschen jedoch noch nicht vor. Lernschwierigkeiten, Aufmerksamkeitsstörungen und Entwicklungsverzögerungen bei Kindern rauchender Mütter stehen nicht sicher mit der Nikotinzufuhr in Zusammenhang. Einschränkend muss allerdings erwähnt werden, dass die vorhandenen Humanstudien unzureichend zwischen einer Rauchexposition und der eigentlichen Nikotinwirkung trennen. Berichte über Experimente zu den Effekten einer reinen Nikotingabe existieren nicht. Aufgrund der vorliegenden Datenlage muss angenommen werden, dass die beobachteten Auffälligkeiten eher auf allgemeine Wirkungen des Rauchens auf das Gefäßsystem und insbesondere das Gefäßsystem in der Plazenta zurückzuführen sind. Die Effekte von Kohlenmonoxid, anderen vasoaktiven Substanzen sowie etlichen karzinogenen und teratogenen Substanzen dürfte in der Summe bei weitem schwerer wiegen als die pränatale Resorption von Nikotin.

Xu und Mitarbeiter (2001) gehen aber auch davon aus, dass das jugendliche Gehirn besonders sensibel auf die Gabe von Nikotin reagiert. In diesem Alter hält die Neuroproliferation und synaptische Plastizität noch an, sodass das adoleszente Gehirn durch die Verabreichung von Nikotin anhaltend geschädigt werden könnte. Zwar unterliegt auch der erwachsene Raucher den gleichen Einflüssen, aufgrund der geringeren Plastizität des erwachsenen Gehirns sind diese jedoch weniger schwerwiegend.

Da somit Hinweise auf eine potenzielle Gefährlichkeit der Gabe von Nikotin im Kindesalter existieren, sollte nicht nur bei Kindern und Jugendlichen, sondern auch bei schwangeren Frauen zurückhaltend mit der Einnahme bzw. Empfehlung einer Nikotingabe umgegangen werden. Unstrittig ist jedoch die Nikotinsubstitution bei einer schwangeren Raucherin immer noch die ungefährlichere Alternative im Vergleich zur Zigarette, wenn dies die einzige Möglichkeit zur Entwöhnungstherapie darstellt.

4.2.1 Neuropsychiatrische Krankheitsbilder

Die Bedeutung des Nikotin- bzw. Tabakkonsums im Zusammenhang mit psychischen Störungen ist offensichtlich, wenngleich nicht vollständig erklärt.

Zahlreiche epidemiologische Studien bestätigen eine deutlich erhöhte Raucherprävalenz bei Patienten mit psychischen Störungen, insbesondere bei einer Alkohol- oder Drogenabhängigkeit, einer schizophrenen Störung und bei depressiven Erkrankungen (Übersicht in Batra, 2000b). Umgekehrt werden auch bei Rauchern gehäuft psychopathologische Auffälligkeiten registriert (Breslau et al., 1993).

Vermutet werden gemeinsame Ursachen, z. B. eine gemeinsame biologische Disposition durch die gleichsinnige Beeinflussung des körpereigenen Selbstbelohnungssystems, eine erhöhte affektive Irritierbarkeit, eine Antriebsminderung oder ein Bedürfnis nach einer dopaminergen Stimulation. Die hohe Komorbidität des Rauchens mit zahlreichen psychiatrischen Störungsbildern scheint zumindest zum Teil auch über eine quasitherapeutische Funktion der Nikotinzufuhr oder des Rauchens im Allgemeinen erklärt zu sein. Noch ist die Diskussion um die möglicherweise positiven Effekte auf die psychischen Auffälligkeiten durch eine therapeutische Nikotinzufuhr (z. B. über ein transdermales Applikationssystem, die Gabe von Nikotinkaugummis oder Nikotintabletten) nicht abgeschlossen.

Im Folgenden soll ein kurzer Überblick über die wichtigsten Befunde bei verschiedenen psychiatrischen Krankheitsbildern, die mit dem Rauchen oder dem Einfluss von Nikotin verbunden zu sein scheinen, gegeben werden.

4.2.1.1 Affektive Störungen

Depressionen und Rauchverhalten sind eng miteinander verbunden. Die Wahrscheinlichkeit von Rauchern, an depressiven Störungen zu leiden, ist gegenüber der nichtrauchenden Bevölkerung etwa um den Faktor 2 erhöht (Glassman et al., 1990).

Epidemiologische Untersuchungen dokumentieren eine hohe Prävalenz von Rauchern unter depressiven Patienten. Weibliche Jugendliche mit depressiven Erkrankungen oder Angsterkrankungen rauchen doppelt so häufig wie eine gesunde Vergleichspopulation (Romans et al., 1993). Während einer depressiven Erkrankung kommt es außerdem zu einer Intensivierung des Tabakkonsums (Breslau et al., 1993).

Einige prospektive Studien konnten keine abschließende Klarheit bezüglich der Verursachung bringen: Zwar existieren einige Hinweise darauf, dass Jugendliche, die im frühen Jugendalter mit dem Rauchkonsum beginnen, später mit einer erhöhten Wahrscheinlichkeit Angststörungen oder depressive Erkrankungen entwickeln. Dies könnte aber auch ein Effekt einer Selektion von Jugendlichen mit vermehrten Angstsymptomen, einer höheren Bereitschaft zu riskantem Verhalten oder anderen psychischen Auffälligkeiten sein, die sich zunächst unspezifisch über einen Substanzmittelkonsum äußern, die aber grundsätzlich auch ohne den Konsum von Nikotin zum Ausbruch gekommen wären.

Trotz zahlreicher Studien zu den Ursachen der Komorbidität zwischen affektiven Störungen und dem abhängigen Rauchen sind diese noch nicht endgültig geklärt. Manche Autoren gehen davon aus, das Rauchen begünstige über intrinsische aversiv erlebte physiologische Stimuli die Entstehung von Angststörungen und Depressionen (Dalack et al., 1995). Verantwortlich für die erhöhte Raucherprävalenz ist vermutlich aber auch die verminderte Abstinenzfähigkeit vieler depressiver Patienten. Die Abstinenzerwartung depressiver Raucher beträgt nur etwa 50 % der Abstinenzwahrscheinlichkeit psychisch gesunder Raucher (Stage et al., 1996; Anda et al., 1990; Glassman et al., 1990). Diskutiert wird auch eine gemeinsame genetische Belastung für beide Störungsbilder (Kendler et al., 1993), die im Zusammenhang mit Veränderungen bzw. Auffälligkeiten im serotonergen Stoffwechsel durchaus plausibel wäre.

Klinische Beobachtungen weisen darauf hin, dass Nikotin positive Auswirkungen auf die Befindlichkeit depressiver Patienten hat. Bereits frühe Untersuchungen (Norman et al., 1987) wiesen auf eine geringere Konzentration und Aktivität der Monoaminoxidase in den Thromoboyten von Rauchern hin, die zu einem verminderten Abbau monoaminerger Neurotransmitter und so zu einer erhöhten Verfügbarkeit des Botenstoffs Serotonin führen kann. Die Eigenschaften von Nikotin, das serotonerge System zu modulieren, und die damit verbundenen unmittelbaren antidepressiven Wirkungen von Nikotin führten zu der Schlussfolgerung, das Rauchen stelle eine Form der „Selbstmedikation" dar. Eine bei Rauchern beobachtete Inhibition der Monoaminooxidase (**Abb.10**) durch das Rauchen unterstützt diese Hypothese. Die von Fowler et al. erstmals 1996 berichtete zentrale Inhibition der Monoaminooxidase(MAO)- B um ca. 40 % bei Rauchern im Vergleich zu Nicht- oder Exrauchern ist vermutlich jedoch nicht als nikotinvermittelter Effekt anzusehen (Fowler et al., 1998), sondern auf andere Tabakrauchbestandteile zurückzuführen. Durch einen einmaligen Rauchvorgang ist dieser Effekt nicht hervorzurufen, sodass angenommen werden muss, dass eine mit der Inhibition der Monoaminooxidase vermittelte antidepressive Wirkung nur durch einen chronischen Zigarettenkonsum zustande kommt (Fowler et al., 1999).

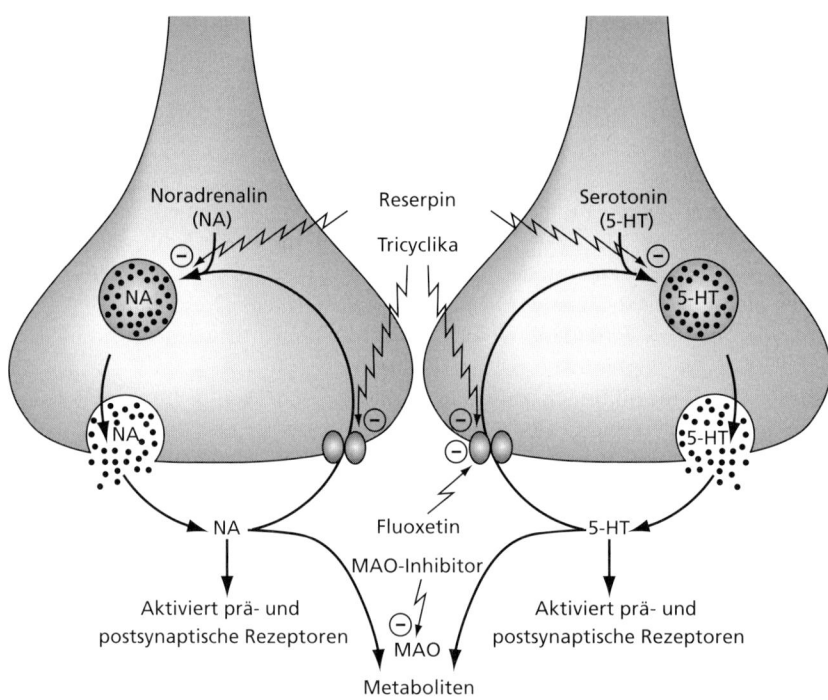

Abb. 10: Verschiedene Medikamente und Drogen beeinflussen die Wirkungsweise der Neurotransmitter, so blockert Reserpin ihre Produktion, tricyclische Antidepressiva hemmen die Noradrenalin- und Serotonintransporter, SSRIs nur die Serotonintransporter, MAO-Inhibitoren hemmen die Metabolisierung der Neurotransmitter.

Die MAO-B-Konzentration in Thrombozyten korreliert mit Thiocyanat, einem Bestandteil des Tabakrauchs, und Cotinin (Berlin et al., 2000). In beiden Fällen wird hierüber die Intensität des Tabakkonsums bzw. die Inkorporation von Tabakrauchbestandteilen abgebildet. Die Zahl der täglich konsumierten Zigaretten korreliert – möglicherweise aufgrund der interindividuell sehr unterschiedlichen Inhalationsgewohnheiten – hingegen nicht mit der Reduktion der peripheren MAO-B-Aktivität (Berlin et al., 2000).

Unabhängig von der Klärung der Ätiologie der Depression im Zusammenhang mit dem Tabakkonsum scheint es nahe liegend, die Befunde, die auf Veränderungen im Bereich des serotonergen Systems hinweisen, zu nutzen, um die Therapie des entwöhnungswilligen Rauchers zu optimieren.

Der therapeutische Ansatz, Antidepressiva in der Raucherentwöhnung einzusetzen, führte allerdings zu keinen besonders positiven Ergebnissen: Sowohl trizyklische Antidepressiva (Doxepin oder Nortriptylin), Monoaminoxidasehemmer (Moclobemid), Serotoninwiederaufnahmehemmer (diverse SSRI, z. B. Fluoxetin) sowie das atypische Anxiolytikum Buspiron wurden ohne Erfolg, d. h. ohne Hinweis auf eine signifikante Überlegenheit gegenüber den eingeführten Präparaten in Tabakentwöhnungsstudien eingesetzt. Lediglich Bupropion, ein selektiver schwacher Noradrenalin- und Dopaminwiederaufnahmehemmer, hat aufgrund der positiven Studienergebnisse (Hurt et al., 1997; Jorenby et al., 1999) eine Zulassung zur Tabakentwöhnung erhalten. Mittlerweile liegen zahlreiche Studien zur Wirksamkeit von Bupropion vor. In der neuesten Metaanalyse der Cochrane Study Group (Hughes et al., 2007) wird eine relative Effektivität von OR = 1,69 (95 %-CI-1.53 bis 1.85) angenommen, die Wirksamkeit ist damit mit der von Nikotinersatztherapeutika vergleichbar. Aufgrund der spezifischen Nebenwirkungen wird in den Behandlungsleitlinien der Arzneimittelkommission der deutschen Ärzteschaft dieses Medikament als Mittel zweiter Wahl eingestuft (Arzneimittelkommission 2010).

4.2.1.2 Schizophrene Störungen

Schizophrene Patienten scheinen in verschiedenerlei Hinsicht vom Rauchen zu profitieren. Neben der durch verschiedene Tabakrauchbestandteile vermittelten hepatischen Enzyminduktion mit der Folge eines beschleunigten Abbaus verschiedener Neuroleptika können einige Effekte direkt auf Nikotinwirkungen zurückgeführt werden.

So könnten zum einen kognitive Einschränkungen, die sich durch die Gabe von Neuroleptika ergeben, durch Nikotin verbessert werden (Levin, 1992; Levin et al., 1996a; Sandyk, 1993). Beschrieben wird auch eine Antriebssteigerung bei einer vorherrschenden Negativsymptomatik (Sandyk und Kay, 1991), die eventuell im Zusammenhang mit einer dopaminergen Stimulation vor allem im präfrontalen Kortex steht (McEvoy et al., 1995; Vezina et al., 1992). Vermutet wird auch eine nikotinvermittelte Inhibition einer affektiven psychotischen Übererregtheit (Neuwirth et al., 1995). Nicht zuletzt die dopaminerge Wirkung des Nikotins gegen das neuroleptikainduzierte Parkinsonoid erhöht die Bereitschaft, hohe Dosen von Nikotin aufzunehmen (Goff et al., 1992; Sandyk, 1993; Ziedonis et al., 1994).

Schizophrene Patienten weisen zudem einen neuropsychologischen Befund auf, der als „Filterstörung", d. h. mangelnde Fähigkeit, relevante von irrelevanten Informationen zu trennen, beschrieben wird. Patienten mit einer schizophrenen Störung habituieren bei kurzzeitig wiederholter Darbietung eines Stimulus nicht an diesen Reiz. Nikotin hat die „therapeutische Eigenschaft", die Adaptationsleistung auf akustische Reize im Tierversuch und bei rauchenden sowie nichtrauchenden Menschen (Kumari et al., 1996; Kumari et al., 1997) zu intensivieren.

Dieser Befund ist mit der „latent inhibition" zu erklären: Die „latent inhibition" bezeichnet das physiologische Ausblenden irrelevanter Stimuli durch eine verzögerte Adaptation des neuronalen informationsverarbeitenden Systems. Eine im Tierversuch experimentell gestörte „latent inhibition" lässt sich durch niedrige Dosen von Nikotin (1,5 mg/kg) wieder normalisieren (Weiner et al., 1988). Dieser Befund lässt sich auch beim Menschen replizieren (Gray et al., 1992; Thornton et al., 1996).

Interessanterweise zeigen schizophrene Patienten wie auch manche ihrer Angehörigen ebenfalls Störungen der „latent inhibition", die sich durch die Zufuhr von Nikotin, z. B. mittels Kaugummi, vorübergehend normalisiert (Adler et al., 1992; 1993; Stevens et al., 1995). Die Störung der „latent inhibition" korreliert mit einem Polymorphismus im Gen des α7-Acetylcholinrezeptorproteins, sodass eine Verbindung mit dem cholinergen Rezeptorsystem wahrscheinlich ist.

Obgleich ein Zusammenhang mit der Schizophrenie beobachtet wird, steht dieser Befund weniger mit der Intensität der Psychopathologie als mit der Vulnerabilität für ein psychotisches Erleben in Zusammenhang. Er ist auch bei Gesunden zu finden, die eine Prädisposition zur psychotischen Reaktion zeigen. Die Störung der „latent inhibition" ist nicht charakteristisch für die

Schizophrenie oder psychotische Erlebensweisen, sondern kann auch bei manischen Patienten und bei Gesunden unter Stress festgestellt werden.

Inwieweit dies auch bei Rauchern von Bedeutung ist, bleibt umstritten: Während Allan et al., (1995) bei Rauchern eine geringer ausgeprägte „latent inhibition" als bei Nichtrauchern fanden, konnten dies andere Autoren (Thornton et al., 1996) nicht replizieren.

In einer eigenen Untersuchung konnte zwar bestätigt werden, dass schizophrene Patienten durch die Zufuhr von Nikotin eine Normalisierung ihrer verzögerten Adaptationsleistung an irrelevante Stimuli erfahren, Unterschiede zwischen starken Rauchern und nicht rauchenden Kontrollpersonen konnten jedoch nicht nachgewiesen werden (Friederich und Batra, 2000; Kaspar, 2003). In einem klassischen experimentellen Design präsentierten wir in dieser Untersuchung den Probanden über einen Kopfhörer Klicklaute 30dB und 50dB über der Hörschwelle. Innerhalb von 50 ms lässt sich im EEG eine positive Welle (p50) über dem Ableiteort CZ registrieren. Nach wiederholter Darbietung reduzierte sich die Amplitude der p50 sowohl bei Nichtrauchern als auch bei starken Rauchern, nicht jedoch bei schizophrenen Patienten. Erst nach Zufuhr von Nikotin via Zigarette zeigten die schizophrenen Patienten eine signifikant verbesserte und normalisierte Habituationsleistung.

4.2.1.3 Alkohol- oder Drogenabhängigkeit

Zur Erklärung der bekannten hohen Koinzidenz eines Alkohol- beziehungsweise Drogen- und Tabakkonsums existieren viele Hypothesen: Verantwortlich seien begünstigende Umgebungsbedingungen, das Milieu oder das Freizeitverhalten, in dem beide Substanzen üblicherweise gemeinsam konsumiert werden, und die damit verbundene zeitgleiche Verfügbarkeit beider Suchtstoffe. Des Weiteren werden additive Effekte im Sinne eines gesteigerten positiven Verstärkungsprozesses durch eine gleichsinnige Wirkung auf das dopaminerge System (Joseph et al., 1996) oder eine generelle, teilweise genetisch determinierte Vulnerabilität für riskantes Verhalten, das u. a. auch mit einer vermehrten Aufnahme von Suchtstoffen einhergeht, als mögliche Ursache angenommen (Batra und Buchkremer, 2001).

Darüber hinaus wird aber auch berichtet, dass der gleichzeitige Konsum von Tabak bzw. Nikotin und Alkohol alkoholbedingte Einschränkungen kognitiver Leistungen partiell zu kompensieren vermöge. Insbesondere alkoholbedingte Einschränkungen der Wahrnehmungsfähigkeit und Reaktionsfähigkeit sollen durch die gleichzeitige nikotinerge Stimulation verringert werden. Gould et al., (2001) beispielsweise untersuchten den Effekt der kombinierten Gabe von Alkohol und Nikotin im Tierversuch und bestätigten einen positiven Einfluss von Nikotin auf alkoholbedingte Störungen der „latent inhibition" bei alkoholkranken Rauchern. Die gleichzeitige Verabreichung von Nikotin und Alkohol hebt die alkoholbedingte Suppression der Inhibition auf. Verantwortlich hierfür ist vermutlich die Stimulation neuronaler nikotinerger Acetylcholinrezeptoren mit der konsekutiven Aktivierung weiterer Transmittersysteme.

4.2.1.4 Neurodegenerative Erkrankungen

Zur Assoziation von Nikotin und Morbus Parkinson und einer Demenz vom Alzheimer-Typ existieren widersprüchliche Befunde. Nichtraucher tragen älteren Untersuchungen zufolge etwa das doppelte Risiko für beide Erkrankungen (Graves und Mortimer, 1994; Riggs, 1996). Lange wurde angenommen, das Rauchen habe einen direkten protektiven Effekt bezüglich einer Alzheimer'schen Erkrankung (Graves und Mortimer, 1994; Smith und Giacobini, 1992).

Entgegen der lange vorherrschenden Auffassung in der Literatur, Raucher seien vor der Entwicklung einer Parkinson-Erkrankung geschützt, behaupten jedoch neuere Untersuchungen, das beobachtete relative Risiko von etwa 0,4 sei allein durch die Übersterblichkeit der Raucher erklärt (Grandinetti et al., 1994; Morens et al., 1995). Acetylcholinrezeptoren sind auf dopaminergen Zellen in der Substantia nigra pars compacta lokalisiert (Clarke und Pert, 1995). Da etwa ein Drittel aller striatalen Nikotinrezeptoren mit dopaminergen Strukturen verbunden sind, führt eine Stimulation der präsynaptischen nikotinergen Acetylcholinrezeptoren auf den dopaminergen Neuronen auch hier zu einer gesteigerten zentralen Dopaminausschüttung (Balfour, 1994). Möglicherweise ist diese Verbindung von nikotinergen Acetylcholinrezeptoren und dopaminergen Bahnen die Grundlage für die leichte Befundbesserung, die Parkinson-Patienten nach einer experimentellen Nikotinzufuhr erleben (Balfour und Fagerström, 1996).

Diskutiert wird auch, Patienten mit einer Disposition zu einem M. Parkinson seien für verstärkende Nikotinwirkungen weniger empfänglich. Damit hätte die Veranlagung zu einer Parkinson-Erkrankung protektive Effekte bezüglich der Entwicklung einer Nikotinabhängigkeit (Riggs, 1996). Die geringere Inzidenz des M. Parkinson bei Rauchern könnte andererseits auch durch eine Inhibition der Monoaminooxidase B, die bei Rauchern beobachtet wurde, und einem damit verbundenen Anstieg von Dopamin erklärt werden (Berlin et al., 1995a, b, 1997; Fowler et al., 1996). Prasad et al. (1994) schließlich berichteten von einer Verlangsamung der natürlichen altersbedingten Reduktion von nigrostriatalen Dopamin-D1- und -D2-Rezeptoren. Unklar ist, ob dieser möglicherweise neuroprotektive Einfluss von Nikotin mit der geringeren Wahrscheinlichkeit für ein Parkinson-Syndrom gekoppelt ist.

Die Diskussion um die möglicherweise protektiven Effekte von Nikotin gegenüber der Alzheimer'schen Erkrankung hält noch immer an. Zwillingsstudien zeigten bei Rauchern ein reduziertes Risiko für das Auftreten einer Alzheimer-Demenz (Plassman et al., 1995a, b). Eine mögliche Erklärung wird in der nikotinvermittelten Neuroadaptation im Sinne einer Vermehrung nikotinerger Acetylcholinrezeptoren gesehen (Benwell et al., 1988; Smith et al., 1995; Wonnacott, 1990b). Diskutiert wird auch eine Induktion der Synthese des Nerve Growth Factor (NGF) und des NGF-Rezeptors (Terry und Clarke, 1994; Williams et al., 1994) sowie eine Erhöhung des zerebralen Blutflusses, die neuroprotektiv wirksam sein könnte (Linville et al., 1993). Unabhängig hiervon existieren auch Hinweise auf eine leichte Verbesserung kognitiver Funktionen bei Patienten mit M. Alzheimer bei Gabe von Nikotin (Jones et al., 1992).

Neuere, prospektive Untersuchungen lassen allerdings Zweifel an der Behauptung aufkommen, Raucher seien mit einem geringeren Risiko für eine demenzielle Entwicklung vom Alzheimer-Typ ausgestattet. Vielmehr wird aufgrund neuerer Arbeiten das genaue Gegenteil diskutiert. Einige neuere prospektive Studien lassen annehmen, Raucher könnten mit einem höheren Risiko für eine demenzielle Erkrankung, speziell auch eine Demenz vom Alzheimer-Typ, ausgestattet sein (Almeida et al., 2002). Diese neuen Befunde stellen die bisherigen Untersuchungen aufgrund des anderen methodischen Ansatzes (retrospektive Fall-Kontroll-Studien oder randomisierte Gruppenvergleiche) infrage. Eine abschließende Beurteilung kann noch nicht erfolgen, allerdings sollte der bisherige Ansatz, einen protektiven Effekt der Nikotinzufuhr vor der Entwicklung neurodegenerativer Erkrankungen zu postulieren, vorsichtig relativiert werden.

Auch Bewegungsstörungen (im Sinne von motorischen Tics) und das Syndrom der Hyperaktivität und Aufmerksamkeitsstörung (ADHD) scheinen durch Nikotin beeinflussbar zu sein (Levin et al., 1996b; Milberger et al., 1997; Pomerleau et al., 1995). Letzteres mag über die nikotinvermittelte Aufmerksamkeitssteigerung sowie die dopaminerge Stimulation erklärt sein. In einer Untersuchung von Levin et al. (1996b) profitierten Raucher und Nichtraucher mit einem ADHD von einer transdermalen Nikotinapplikation.

Therapeutische Funktionen hat Nikotin auch beim Gilles-de-la-Tourette-Syndrom. Bei der Gabe von transdermalem Nikotin treten sowohl die motorischen als auch die sprachlichen Tics mit einer reduzierten Häufigkeit auf. Der Effekt hält auch nach Absetzen des therapeutisch verabreichten Nikotins via Nikotinpflaster oder Nikotinkaugummi für eine gewisse Zeit an (Dursun et al., 1994; Dursun und Revely, 1996).

4.2.2 Zusammenfassung

Eine Vielzahl psychiatrischer und neurologischer Störungsbilder scheint mit dem Rauchen verbunden zu sein. Obgleich ein Teil der Effekte nur unspezifisch auf das Rauchen, d. h. die Aufnahme von fast 4000 Substanzen mit dem Tabakrauch zurückzuführen ist, scheint für viele der erwünschten Wirkungen Nikotin als verantwortliche Substanz identifiziert zu sein.

Nikotin hat bei vielen neurologischen oder psychiatrischen Störungsbildern entweder einen protektiven Effekt (neurodegenerative Erkrankungen), eine quasi-therapeutische Wirkung (Schizophrenie und affektive Störungen) oder eine von den Patienten erwünschte wirkungsverstärkende Funktion (andere Suchterkrankungen). Grundlage der erwünschten und positiven Wirkung sind direkte cholinerge oder sekundäre dopaminerge, serotonerge und noradrenerge Effekte der Nikotinzufuhr.

Noch sind nicht alle Zusammenhänge aufgeklärt und verstanden.

Die kausalen Zusammenhänge sind von großem Interesse für das Verständnis der Ätiopathogenese neuropsychiatrischer Störungsbilder. Auch mit Blick auf mögliche therapeutische Implikationen sowohl bei den neurodegenerativen Erkrankungen als auch in der Entwicklung neuer suchttherapeutischer Verfahren ist die Forschung in diesem Bereich von allergrößter Bedeutung.

Als Letztes bleibt anzumerken, dass die offensichtliche Bedeutung des Faktors „Rauchen" für die psychische Befindlichkeit und die kognitive Leistungsfähigkeit, aber auch für die Wirkung von Medikamenten in der Vergangenheit in vielen Studien unterschätzt wurde. Viele Untersuchungen zu psychiatrischen und neurologischen Störungsbildern lassen die Effekte des Rauchens ungerechtfertigterweise außer Acht und bilden daher nicht störungsspezifische Besonderheiten oder therapeutische Effekte einzelner Psychopharmaka ab, sondern Scheinkorrelationen, die durch das Rauchen oder die Nikotinzufuhr verursacht werden können!

5 Opiatabhängigkeit – diagnostische Kriterien und ihre neurobiologischen Korrelate

Die Kriterien der ICD-10 zur Diagnose eines Abhängigkeitssyndroms gelten substanzunspezifisch, also in gleicher Weise für Alkohol-, Nikotin- und Opiatabhängigkeit. Patienten klinischer Stichproben Opiatabhängiger erfüllen zumeist nahezu alle Kriterien des Abhängigkeitssyndroms. Insbesondere wird das Kriterium der Fortsetzung des Konsums trotz negativer Folgen bei Opiatabhängigen in hohem Maße erfüllt. Zu den gesundheitlichen Folgestörungen zählen z. B. Spritzenabszesse, Endokarditiden, Infektionen mit dem Hepatitis C- und HI-Virus; zu den sozialen Folgen zählen Arbeitslosigkeit, Wohnungslosigkeit, Armut und vielfache Konflikte mit dem Gesetz. Opiatabhängige zeigen zudem ein ausgeprägtes Opiatverlangen (Craving). Ihr Lebensstil ordnet sich schließlich ganz dem Konsum von Heroin bzw. dem Erlangen der hierfür notwendigen Geldmittel unter.

In Hinblick auf biologische Aspekte der Abhängigkeit ist die in der Regel erhebliche Toleranzentwicklung Opiatabhängiger von Bedeutung. In Substitutionsbehandlung benötigen viele Opiatabhängige Methadon-Tagesdosen von 80–120 mg, um Entzugsbeschwerden wirksam zu unterdrücken. Hierbei handelt es sich um Dosen, die für opiatnaive Menschen vital bedrohlich wären. Bei Unterbrechung der Opiateinnahme wird ein Entzugssyndrom ausgelöst. Dies umfasst Symptome einer sympathischen Rebound-Hyperaktivität wie Schwitzen, Herzrasen und vergrößerte Pupillen (Mydriasis) sowie Symptome wie Schlafstörungen, innere Unruhe, Übelkeit und Erbrechen.

5.1 Heroin – pharmakologische Eigenschaften

Schon seit den alten Hochkulturen und der griechisch-römischen Antike wird Opium zur Behandlung von Schmerzen eingesetzt. Auch seine sedierende und euphorisierende Wirkung ist seit langem bekannt. Die Opiumkur zur Behandlung depressiver Störungen war eine der ersten systematisch beschriebenen pharmakologischen Behandlungen in der Psychiatrie des 19. Jahrhunderts (Weber und Emrich, 1998). Als wichtigster Wirkstoff des Opiums wurde Anfang des 19. Jahrhunderts Morphin isoliert. Abhängige nehmen Heroin bzw. andere Opiate insbesondere wegen der psychotropen Wirkungen ein. Hierzu zählen vor allem wohlige Gleichgültigkeit, Angstlösung und Entspannung.

Das wichtigste Opiat in Hinblick auf die Opiatabhängigkeit ist das Heroin (Geschwinde, 2003). Dieses ist ein Agonist am µ-Rezeptor des körpereigenen Opiatsystems. Heroin ist die (di-)acetylierte Form des Morphins. Durch die Acetylierung passiert Heroin besser als Morphin die Bluthirnschranke. Dies ermöglicht die rasche Aufnahme des Suchtmittels in das Gehirn, insbesondere bei intravenöser und inhalativer („Folienrauchen") Applikation. Gerade die kurzfristige Aufnahme innerhalb von wenigen Minuten mit einem deutlichen Anstieg der Konzentration im ZNS gilt als wesentliche Voraussetzung für den raschen und intensiven Beginn des Opiatrausches.

Im ZNS wird Heroin dann bald in Morphin verwandelt.

Die Dauer des Heroinrausches ist individuell unterschiedlich und wird mit 1–2 Stunden angegeben. Bei Nicht-Abhängigen kann der Opiatrausch über Stunden anhalten. Abhängige hingegen berichten, wohl als Folge der Toleranzentwicklung, oft über nur noch kurzzeitige und wenig ausgeprägte Wirkungen des Heroins. Morphin wird vor allem über die Niere ausgeschieden und zwar teilweise in unveränderter Form, zum Teil in Metaboliten wie Normorphin und Morphin-6-Glukuronid. Heroin kann mit dem üblichen Drogenurinscreening über ca. 2–4 Tage nach Einnahme nachgewiesen werden. Heroin hat eine Halbwertszeit von etwa 6 Stunden. Angesichts dieser kurzen Halbwertszeit wird verständlich, dass Opiatabhängige mehrfach täglich Heroin zu sich nehmen müssen, um Entzugsbeschwerden zu vermeiden. In den Anbauländern des Schlafmohns (Papaver somniferum) wird Opium auch oral, z. B. als Teezusatz, sowie mittels der sog. Opiumpfeife aufgenommen.

Der Opiatgebrauch, sei es in therapeutischer oder abhängiger Absicht, ist mit zahlreichen Nebenwirkungen verbunden, für die nur zum Teil eine Toleranzentwicklung auftritt. Zu den Nebenwirkungen gehören Atemdepression, Bradykardie, Blutdruckminderung, Pupillenverengung (Miosis) und Verstopfung (Obstipation). Bei Beginn des Opiatkonsums kann es zu Übelkeit und Erbrechen kommen. Bei langfristiger Einnahme wirken Opiate eher antiemetisch. Die Wirkung von Opiaten auf das Reizleitungssystem des Herzens ist an QTc-Verlängerungen im EKG erkennbar. Diese sind ein Indikator für die Gefahr lebensgefährlicher Herzrhythmusstörungen. Auch durch die Atemdepression kann eine Intoxikation vital bedrohlich sein. Dieses Risiko ist besonders dann gegeben, wenn neben Opiaten weitere sedierende Substanzen wie Alkohol oder Benzodiazepine eingenommen werden.

5.2 Biologische Mechanismen der Entwicklung der Opiatabhängigkeit

Seit den 70er Jahren des letzten Jahrhunderts gelang schrittweise der Nachweis eines körpereigenen Opiatsystems mit spezifischen Rezeptoren und korrespondierenden endogenen Liganden. Auch exogen zugeführte Opiate wirken an den Rezeptoren des körpereigenen Opiatsystems. Das Verständnis des körpereigenen Opiatsystems bildet daher die Grundlage für die Erforschung der Wirkung exogen zugeführter Opiate auf den Organismus und damit auch für die Mechanismen der Abhängigkeitsentwicklung bei chronischer Einnahme von Heroin (Bonnet und Gastpar, 1999; Kreek, 2008). Bei diesem System werden drei Typen von Rezeptoren, nämlich µ-, κ- und δ-Rezeptoren, unterschieden. Für diese Rezeptoren kennt man noch weitere Subtypen.

Morphin und damit auch Heroin hat eine hohe Affinität zum µ-Rezeptor und eine niedrige Affinität zu den beiden anderen Rezeptoren. Der µ-Rezeptor gilt als der zentrale Vermittler der analgetischen Wirkung von Opiaten wie auch von deren abhängigkeitserzeugender Wirkung. Im ZNS finden sich µ-Rezeptoren vor allem im limbischen System und im Hirnstamm. Die Aktivierung von µ-Rezeptoren wird über G-Proteine in den intrazellulären Raum weitervermittelt. Dort wiederum kommt es zu einer Modulation der Aktivität des Adenylatcyclase-Systems. Auf diese Weise beeinflussen Opiate letztlich den Zustand von Ionenkanälen. Aus der Erhöhung der Öffnungswahrscheinlichkeit für Kaliumkanäle und der Senkung derjenigen von Kalziumkanälen resultiert eine Hyperpolarisation der Zellmembran, also eine inhibitorische Wirkung auf die bioelektrische Aktivität

5.2 Biologische Mechanismen der Entwicklung der Opiatabhängigkeit

der Nervenzelle, z. B. im Locus coeruleus. Zum Teil entfalten Opiate auch eine indirekte exzitatorische (erregende) Wirkung auf die Aktivität von Nervenzellen. Diese wird vermittelt über die opiatinduzierte Hemmung von hemmenden GABAergen Neuronen. Hierdurch wird die Aktivität nachgeschalteter z. B. dopaminerger Neurone gesteigert.

Die skizzierte sog. kurze Reaktionsschleife erklärt vorrangig die Akutwirkungen von Opiaten. Eine sog. längere Reaktionsschleife beeinflusst über das Adenylatcyclase-System die Genexpression und damit die Transkription wichtiger Zellproteine. Hierdurch bedingte Plastizitätsveränderungen sind mutmaßlich die Grundlage für die Entwicklung einer Abhängigkeit und anderer Opiatwirkungen (Kreek, 2008).

Für die Entwicklung einer Opiatabhängigkeit sind insbesondere folgende Mechanismen von Bedeutung (Kreek, 2008):

- Wie die meisten anderen Suchtmittel manipulieren auch Opioide das mesolimbische dopaminerge Belohnungssystem. Hierbei inhibieren Opioide die hemmende Funktion von GABAergen Neuronen im ventralen Tegmentum auf dopaminerge Neurone. In der Summe führt diese Inhibition einer Hemmung zu einer vermehrten Aktivität der dopaminergen Neurone des mesolimbischen Systems und damit zu einer erhöhten Dopaminausschüttung im Nucleus accumbens. Die wiederholte und regelmäßige Aktivierung dieses Systems gilt als zentraler Mechanismus des Aufbaus abhängigen Verhaltens (siehe Kapitel 6). Zum Aufbau eines langfristigen Verhaltens gehören auch eine Wahrnehmungsverzerrung zugunsten suchtmittelassoziierter Stimuli als Hinweis auf die Verfügbarkeit von Suchtmitteln sowie die Erinnerung an die mit dem Suchtmittelkonsum verknüpften Emotionen bzw. Änderungen der Emotionen. In einem Netz von Hirnstrukturen spielen daher neben dem Nucleus accumbens mutmaßlich auch der Hippocampus (z. B. Speichern der Suchtmittelwirkung und der Umstände bzw. des Kontextes, in denen Suchtmittel eingenommen wurden) und die Amygdala (Speichern der mit dem Suchtmittelkonsum assoziierten Emotionen) eine Rolle.

- Ein zweiter Mechanismus betrifft die Wirkung von Opiaten auf den Locus coeruleus, das wichtigste noradrenerge Kerngebiet im ZNS. Akut hemmen Opiate die Aktivität des Locus coeruleus. Dies ist klinisch erkennbar z. B. an der Bradykardie, einem typischen Zeichen einer Opiatintoxikation. Bei chronischer Einnahme entwickelt sich allerdings dann eine Toleranz gegenüber der Opiatwirkung. Biologische Mechanismen sind hierbei z. B. eine Aufregulation des Adenylatcyclase-Systems und möglicherweise eine Entkopplung des Opiatrezeptors von nachgeschalteten G-Proteinen. In der Summe führen solche Adaptationen zu einer Erholung der elektrischen Aktivität des Locus coeruleus einschließlich einer Normalisierung der Noradrenalin-Ausschüttung. Im Entzug, also bei Absetzen der Opiate, wirken diese kompensatorischen Mechanismen zur Aufrechterhaltung der Aktivität des Locus coeruleus weiter fort, allerdings ohne die Inhibition der Zellen durch die Opiate. Hieraus resultiert für Tage bis Wochen eine Überaktivität dieses Systems. Dies ist klinisch erkennbar an den typischen Zeichen der sympathischen Rebound-Hyperaktivität im Entzug wie Tachykardie, Augentränen, Nasenlaufen und innere Unruhe. Bei anhaltender Abstinenz kommt es dann wiederum zu einer entsprechenden Adaptation mit dem Verlust der Toleranz gegenüber Opiaten und einer Normalisierung der vegetativen Funktionen.

Der geschilderte Mechanismus erklärt die gut nachgewiesene Wirkung des α2-Agonisten Clonidin im Opiatentzug, da Clonidin die im Entzug verstärkte Noradrenalinausschüttung wirksam dämpft (Reymann und Gastpar, 2006).

Die skizzierten biologischen Wirkungen von Opiaten können auch in eine lerntheoretische Sprache übersetzt werden. Demnach sind vor allem folgende Mechanismen für die Entwicklung einer Abhängigkeit von Bedeutung:

a) die psychotrope Wirkung von Opiaten wie Angstlösung oder Entspannung werden von den Konsumenten als positiv erlebt und sind somit biologisch vermittelte positive Verstärker in Hinblick auf eine weitere Opiateinnahme. Im Tierexperiment ist ein Analogon der von Opiatkonsumenten als positiv erlebte psychotrope Effekte von Opiaten erkennbar im Platz-Konditionierungsparadigma: Hierbei werden in einem Teil eines Doppelkäfigs selektive µ-Agonisten wie Morphin oder Heroin appliziert, in einem anderen Teil Placebo. Bei Wahlfreiheit des Tieres sucht dieses vermehrt das Kompartiment mit der Möglichkeit der Opiatapplikation auf (positive Verstärkung).
b) die langfristige Beeinflussung des mesolimbischen Belohnungssystems führt zu einer Aufmerksamkeitsverzerrung in Hinblick auf suchtrelevante Reize sowie eine mangelnde Impulskontrolle in Hinblick auf suchtmittelassoziierte Handlungen, letztlich also den Erwerb und Konsum von Drogen.
c) die Modulation des Locus coeruleus führt zu Entzugsbeschwerden bei Abklingen der Opiatwirkung. Der Opiatabhängige lernt in seiner Suchtgeschichte, dass er die aversiven Entzugssymptome durch neuerliche Einnahme des Suchtmittels rasch lindern kann. Diese negative Verstärkung (Linderung unangenehmer Zustände) disponiert dann zu weiterem Suchtmittelkonsum, zumal der Abhängige angesichts der kurzen Halbwertzeit des Heroins von etwa sechs Stunden den Zyklus von Entzugsbeschwerden – Einnahme des Suchtmittels – Entzugsbeschwerden mehrfach täglich durchläuft und somit eine hohe Frequenz der Verstärkerwirkung des Opiates erlebt.

Wie bei anderen Abhängigkeitserkrankungen geht man auch bei der Entstehung der Opiatabhängigkeit von einer erheblichen Bedeutung genetischer Ursachen aus (Gelernter und Kranzler, 2008). Ein polygener Erbgang ist hierbei anzunehmen. Eine genaue Zuordnung des Erkrankungsrisikos zu Polymorphismen an definierten Gen-Orten steht jedoch noch aus.

6 Die angenehmen Wirkungen von Alkohol, Nikotin und anderen Drogen und das dopaminerg-opioiderge Verstärkungssystem

Eine wesentliche Voraussetzung für die Entwicklung einer Abhängigkeitserkrankung ist die Fähigkeit von Drogen, den Substanzkonsum positiv zu verstärken. Unter dieser positiven Verstärkung wird eigentlich nur verstanden, dass der Drogenkonsum positive Wirkungen auslöst, die die weitere Einnahmewahrscheinlichkeit erhöhen. Streng genommen wird nichts darüber ausgesagt, welcher Art diese positiven Konsequenzen sind. In der Suchtforschung wurde jedoch meist davon ausgegangen, dass es angenehme Gefühlszustände sind, die durch den Drogenkonsum ausgelöst werden und die weitere Drogeneinnahme verstärken (Wise, 1988). Diese positiven Drogenwirkungen werden traditionell einer Stimulation der Dopaminfreisetzung (**Abb. 11**) im ventralen Striatum zugeschrieben, einer Region, die dem Nucleus accumbens bei Nagetieren entspricht und die ein zentraler Bereich des sog. Belohnungs- oder Verstärkungssystems ist (di Chiara, 1995) (**Abb. 12**). Kokain stimuliert die dopaminerge Neurotransmission in dieser Hirnregion direkt durch Hemmung der Wiederaufnahme des synaptisch freigesetzten Dopamins. Amphetamin und andere Stimulantien setzen zudem Dopamin aus den präsynaptischen Speichern frei (di Chiara, 1995). Opiate stimulieren die Dopaminausschüttung indirekt durch Aktivierung von μ-Opiatrezeptoren, die GA-

Abb. 11: Dopaminerge Nervenzelle und Synapse

6 Die angenehmen Wirkungen von Alkohol, Nikotin und anderen Drogen

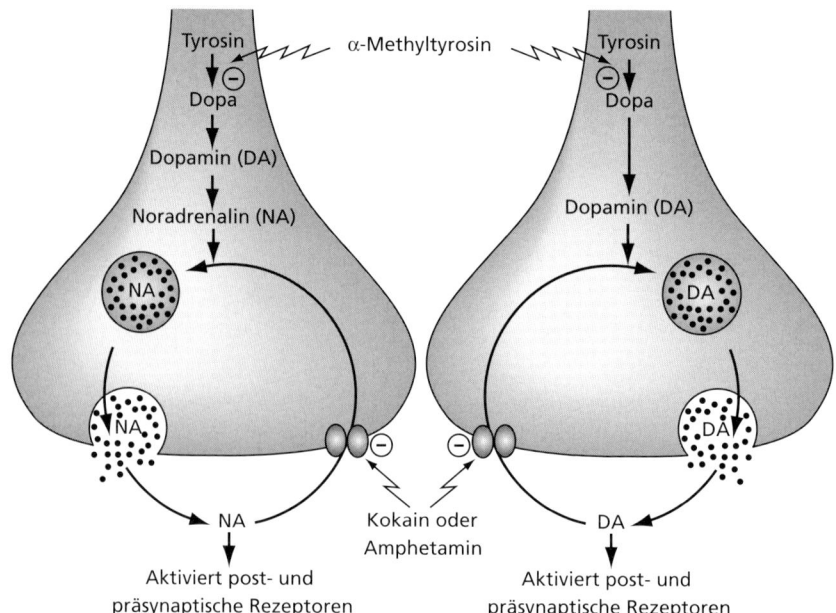

Abb. 12: Wirkungen von Psychostimulantien auf die dopaminerge (rechts) und noradrenerge (links) Neurotransmission
Beide Neurotransmitter werden aus der Aminosäure Tyrosin über das Zwischenprodukt DOPA (3,4-Dihydroxy-phenyl-alanin) hergestellt. Amphetamin und Kokain blockieren die Wiederaufnahme der Neurotransmitter durch den DA- bzw. NA-Transporter.

BAerge Neurone hemmen, welche wiederum die striäre Dopaminausschüttung inhibieren (Spanagel et al., 1992). Durch Hemmung dieser inhibitorischen Neurone kommt es also indirekt zu einer Dopaminfreisetzung. Auf ähnliche Weise scheinen Benzodiazepine bei systemischer Gabe zu einer Steigerung der Dopaminausschüttung zu führen, da sie offenbar GABAerge Neurone über GABA-A-Rezeptoren hemmen, die wiederum über GABA-B-Rezeptoren dopaminerge Neurone in ihrem Ursprungsgebiet im Bereich des ventralen Tegmentums hemmen (Lokwan et al., 2000).

Alkohol und Nikotin stimulieren ebenso wie andere Substanzen mit Abhängigkeitspotenzial die Dopaminausschüttung im Bereich des Striatums (Mereu et al., 1984; Imperato und di Chiara, 1986). Die Dopaminausschüttung im Bereich des ventralen Striatums führt zum verstärkten Auftreten all jener Verhaltensweisen, die diese Dopaminausschüttung bewirkt haben (Wise, 1988). Diese Wirkung tritt spezifisch nur nach Freisetzung des Botenstoffs Dopamin auf. Stimulantien wie Amphetamin oder Kokain setzen neben Dopamin auch Noradrenalin (**Abb. 13** und **14**) frei, die Blockade der Noradrenalinrezeptoren verhindert jedoch weder das subjektive Hochgefühl nach Kokainkonsum noch dessen verhaltensverstärkende Wirkung im Tierexperiment, während dies bei Blockade der Dopaminrezeptoren der Fall ist (Gunne et al., 1972; Roberts et al., 1977). Deswegen wurde auch vom sog. *dopaminergen* Belohnungs- oder Verstärkungssystem gesprochen und postuliert, dass die drogeninduzierte Dopaminfreisetzung ein notwendiger und entscheidender Bestandteil der neurobiologischen Grundlagen der Suchtentwicklung sei (Wise, 1988; Heinz, 2000).

6 Die angenehmen Wirkungen von Alkohol, Nikotin und anderen Drogen

Abb. 13: Noradrenerge Nervenzelle und Synapse

Abb. 14: Das noradrenerge System entspringt im Locus coeruleus und innerviert weite Teile des ZNS, beispielsweise den Thalamus, Neocortex, das Cerebellum und das Rückenmark.

6.1 Evolutionäre Bedeutung des dopaminergen Verstärkungssystems

Das dopaminerge Verstärkungssystem ist ein entwicklungsgeschichtlich altes System, das durch sog. primäre Verstärker wie Nahrungs- und Flüssigkeitsaufnahme, sexuelle Aktivität und elterliches Fürsorgeverhalten aktiviert wird. Seine verhaltensverstärkende Wirkung wird darauf zurückgeführt, dass es durch überlebenswichtige, mit Sexualität oder Nahrungsaufnahme verbundene Reize stimuliert wird und so das Überleben der Art sichert (Ploog, 1990; Robbins und Everitt, 1996). Die besondere Bedeutung der dopaminergen Innervation des ventralen Striatums für motivationale Prozesse wurde aus Tierversuchen abgeleitet, in denen eine Reizung dieses Bahnsystems zur Verstärkung all jener Verhaltensweisen führte, die diese Reizung ausgelöst hatten (Ploog, 1990). Allerdings ist die durch sog. primäre oder „natürliche" Verstärker ausgelöste Dopaminfreisetzung in der Regel geringer als die Dopaminausschüttung durch Drogen. So erhöhen primäre Verstärker die Dopaminfreisetzung in Studien mit Mikrodialyse, welche die Konzentrationen im extrazellulären Raum direkt messen, um ca. 50–100 %, während eine Substanz wie Kokain die Dopaminkonzentrationen um bis zu 1.000 % steigern kann. Zudem habituiert die Drogenwirkung offenbar nicht, d. h., dass aufgrund der pharmakologischen Eigenwirkung der Substanzen immer wieder Dopamin ausgeschüttet wird, während primäre Verstärker schnell ihren Neuigkeitswert verlieren und bei wiederholter Gabe immer weniger Dopamin freisetzen (di Chiara und Bassareo, 2007). Unter anderem auf diese Unterschiede wird die besonders starke Wirkung von Drogen auf das Verhalten der Konsumenten zurückgeführt.

Das Konzept der Verhaltensverstärkung geht auf Skinner (1935) zurück, der postulierte, dass eine Handlung immer dann gehäuft auftritt, wenn sie „positiv verstärkt" wird. Skinner vermied es allerdings, eine positive Verhaltensverstärkung („positive reinforcement") mit psychologischen Konstrukten wie einem verstärkten Lusterleben in Verbindung zu bringen. Bei der Übernahme behavioristischer Begriffe in die Suchtforschung wurde diese Differenzierung jedoch nicht immer beibehalten, sodass die positive Verhaltensverstärkung meist durch die lustvolle, affektiv belohnende Wirkung der konsumierten Substanzen erklärt wurde (di Chiara, 1995; Koob und Le Moal, 1997). Eine solche Verwendungsweise des Begriffs der „Verhaltensverstärkung" identifiziert diesen jedoch vorschnell mit nur einer ihrer möglichen Ursachen, nämlich der Belohnung in Form affektiv angenehmer Zustände. Rein deskriptiv verwendet bedeutet der Begriff der Verhaltensverstärkung dagegen nur, dass eine Verhaltensweise häufiger auftritt, unabhängig davon, ob tatsächlich Lustempfinden oder aber Verlangen oder ganz andere motivationale Zustände an dieser Verhaltensverstärkung beteiligt sind. Allerdings ist auch der hier verwendete Begriff der Verhaltensverstärkung nicht unzweideutig, da das sog. dopaminerge Verstärkungssystem auch zur Verstärkung der Reizüberleitung und Reizverarbeitung in Nervenzellen beiträgt (Daniel et al., 1991; Cohen und Servan-Schreiber, 1992). Unter der verstärkten Antwort der Neurone auf eintreffende Reize wird hier eine Zunahme der Signalübertragung im Verhältnis zum Rauschen verstanden, die zur fokussierten Aktivierung spezifischer neuronaler Netze führen soll (Daniel et al., 1991). Auch wenn die dopaminerge Neurotransmission an einer solchen Signalverstärkung beteiligt sein könnte, wird im Folgenden der Begriff der Verhaltensverstärkung nur im Hinblick auf die behavioristisch definierte Verstärkung des Auftretens bestimmter Verhaltensweisen verwendet.

Abb. 15: Das dopaminerge System entspringt in der Substantia nigra und Area ventralis tegmenti Tsai (VTA) und innerviert das ventrale und dorsale Striatum (Basalganglien) sowie limbische und neokortikale Areale.

6.2 Neuroanatomie des dopaminergen Verstärkungssystems

Störungen dopaminerger Transmission können unterschiedliche dopaminerge Projektionssysteme betreffen. Traditionell wird zwischen zwei Bahnsystemen unterschieden, die beide aus dem Mittelhirn aufsteigen und in das Striatum ziehen, die jedoch in unterschiedlichen Kerngebieten des Mittelhirns ihren Ausgang nehmen und in verschiedene Bereiche der Basalganglien projizieren (**Abb. 15**). Dazu gehören erstens die dopaminergen Projektionen, die in der Substantia nigra (A9) entspringen und zum dorsalen Striatum ziehen, und zweitens die von der Area ventralis tegmenti Tsai (VTA, A10) zum ventralen Striatum (Nucleus accumbens) ziehende Bahn (Dahlström und Fuxe, 1964; Wise, 1988). Es wurde postuliert, dass eine Dysfunktion der von der Substantia nigra zum dorsalen Striatum ziehenden Bahn zu extrapyramidalmotorischen Störungen führt, während eine Störung der dopaminergen Projektionen zum ventralen Striatum Motivation und emotionales Ausdrucksvermögen beeinträchtigt (Benninghoff, 1985; Wise, 1988).

Gegen die vorgeschlagene Trennung dopaminerger Bahnen in eine „extrapyramidalmotorische" Innervation des dorsalen Striatums und eine motivational bedeutsame Innervation des ventralen Striatums (di Chiara und Imperato, 1988) wurde von Wise (1988) eingewendet, dass eine Reizung der gesamten aufsteigenden dopaminergen Bahnsysteme eine verhaltensverstärkende Wirkung besitzt. Hinzu kommt, dass die bei Nagetieren beobachtete Trennung der dopaminergen Innervation in eine ventrale Bahn, die von der VTA zum Nucleus accumbens zieht, und eine dorsale Bahn, die von der Substantia nigra zum dorsalen Striatum aufsteigt, sich bei Primaten in dieser Form nicht nachweisen lässt. Denn bei Primaten über-

6 Die angenehmen Wirkungen von Alkohol, Nikotin und anderen Drogen

Abb. 16: Die Bedeutung der dopaminergen Neurotransmission für das Verlangen nach belohnenden Substanzen

lappen die Ursprungsareale beider Bahnsysteme im Mittelhirn (Lynd-Balta und Haber, 1994a; 1994b). Auf der Grundlage dieser Befunde schlug di Chiara (1995) vor, vier dopaminerge Strukturen gegeneinander abzugrenzen: erstens das „*mesostriato-pallidal system*", das Caudatus, Putamen und die „Core region" des Nucleus accumbens umfasst, zweitens das „*mesostriato-amygdaloid system*", das auch als „extended amygdala" bezeichnet wird und aus der „Shell region" des Nucleus accumbens und der zentralen und lateralen Amygdala besteht, drittens das „*mesolimbic system*", das die dopaminergen Projektionsareale des Allokortex bezeichnet, und viertens das „*mesocortical system*", das die dopaminergen Projektionen zum frontalen, parietalen und temporalen Isokortex umfasst.

Die Befunde von Schultz und Mitarbeitern (1993) sprechen für eine Interaktion der verschiedenen dopaminergen Projektionsareale bei der dopaminvermittelten Verstärkung. Sowohl dopaminerge Neurone mit Ursprung in der Brodman Area 9 (A9) wie in der Area 10 reagieren mit einer Erhöhung der Entladungsrate, wenn eine Belohnung überraschend eintrifft (**Abb. 16**). Die Entladungsrate dopaminerger Neurone aus der A10 war zwar während des Erlernens der konditionierten Verhaltensantwort gegenüber Neuronen aus der A9 und A8 erhöht, nach Erlernen der Verhaltensantwort fanden sich jedoch keine Unterschiede mehr in der Entladungsrate der dopaminergen Neurone bei Eintreffen der Belohnung (Schultz et al., 1993). Bei Nagetieren sind die striären Projektionsareale dopaminerger Neurone aus A9 und A10, das dorsale und ventrale Striatum, offenbar beide an der Vermittlung der Verstärkerfunktion beteiligt. Denn nach den Untersuchungen von Beninger und Ranaldi (1994) kann eine Amphetamingabe sowohl im Nucleus accumbens und damit dem ventralen Striatum als auch im antero-dorsalen und posterioren Caudatus und Putamen, also dem dorsalen Striatum, eine verstärkte Verhaltensantwort auslösen.

Dargestellt ist ein Tierversuch von Schultz und Mitarbeitern, bei dem ein Affe lernt, auf einen konditionierten Reiz hin (das Aufleuchten eines Lichts) einen Knopf zu drücken und so einen Banane zu erhalten. Wenn die Banane überraschend eintrifft, steigt die Entladungsrate der dopaminergen Nervenzellen im Belohnungssystem des Gehirns (obere Bildhälfte). Das Tier lernt, dass das Aufleuchten des Lichts einen (konditionierten) Reiz darstellt, der nach der Durchführung einer zweckdienlichen Handlung das Eintreffen einer Belohnung (der Banane) verspricht. Sobald es dies gelernt hat, feuern die dopaminergen Neurone bei Präsentation des konditionierten Reizes, nicht aber beim Eintreffen der Banane (untere Bildhälfte).

Die dopaminerge Stimulation motiviert offenbar zu zielgerichteten Handlungen, um eine belohnende Substanz zu erringen, und ruft wahrscheinlich das Verlangen nach dieser Substanz hervor. Der Genuss beim Verspeisen der Belohnung ist dagegen nicht an die dopaminerge Aktivierung gebunden und könnte durch weitere Neurotransmittersysteme wie die opioiderge oder serotonerge Neurotransmission vermittelt werden.

6.3 Bedeutung unterschiedlicher Dopaminrezeptortypen für die Entstehung und Aufrechterhaltung abhängigen Verhaltens

Im menschlichen Gehirn finden sich fünf verschiedene Dopaminrezeptoren, die mit D1 bis D5 bezeichnet werden (vgl. Abb. 11). Die Gruppe der D1-artigen Rezeptoren umfasst D1- und D5- Rezeptoren, die den Second messenger c-AMP in GABAergen Neuronen des Striatums aktivieren, die durch die Anwesenheit von Dynorphin und Substanz P gekennzeichnet sind (Fleminger, 1991; Gerfen, 1992). Diese GABAergen Neurone projizieren weitgehend auf GABAerge Neurone im Pallidum internum und bewirken eine Enthemmung thalamokortikaler Projektionen im sog. „direct pathway" (Gerfen, 1992; Cummings, 1993).

Zu den D2-artigen Rezeptoren gehören die prä- und postsynaptisch lokalisierten D2- Rezeptoren sowie D3- und D4-Rezeptoren. Die D2-artigen Rezeptoren inhibieren postsynaptisch c-AMP in striären GABAergen Neuronen (Waddington, 1989), die häufig Enkephalin enthalten und thalamokortikale Projektionen über eine Inhibition des Nucleus subthalamicus im sog. „indirect pathway" aktivieren (Gerfen, 1992; Cummings, 1993).

Verschiedene Autoren postulierten aufgrund von Konditionierungsversuchen, dass einer Stimulation dopaminerger D1-Rezeptoren eine besondere Bedeutung für die Verstärkerwirkung zukommt (Shippenberg und Herz, 1987; Weed und Wolverton, 1995). Tatsächlich wird die Kokaineinnahme durch Stimulierung des c-AMP im Tierversuch mittels postsynaptischer Aktivierung stimulierender G-Proteine durch Choleratoxin oder bei Ausschaltung inhibitorisch wirkender G-Proteine durch Pertussistoxin erhöht (Nestler, 1994). Diese Befunde könnten die Hypothese stützen, dass die Verstärkerwirkung von Drogen über eine Aktivierung der Dopamin-D1-Rezeptoren vermittelt wird, die über die Aktivierung stimulierender G-Proteine die c-AMP- Konzentration erhöhen (Sibley und Monsma, 1992). Verschiedene Befunde sprechen jedoch dafür, dass auch Dopamin-D2- Rezeptoren an der Vermittlung der dopaminergen Verstärkerfunktion beteiligt sind. So fanden Chu und Kelley (1992), heraus, dass eine konditionierte Verhaltensverstärkung nur bei gleichzeitiger Injektion von Dopamin D1- und D2-Agonisten auftrat, nicht jedoch bei der isolierten Gabe selektiver D1- oder D2- Agonisten. Auch konnte ein konditioniertes Verlangen nach Kokain durch Blockade dopaminerger D2-Rezeptoren aufgehoben werden (Berger et al., 1996), was die Bedeutung der D2-Rezeptoren für eine dopaminerg vermittelte Motivation zur Drogeneinnahme unterstreicht. Herz (1995) postulierte, dass Unterschiede im Konditionierungsparadigma für die differenten Befunde verantwortlich sein könnten. Die Konditionierung der Platzpräferenz, herbeigeführt durch Gabe einer Belohnung bei Aufsuchen einer bestimmten Kammer, könnte allein von der Stimulation dopaminerger D1-Rezeptoren abhängen, während die Selbstapplikation bisher „belohnender" Substanzen sowohl durch Dopamin-D1- als auch durch -D2-Antagonisten beseitigt werden kann (Cunnigham et al., 1992; Herz, 1995). In Anbetracht dieser Befunde konstatierte Herz (1995), dass eine „funktionelle Trennung verschiedener Typen von Dopamin-Rezeptoren offenbar nicht durchweg möglich" ist und dass Wechselwirkungen zwischen den Rezeptorsubtypen eine entscheidende Rolle spielen könnten. Diese Interpretation wird durch Befunde von Ranaldi und Beninger (1995) unterstützt, wonach eine Blockade der D1-Rezeptoren eine D2-vermittelte Verstärkerwirkung in Konditionierungsexperimenten beseitigen kann.

Die Wirkung der Blockade D2-artiger Rezeptoren auf die Verstärkerwirkung ist nach Befunden von Ljungberg (1987) nicht auf eine einfache Störung der Psychomotorik zurückzuführen. In einer Studie an Sprague-Dawley-Ratten verglich Ljungberg (1987) die Wirkung verschiedener Neuroleptika auf operante Verhaltensweisen, die ausgeführt wurden, um an Wasser als Belohnung zu gelangen, mit dem Effekt der Neuroleptika auf die Wassereinnahme selbst. Bei Gabe niedriger Dosen D2-blockierender Neuroleptika fand sich eine Verminderung der motorischen Aktivitäten der Versuchstiere, mit denen sie sich um die Wassereinnahme bemühten. Der Wasserkonsum selbst war dagegen erst bei höherer Dosierung der Neuroleptika reduziert. Ljungberg (1987) folgerte aus diesem Befund, dass die verminderte Wassereinnahme bei hochdosierten Neuroleptika auf eine Verminderung der Verstärkerwirkung des Wassers zurückzuführen sei. Er postulierte, dass die Wassereinnahme als weniger belohnend erlebt werde, sodass die Tiere mit verminderter Motivation zur Wasseraufnahme reagieren. Diese Störung der Motivation erklärt sich demnach durch eine Unfähigkeit zur Lustempfindung („Anhedonie"), die durch die dopaminerge Funktionsstörung bedingt wird.

Innerhalb der Dopamin D2-artigen Rezeptoren könnte den D3-Rezeptoren eine besondere Rolle für die Verstärkerwirkungen von Drogen zukommen, da sich diese Rezeptoren vorwiegend im ventralen Striatum nachweisen lassen (Le Foll et al., 2000). Die Gabe eines D3-Agonisten reduzierte bei Kokain-konsumierenden Ratten das reizinduzierte Drogensuchverhalten (Pilla et al., 1999), was als Hinweis auf die Bedeutung der D3-Rezeptoren für die Aktivierung zielgerichteter, operanter Verhaltensweisen zur Drogeneinnahme gewertet werden kann. Ob die Bedeutung des D3-

Rezeptors für die Entstehung und Aufrechterhaltung abhängigen Verhaltens allerdings größer ist als die anderer Rezeptorsubtypen aus der Familie der D2-artigen Dopaminrezeptoren, muss noch durch weitere Studien überprüft werden. Bezüglich der Entstehung abhängigen Verhaltens könnten genetische Varianten des D3-Rezeptors, die auf Drogeneinnahme besonders empfindlich reagieren, einen disponierenden Faktor zur Entstehung abhängigen Verhaltens darstellen. Allerdings zeigen Assoziationsstudien im Bereich der substanzgebundenen Abhängigkeitserkrankungen und eines genetischen Polymorphismus des Dopamin-D3-Rezeptors kontroverse Ergebnisse: Einerseits fand sich in mehreren genetischen Studien keine Assoziation zwischen diesem Kandidatengen (DRD3) und der Alkohol- oder Heroinabhängigkeit (Gorwood et al., 1995; 2001; Higuchi et al., 1996; Lee und Ryu, 2002; Parsian et al., 1997; Kotler et al., 1999); andererseits konnte eine positive Assoziation zwischen McsI/BalI Heterozygotie des DRD3 und der Kokain- (Comings et al., 1999), Heroin- (Duaux et al., 1998) und Alkoholabhängigkeit (Thome et al. 1999) aufgezeigt werden.

Insgesamt finden sich also derzeit keine überzeugenden und replizierten Hinweise, dass nur bestimmte Dopamin-Rezeptortypen an der Entstehung oder Aufrechterhaltung abhängigen Verhaltens beteiligt sind. Die Einnahme verschiedener Drogen mit Abhängigkeitspotenzial stimuliert ja relativ unspezifisch die striäre Dopaminfreisetzung (Wise, 1988; Robinson und Berridge, 1993; di Chiara, 1995), sodass es ganz plausibel erscheint, dass die aktivierten Dopamin-D1- und D2-artigen Rezeptoren interaktiv und gleichsinnig die weitere Drogeneinnahme befördern.

6.4 Kortikale dopaminerge Projektionsbahnen und ihre Interaktion mit der striären Dopaminfreisetzung

Die Bedeutung kortikaler dopaminerger Projektionen, die von der A10 zum frontalen Neokortex ziehen (Benninghoff, 1985), ergibt sich einerseits aus der Beeinflussung der subkortikalen Dopaminfreisetzung und andererseits aus dem Beitrag zur Funktionsfähigkeit des sog. Arbeitsgedächtnisses („Working memory"). Dem Arbeitsgedächtnis wird eine zentrale Rolle beim Erlernen zeitverzögerter operanter Verhaltensweisen zugeschrieben (Williams und Goldman-Rakic, 1995). Die Rolle des Arbeitsgedächtnisses wurde häufig im Rahmen von Konditionierungsexperimenten untersucht, bei denen ein Versuchssubjekt auf die Präsentation eines konditionierten Stimulus nach einer gewissen Zeitverzögerung mit einer zielgerichteten motorischen Antwort reagieren muss (Desimone, 1995). So musste beispielsweise ein Affe nach Darbietung eines visuellen Reizes auf einem Computermonitor nach einem Intervall von wenigen Sekunden mit der Berührung jener Stelle auf dem Monitor reagieren, an der der visuelle Reiz zuvor erschienen war (Williams und Goldman-Rakic, 1995). Williams und Goldman-Rakic (1995) beobachteten nun, dass präfrontale Neurone während dieser Wartezeit kontinuierlich entladen und so offenbar die Information bezüglich des konditionierten Stimulus im Arbeitsgedächtnis kurzfristig speichern. Die Lokalisation der aktivierten präfrontalen Neurone ist direkt von der Art des präsentierten Stimulus abhängig, sodass Williams und Goldman-Rakic (1995) von einem Gedächtnisfeld („Memory field") im präfrontalen Cortex sprechen, das einen bestimmten Reiz präsentiert. Die Aktivität dieser präfrontalen Neurone ist von einer optimalen Stimulation durch Aktivierung dopaminerger D1-Rezeptoren abhängig. Sowohl bei exzessiver Stimulation als auch bei weitgehender Blockade der D1-Rezeptoren sind das Gedächtnisfeld und die Leistung der Versuchstiere vermindert, während eine mäßiggradige Blockade der D1-Rezeptoren offenbar die Aktivität der präfrontalen Neurone im Gedächtnisfeld optimiert (Williams und Goldman-Rakic, 1995).

Demgegenüber fand sich bei geringgradiger Blockade des D2-Rezeptors keine Verbesserung der Leistung des Arbeitsgedächtnisses (Williams und Goldman-Rakic, 1995). Umgekehrt konnte die Leistung des Arbeitsgedächtnisses bei gesunden Versuchspersonen durch Gabe von Dopamin-D2-Rezeptoragonisten verbessert werden (Luciana et al., 1992). Der optimalen Stimulation des D1-Rezeptors scheint demnach eine entscheidende Rolle bei der Regulation des Arbeitsgedächtnisses zuzukommen, während sowohl Überstimulation unter Stress oder verminderte dopaminerge Transmission im Alter die Leistung des Arbeitsgedächtnisses beeinträchtigen können (Desimone, 1995). Demgegenüber führt die Blockade dopaminerger D2-Rezeptoren offenbar regelhaft zu einer Verschlechterung der Leistung des Arbeitsgedächtnisses (Williams und Goldman-Rakic, 1995).

Eine Verbindung zwischen der dopaminergen Innervation des präfrontalen Kortex und dem subkortikalen dopaminergen Verstärkungssystem ergibt sich auf zweierlei Weise: Zum einen werden auch belohnungsrelevante Informationen im präfrontalen Kortex enkodiert und zum anderen beeinflusst der frontale Kortex die striäre Dopaminfreisetzung. Bezüglich der Enkodierung belohnungsrelevanter Informationen beobachtete Watanabe (1996), dass präfrontale Neurone nicht nur Informationen über die Lokalisation von Stimuli repräsentieren, auf die zeitverzögert mit einer entsprechenden operanten Handlung geantwortet werden muss, sondern offenbar auch Informationen über die Art der zu erwartenden Belohnung speichern und dann entsprechend nur bei Eintreffen einer derartigen Belohnung aktiviert werden (Watanabe, 1996). Wenn die neuronalen Substrate des Arbeitsgedächtnisses also auch die Art der Verstärker enkodieren, so weist dies auf die Beteiligung des frontalen Kortex beim Erlernen belohnungsabhängiger Verhaltensweisen hin. Passend zu dieser Interpretation beobachteten Schultz et al., (1993), dass während des Erlernens einer verzögerten Reaktion eine Aktivierung von dopaminergen A10-Neuronen stattfindet, die sowohl in das Striatum als auch in den frontalen Kortex projizieren. Die Innervation des ventralen Striatums mag dabei eher den verhaltensaktivierenden bzw. motivationalen Aspekt des konditionierten Stimulus enkodieren, während die Innervation des frontalen Kortex spezifische Informationen über die Art der zu erwartenden Belohnung sowie über die temporo-spatialen Eigenschaften des konditionierten Stimulus enthält, die für die richtige Ausführung der zeitverzögerten motorischen Reaktion unabdingbar sind (Williams und Goldman-Rakic, 1995; Watanabe, 1996). Dies entspräche der Bedeutung des Arbeitsgedächtnisses im präfrontalen Cortex („PFC"), das als „zentrales Exekutivsystem" Aufmerksamkeit und Informationsfluss zwischen verschiedenen Kurzzeitspeichern reguliert (d'Esposito et al., 1995) und so zielgerichtetes Verhalten ermöglichen soll (Watanabe, 1996).

Die dopaminerge Innervation des präfrontalen Cortex wird dadurch kompliziert, dass außer Dopamin-D1- und D2-Rezeptoren vermutlich auch Dopamin-D4-Rezeptoren an ihr beteiligt sind (Sibley und Monsma, 1992). Dopamin-D4-Rezeptoren gehören wie D3-Rezeptoren zur sog. D2-Rezeptorfamilie und sind durch ihre inhibitorische Wirkung auf die Adenylatzyklase gekennzeichnet (Sibley und Monsma, 1992). Im Unterschied zum D3-Rezeptor, der sich vor allem im limbischen System auffinden lässt (Kilts, 1991), finden sich Dopamin-D4-Rezeptoren im frontalen Kortex, der Amygdala, im Mittelhirn und der Medulla oblongata (Sibley und Monsma, 1992). Die präfrontale Kontrolle subkortikaler Dopaminfreisetzung könnte demnach über die dopaminerge Innervation frontaler D1- oder D4-Rezeptoren vermittelt sein, während die Dichte der D2-Rezeptoren im frontalen Kortex deutlich niedriger ist (Williams und Goldman-Rakic, 1995).

Die präfrontale Dopaminfreisetzung beeinflusst die subkortikale dopaminerge Transmission. So führt dopaminerge Stimulation des präfrontalen Kortex zur Inhibition der subkortikalen Dopaminfreisetzung im Striatum (Kolachana et al., 1995). Dieser Effekt wird möglicherweise über eine dopaminerge Stimulation GABAerger Interneurone im präfrontalen Kortex vermittelt (Lewis und Anderson, 1995), die die glutamaterge Stimulation der subkortikalen Dopaminfreisetzung inhibieren (Imperato et al., 1990; Kalivas, 1995; Taber et al., 1995). Weinberger (1987) postulierte, dass es dann zu einer Enthemmung der subkortikalen dopaminergen Transmission kommt, wenn deren frontokortikale Regulation zu einem frühen Zeitpunkt der Individualentwicklung beeinträchtigt wird.

6.5 Interaktionen zwischen Amygdala und frontalem Kortex beeinflussen die striäre Dopaminfreisetzung

Weitere Hinweise auf die frontale Steuerung der striären Dopaminfreisetzung ergeben sich aus der Arbeit von Jackobson und Moghaddam (2001). Die Autoren hatten die Interaktion zwischen der basolateralen Amygdala (**Abb. 17**), dem frontalen Kortex und der striären Dopaminausschüttung untersucht. Die basolaterale Amygdala ist entscheidend an Lernvorgängen beteiligt und vermittelt offenbar die Wirkungen, die affektiv positiv besetzte Reize auf das zielgerichtete Verhalten haben. Demgegenüber steuert die zentrale Amygdala einfache konditionierte appetitive Reaktionen, die nicht entscheidend zur Steuerung des operanten, zielgerichteten Verhaltens beizutragen scheinen (Robbins und Everitt, 1999; Parkinson et al., 2000). Die Aktivierung der Amygdala führt zu einer erhöhten glutamatergen Stimulation des präfrontalen Kortex und der Shell-Region des Nucleus accumbens (Jackobson und Moghaddam, 2001). Die Dopaminausschüttung wird aber nur im frontalen Kortex aktiviert, während sie bei intakter Interaktion zwischen Amygdala und frontalem Kortex im Striatum augenscheinlich nicht ansteigt. Offenbar wird bei Stimulation der Amygdala die striäre Dopaminausschüttung durch eine hemmende Projektion des präfrontalen Kortex unterdrückt; denn wenn die glutamaterge Aktivierung des präfrontalen Kortex prä- oder postsynaptisch gehemmt wurde, stieg die subkortikale Dopaminfreisetzung nach Amygdalastimulation an und die Tiere perseverierten in jenen Verhaltensweisen, die durch die Stimulation der Amygdala ausgelöst wurden (Jackobson und Moghaddam, 2001). Demnach kann eine Stimulation der basolateralen Amygdala eine dopaminerg vermittelte Verhaltensaktivierung induzieren, die jedoch normalerweise durch eine intakte Aktivierung des Frontalhirns gehemmt wird. Ist jedoch diese frontale Kontrolle beeinträchtigt, wie dies möglicherweise auch aufgrund der neurotoxischen Wirkungen chronischen Alkoholkonsums der Fall sein kann (Kril et al., 1997), so kann die Akti-

6 Die angenehmen Wirkungen von Alkohol, Nikotin und anderen Drogen

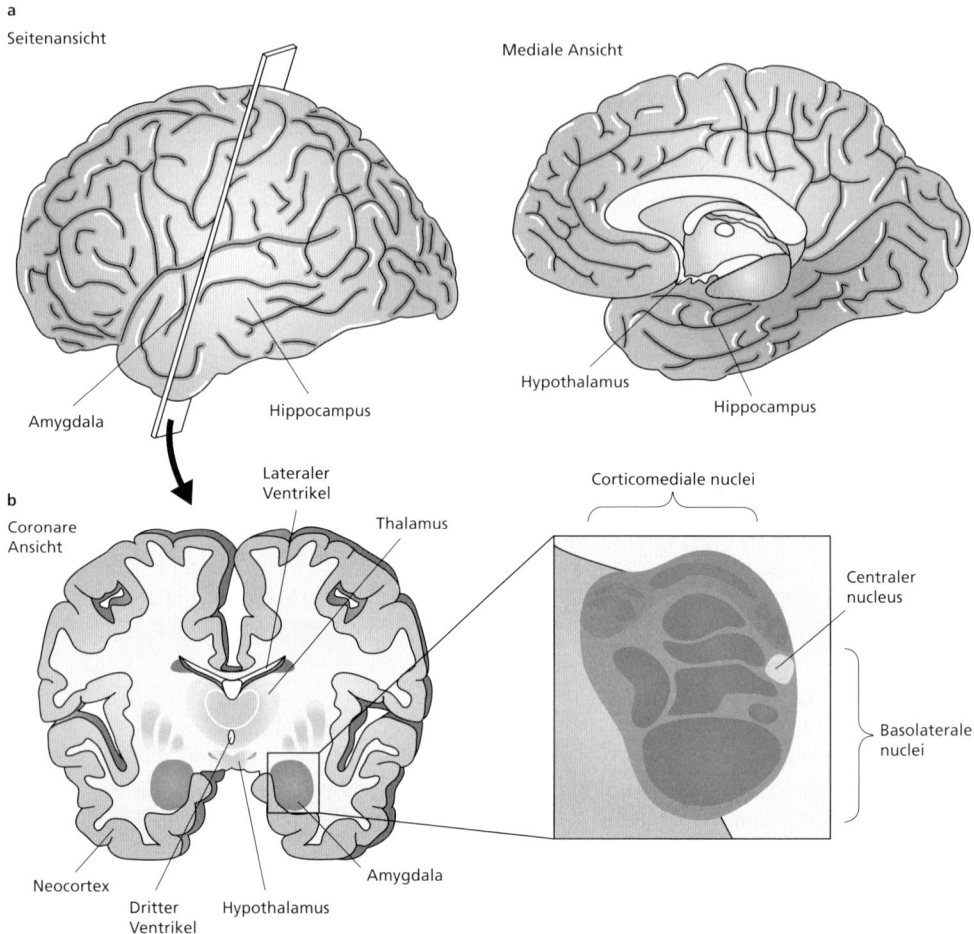

Abb. 17: Darstellung der Amygdala
Die basolateralen Kerne erhalten visuelle, auditorische, gustatorische und taktile Afferenzen, die cortico-medialen Kerne olfaktorische Afferenzen.

vierung der Amygdala durch konditionierte Reize offenbar zur Manifestation stereotyper Verhaltensweisen beitragen.

Diese Beobachtung erscheint besonders wichtig, da der Amygdala ja eine entscheidende Rolle beim Erlernen konditionierter und damit reizinduzierter Verhaltensweisen zukommt (Robbins und Everitt, 1999; Parkinson et al., 2000). Sollte eine Störung des Frontalhirns bei alkoholabhängigen Patienten vorliegen, könnte eine Aktivierung der Amygdala durch alkoholassoziierte Reize eine verstärkte striäre Dopaminfreisetzung auslösen, die im ventralen Striatum die Motivation zur weiteren Alkoholeinnahme stimulieren könnte und im dorsalen Striatum zur Manifestation stereotyper Verhaltensweisen beispielsweise beim Konsum des Alkohols beitragen könnte. Die Aktivierung der Amygdala durch bedrohliche, aversive Reize wird zudem direkt vom Ausmaß der Dopaminsynthese in der Amygdala beeinflusst (Kienast et al., 2008). Bisher wurde aber noch nicht untersucht, ob chronischer Alkoholkonsum hier zu einer veränderten Anprechbarkeit der Amygdala auf aversive Reize führt, die direkt mit dopaminergen Veränderungen korreliert und zur Motivation beiträgt, Alkohol oder andere Drogen akut zu konsumieren, um die negativen Stimmungszustände abzuschwächen.

Die striäre Dopaminfreisetzung wird zudem durch den Hippocampus gesteuert, der eine zentrale Rolle für Gedächtnisprozesse spielt. Stimulation glutamaterger Neurone des Hippocampus mit sog. Theta-Bursts führte bei Ratten, die früher Kokain konsumiert hatten, zur Dopaminfreisetzung im ventralen Striatum und zu einem Wiederauftreten des Kokainkonsums (Vorel et al., 2001). Es ist verlockend zu spekulieren, dass die hippocampale Stimulation ein neurobiologisches Äquivalent des sog. Suchtgedächtnisses darstellt, welches über glutamaterge Projektionsbahnen in das ventrale Striatum die dopaminerge neuronale Aktivität reguliert und so die Motivation zur Drogeneinnahme auslösen kann (Heinz et al., 2009b; Lisman und Grace, 2005). Auch zwischen Hippocampus und frontalem Kortex besteht offenbar eine Kompetition bezüglich der Kontrolle über die striäre Dopaminfreisetzung. Flexible Verhaltensadaptation wird durch den frontalen Kortex gesteuert und inhibiert den Einfluss des Hippocampus auf das ventrale Striatum inklusive des Nucleus accumbens (Goto und Grace, 2005), während eine frontokortikale Dysfunktion den Einfluss des Hippocampus auf die striäre Dopaminfreisetzung erhöhen und so zu einer verstärkten Wirkung suchtspezifischer (kontextueller) Umweltreize auf das motivationale System führen könnte.

Zusammenfassend ist zu betonen, dass die durch konditionierte Reize ausgelöste und dopaminerg vermittelte Motivation zur Drogeneinnahme offenbar der vorherigen kortikalen Reizanalyse im frontalen Kortex und der Amygdala und des Abgleichs mit Gedächtnisspuren im Hippocampus bedarf (Robbins und Everitt, 1999; Vorel et al., 2001). Diese kortikale Reizanalyse ist im Wesentlichen glutamaterg vermittelt und kann über glutamaterge Projektionsbahnen zur VTA eine Dopaminfreisetzung im ventralen Striatum auslösen. Das dopaminerge Belohnungssystem wird also nur in Interaktion mit kortikalen und subkortikalen Zentren aktiviert.

6.6 Folgen drogeninduzierter Dopaminfreisetzung – Psychomotorische Aktivierung, Belohnung oder Verlangen nach der Substanz?

Im Tierexperiment führt dopaminerge Stimulation zur psychomotorischen Aktivierung (Wise und Bozarth, 1987). Wise postulierte, dass Substanzen mit Abhängigkeitspotenzial das dopaminerge Verstärkungssystem aktivieren und regelhaft neben der Verhaltensverstärkung auch eine psychomotorische Stimulation bewirken (Wise, 1988). Wenn die dopaminerge Stimulation also für die Verstärkerwirkung einer Substanz entscheidend ist, müsste sich das Ausmaß der Wirkung am Grad der psychomotorischen Stimulation messen lassen. Umgekehrt könnte eingewandt werden, dass eine dopaminerge Stimulation nicht im eigentlichen Sinne spezifische Verhaltensweisen verstärkt, sondern nur ganz allgemein das Aktivitätsniveau heraufsetzt, sodass je nach Angebot eben mehr Nahrung oder Drogen konsumiert werden. Umgekehrt würde eine Blockade des dopaminergen Systems den Drogenkonsum ganz einfach deshalb reduzieren, weil die Versuchstiere unter einer Art „Parkinson-Syndrom" litten, das ihre allgemeine motorische Beweglichkeit einschränkt, sodass sie sich insgesamt kaum noch um Nahrungs- und damit auch Drogeneinnahme bemühen. Gegen eine solche Annahme spricht allerdings, dass eine dopaminerge Funktionsstörung den Konsum von Substanzen mit Abhängigkeitspotenzial auch dann reduziert, wenn diese Substanzen ohne motorischen Aufwand konsumiert werden können (Ljungberg, 1987; Berridge und Robinson, 1998). Eine dopaminerge Funktionsstörung interferiert also offenbar spezifisch mit der Motivation, Substanzen mit „Verstärkerwirkung" zu konsumieren. Aber was ist dann eigentlich diese Verstärkerwirkung?

6.7 Ist dopaminerge Stimulation angenehm oder verlockend?

Wise (1982) vermutete, dass eine drogeninduzierte Dopaminfreisetzung ganz einfach deshalb zum verstärkten Auftreten weiteren Drogenkonsums führe, weil sie subjektiv angenehm sei. Umgekehrt kann die Blockade zentraler Dopamin-D2-Rezeptoren durch Neuroleptika dazu führen, dass der betroffene Mensch die Fähigkeit verliert, Freude zu empfinden, und unter Anhedonie, dem Verlust der Lebensfreude, leidet (Heinz et al., 1994). Der Begriff der Anhedonie war von Stein und Wise (1971) in die Diskussion um die zerebralen Verstärkersysteme eingebracht worden. Eine Störung des damals noch als überwiegend noradrenerg vorgestellten Rewardsystems sollte zur Anhedonie, dem Verlust des Lustempfindens bei Eintreffen einer Belohnung, führen. Die Theorie beruhte auf Untersuchungen, in denen die Versuchstiere dann eine elektrische Selbststimulation aktivierten, wenn die Elektroden entlang der aufsteigenden noradrenergen und dopaminergen Bahnen platziert waren (Ploog, 1990).

Die durch Stimulation dopaminerger und nordrenerger Bahnen erzielte Verstärkung („Reinforcement") von Verhaltensweisen wurde mit Lustgefühlen erklärt, die die Handlung belohnen („Reward") und die Wahrscheinlichkeit einer Wiederholung der operanten Verhaltensweise erhöhen. Umgekehrt sollte ein Ausfall der catecholaminergen Verstärkungssysteme zur Anhedonie führen (Stein und Wise, 1971). Tatsächlich konnte die euphorisierende Wirkung des Amphetamins durch Blockade der Dopamin-, nicht jedoch der Noradrenalin-Rezeptoren aufgehoben werden (Gunne et al., 1972), was für die zentrale Bedeutung der dopaminergen Neurotransmission im hirneigenen Verstärkungs- bzw. Belohnungssystem sprechen könnte (Naber, 1990).

Ploog (1990) wies allerdings darauf hin, dass der Schluss von der Verstärkerwirkung einer Stimulation auf die begleitende Lustempfindung ungerechtfertigt sei. So führe eine bilaterale Amygdalektomie bei Affen zum Verlust der Emotionen, während die Verstärkerwirkung von unkonditionierten und konditionierten Stimuli erhalten bleibt. Lustempfindung und Verstärkerwirkung können also durchaus unabhängig voneinander auftreten. Ploog (1990) folgert aus diesen Beobachtungen, dass „das Phänomen der Verstärkung ... phylogenetisch sehr alt" sei, während „die Fähigkeit zur Lust vermutlich sehr jung [ist]". Deshalb hätten Theorien wie die Anhedoniehypothese von Stein und Wise (1971) „angesichts der komplexen kausalen Zusammenhänge wenig Erklärungswert" (Ploog, 1990). Aber auch die Arbeiten von Schultz und Mitarbeitern (1993) lassen sich nur schwer mit der Anhedoniehypothese vereinbaren. So zeigte sich, dass dopaminerge Neurone mit Ursprung in der Area 9 und 10 zwar dann ihre Entladungsrate steigern, wenn eine Belohnung überraschend eintrifft, dass sie jedoch nach dem Erlernen einer konditionierten, operanten Reaktion nicht mehr beim jetzt gezielt herbeigeführten und damit erwarteten Eintreffen der Belohnung aktiviert werden. Stattdessen feuerten diese Neurone nun bei Darbietung des konditionierten Reizes, enkodierten also dessen Bedeutung als auffälligen, Belohnung anzeigenden Stimulus (Schultz, 1992). Aus diesen Beobachtungen könnte gefolgert werden, dass das dopaminerge Verstärkungssystem Umweltreize als potentiell belohnend kodiert, aber nicht selbst Träger der Lustempfindung ist, die sich bei Eintreffen der Belohnung einstellt.

Für diese Annahme sprechen auch die Untersuchungen von Lamb und Mitarbeitern (1991). Sie ermöglichen es Opiatabhängigen, sich Morphin oder Placebo zu verabreichen, ohne dass die Patienten wussten, in welcher Präparation sich das Verum befand. Dazu war das Morphin so niedrig dosiert, dass es weder subjektiv euphorisierende Effekte bewirkte noch an den Nebenwirkungen erkannt werden konnte. Dennoch verabreichten sich die opiatabhängigen Versuchspersonen signifikant häufiger Morphin, was dafür spricht, dass diese Droge ihren Konsum unabhängig von der subjektiv ausgelösten Euphorie verstärkt (Lamb et al., 1991). Ähnliche Befunde erhoben Fischman und Foltin (1992) bei Kokainabhängigen.

Aus solchen Studien folgerten Robinson und Berridge (1993), dass die dopaminerge Aktivierung z. B. durch Opiate oder Kokain nicht die lustvollen, euphorisierenden Effekte von Substanzen mit Abhängigkeitspotenzial vermittelt, sondern zur weiteren Substanzeinnahme motiviert, ohne dass es dabei notwendigerweise zu einer Lustempfindung beim Drogenkonsum kommt. Die dopaminerge Stimulation löse demnach ein Verlangen nach der Substanz aus, aber keinen Genuss: „wanting, not liking" sei das Ergebnis der dopaminergen Stimulation im Rewardsystem. Diese Wirkung besitze die dopaminerge Stimulation, weil sie bestimmte Stimuli als „attraktiv" bzw. „zur Handlung anspornend" hervorhebt: „One psychological function of this neural system is to attribute ‚incentive salience' to the perception and mental representation of events associated with activation of the [mesotelencephalic dopamine] system." Normalerweise seien beide Funktionen miteinander verbunden, bei der Drogenabhängigkeit könnten sie jedoch getrennt auftreten, da Drogen selektiv die dopaminerge Neurotransmission stimulieren können und so ein Verlangen nach der Suchtsubstanz auch dann noch auslösen, wenn der Konsum selbst längst nicht mehr als angenehm erlebt wird.

Robinson und Berridges (1993) Kritik an der Anhedoniehypothese richtet sich besonders gegen die Annahme, dass das verminderte Auftreten zielgerichteter Verhaltensweisen nach Blockade oder Zerstörung der dopaminergen Neurotransmission durch einen Verlust des subjektiven Lustempfindens (des „Likings") beim Eintreffen belohnender Substanzen bedingt ist. Denn die Verminderung zielgerichteter Verhaltensweisen könnte ebenfalls durch die Verminderung der Motivation bzw. der Begierde nach der Substanz (des „Wantings") bedingt sein. In einer Serie von Studien wurden diese Alternativen von Berridge und Robinson (1998) untersucht. Nach weitgehend kompletter Zerstörung der aufsteigenden dopaminergen Bahnsysteme konsumierten Laborratten keine Zuckerlösung mehr, die sie sonst bevorzugen. Dabei bleiben die motorischen Fähigkeiten zur Essensaufnahme erhalten, sodass ein rein motorisches Defizit nicht die Ursache der fehlenden Nahrungsaufnahme sein kann. Der Frage, ob eine Störung des Genusses beim Nahrungskonsum vorliegt, kann an Hand spezifischer motorischer Muster nachgegangen werden, die anzeigen, dass einer Ratte ein Nahrungsmittel gefällt; so strecken die Ratten die Zunge rhythmisch vor und zurück oder schieben sie seitlich vor. Wenn Ratten mit weitgehender Verminderung der dopaminergen Neurotransmission nun süße Nahrungsmittel verabreicht werden, blieben diese „hedonischen" Reaktionen erhalten. Auch können sie zum einen durch Konditionierung mit aversiven Stimuli vermindert und zum anderen durch Zugabe hedonisch aktivierender Substanzen wie beispielsweise von Benzodiazepinen verstärkt werden. Aus diesen Beobachtungen folgerten Berridge und Robinson (1998), dass die verminderte Nahrungsaufnahme nach Zerstörung des dopaminergen Systems durch eine fehlende Motivation zum Konsum und nicht durch verminderten Genuss bei der Nahrungsaufnahme bedingt ist. So konnten sie die Komponenten der Begierde und Lust, des "Wantings" und "Likings", voneinander trennen und zeigen, dass die Zerstörung der dopaminergen Neurotransmission nicht zur Anhedonie führen muss.

Auch Robbins und Everitt (1996) unterscheiden zwischen den motivierenden, wahrscheinlich dopaminerg vermittelten Effekten primärer und sekundärer (konditionierter) Verstärker und ihrer konsumptiven Wirkung. Unter dieser „konsumptiven" Wirkung wird dabei das Wohlbefinden verstanden, das sich bei Eintreffen bzw. Verzehren des Verstärkers einstellt und das möglicherweise nicht mit einer dopaminergen Stimulation, sondern mit der Aktivierung körpereigener Endorphine in Verbindung steht (Robbins und Everitt, 1996).

6.8 Empirische Argumente für und gegen den hedonischen Charakter der dopaminergen Stimulation

Gegen den Versuch, zwischen motivationalen dopaminergen und konsumptiven endorphinergen Effekten der Verstärker zu unterscheiden, sprechen allerdings bildgebende Untersuchungen von Volkow und anderen (1995). Demnach fällt das subjektive Erleben der Euphorie (des „High") nach Kokain- oder Amphetaminapplikation zeitlich mit der Bindung dieser Substanzen an Dopamintransporter (DAT) im Striatum zusammen, was für die Beziehung zwischen dopaminerger Stimulation und „konsumptiven" Glücksgefühlen spricht (Volkow et al., 1995). Zudem verwies di Chiara (1995) auf eine Reihe von Untersuchungen, die eine verstärkte Dopaminausschüttung sowohl während der Erwartung (Antizipation) wie beim Konsum primärer Verstärker aufzeigen konnten. Aus diesen Befunden folgerte di Chiara (1995), dass das dopaminerge System sowohl durch stark affektbesetzte wie durch belohnungsanzeigende Stimuli aktiviert werde und Einfluss auf die psychomotorische Aktivierung wie den Erwerb konditionierter Verhaltensweisen nähme. Die integrierende Bedeutung des dopaminergen Systems bestünde demnach in der Regulation der Verhaltensverstärkung, wobei die dopaminerge Neurotransmission die Motivationslage moduliert und den Erwerb wie die Manifestation der verhaltensaktivierenden Eigenschaften bestimmter Umweltreize beeinflusst.

Verschiedene Untersuchungen sprechen allerdings gegen eine enge Verknüpfung zwischen einer dopaminergen Stimulation und einem subjektiven Glücksgefühl. So aktiviert die Kokain- und Amphetamineinnahme sowohl die dopaminerge wie die noradrenerge und serotonerge Neurotransmission, sodass die subjektiv angenehmen Gefühle nach Stimulantiengabe nicht einem einzelnen Neurotransmittersystem zugeordnet werden müssen, sondern durch die Interaktion der verschiedenen Botenstoffe entstehen könnten. Für diese Annahme spricht, dass sog. Knock-out-Mäuse, die genetisch bedingt keine Dopamintransporter aufweisen, an die die Stimulantien binden können, immer noch Kokain konsumieren und dass dieser Kokainkonsum erst aufhört, wenn die Serotonintransporter ebenfalls genetisch ausgeschaltet werden (Sora et al., 2001). Die angenehmen und verhaltensverstärkenden Eigenschaften des Stimulantienkonsums sind also möglicherweise auf die Aktivierung der serotonergen wie der dopaminergen Neurotransmission zurückzuführen.

Gegen die klassische Anhedoniehypothese spricht auch, dass eine verminderte Empfindlichkeit zentraler Dopamin-D2-Rezeptoren, die sich bei vielen psychiatrischen Krankheitsbildern findet, nicht mit Anhedonie oder einer depressiven Verstimmung verbunden war (Heinz et al., 1996a; Schmidt et al., 2001). Vielmehr korrelierte die zentrale dopaminerge Funktionsstörung mit einer Motivationsstörung und einer affektiven Verflachung (Heinz et al., 1998c; Schmidt et al., 2001). Auch ist bei Parkinson-Patienten mit weitgehender Degeneration der aufsteigenden dopaminergen Bahnsysteme die Genussfähigkeit selbst meist wenig beeinträchtigt, während die Bereitschaft, sich auf neue Situationen einzulassen, oft deutlich vermindert ist (Berridge und Robinson, 1998; Heinz, 1999). Diese Befunde sprechen für die Hypothese von Robinson und Berridge (1993), dass eine verminderte dopaminerge Neurotransmission die Motivation, nicht aber das Lustempfinden selbst beeinträchtigt. Die Befunde von Volkow et al., (1995) zeigen allerdings, dass die Begierde, die durch eine plötzliche Dopaminfreisetzung – möglicherweise in Interaktion mit anderen Neurotransmittersystemen wie dem noradrenergen oder serotonergen System – ausgelöst wird, tatsächlich von angenehmen Gefühlen begleitet ist. Die hier auftretende „Vorfreude" muss jedoch von dem Genuss unterschieden werden, der beim Eintreffen bzw. Konsum einer Belohnung auftritt.

6.9 Dopaminerge Neurotransmission und Neugierverhalten

Für die motivationale Bedeutung der dopaminergen Neurotransmission sprechen auch Tierexperimente, die eine Beziehung des dopaminergen Systems zum Erkundungsverhalten („Exploratory behavior") nachweisen konnten (Tabakoff und Kiianmaa, 1982). In einer etwas kruden Analogiebildung verglich nun Cloninger (1987a) das Erkundungsverhalten der Laborratten mit einem Persönlichkeitszug beim Menschen („Personality trait"), den er „Novelty Seeking" nannte. Cloninger postulierte, dass das sog. „Alkoholsuchverhalten" alkoholabhängiger Patienten einen Sonderfall dieses Erkundungsverhaltens darstellt und bei jenen Personen besonders ausgeprägt ist, die mit einer starken Dopaminfreisetzung auf den Alkoholkonsum reagieren (Cloninger, 1987b). Cloninger (1987b) vermutete, dass ein ursprünglich verminderter Dopaminumsatz gegenregulatorisch zu überempfindlichen Dopaminrezeptoren führt, die sich klinisch durch eine dopaminerge Verminderung der Prolactinausschüttung nach Alkoholkonsum nachweisen lassen (Schuckit et al., 1983). Aktivitäten, die dieses primär defizitäre dopaminerge System stimulieren, werden verstärkt ausgeführt und Suchtstoffe, die das dopaminerge Verstärkungssystem stimulieren, werden häufiger konsumiert (Cloninger, 1987b). Das so entstehende „Alkoholsuchverhalten" ist laut Cloninger (1987b) besonders stark bei einer Gruppe Alkoholabhängiger ausgeprägt, die unter einem frühen Erkrankungsbeginn leiden und zu impulsivem und unüberlegtem Verhalten neigen.

Allerdings ist es durchaus unklar, welche dopaminerg innervierten Hirnregionen am sog. „Neugierverhalten" beteiligt sind. Denn auch der Hippocampus wird dopaminerg innerviert, und gerade diese dopaminerge Innervation wurde mit der Hinwendung der Aufmerksamkeit auf neue (gegenüber bereits bekannten und im Gedächtnis „gespeicherten") Umweltreizen in Verbindung gebracht (Lisman und Grace, 2005). Da neue Reize zudem den frontalen Kortex und die VTA als Ursprungsregion dopaminerger Neurone aktivieren (Bermpohl et al., 2008; Krebs et al., 2009), scheint sich das explorative Verhalten erst aus der Interaktion von Regionen zu ergeben, welche für den Vergleich der einkommenden Reize mit dem Gedächtnis, für Handlungssteuerung und für Motivation zuständig sind. Allerdings zeigte sich dabei eine unterschiedliche Lokalisation der Aktivierung in der VTA, je nachdem, ob neue oder belohnungsanzeigende Reize präsentiert wurden und je nach der Persönlichkeitsakzentuierung im Sinne des Neugierverhaltens (Novelty seeking) oder der Abhängigkeit von Belohnung (Reward dependence) (Krebs et al., 2009). Dies spricht gegen allzu einfache Gleichsetzungen von neugierigem und belohnungssuchendem Verhalten, gerade auch in der Entstehung abhängigen Verhaltens (Heinz et al., 2009b).

6.10 Dopaminerge Dysfunktion in der Disposition und Aufrechterhaltung der Alkoholabhängigkeit

Die Hypothese, dass Alkohol die dopaminerge Neurotransmission stimuliert und von Individuen mit einem primär defizitären dopaminergen System besonders stark konsumiert wird, wird durch eine Arbeit an Vervetaffen unterstützt. Mash und andere (1996) beobachteten, dass alkoholpräferierende Vervetaffen niedrigere Konzentrationen des Dopaminmetaboliten „Homovanillinmandelsäure" (HVA) im Liquor aufweisen, wenn diese Konzentrationen vor Beginn des chronischen Alkoholkonsums gemessen wurden. Erniedrigte HVA-Konzentrationen werden als Indikator eines reduzierten zentralen Dopaminumsatzes („Turnovers") angesehen. Bei den von Mash und anderen untersuchten alkoholpräferierenden Primaten war der verminderte Dopaminumsatz mit einer erhöhten Dichte präsynaptischer Dopamintransporter im Striatum verbunden (Mash et al., 1996).

Bei Laborratten stimuliert akuter wie chronischer Alkoholkonsum die Entladungsrate dopaminerger Neurone im dorsalen und ventralen Striatum (Mereu et al., 1984; Imperato und di Chiara, 1986). Auch bei Vervetaffen fanden sich erhöhte HVA-Spiegel im Liquor nach akutem (fünftägigem) wie chronischem (einmonatigem) Alkoholkonsum. Der Anstieg der HVA-Konzentrationen nach chronischem Alkoholkonsum war mit einer Verminderung der Dichte der striären Dopamintransporter verbunden (Mash et al., 1996). Mash und andere (1996) postulierten, dass Alkohol die Dopaminfreisetzung dadurch stimulieren könnte, dass die Dopamintransporter (DAT) in einer Umkehrung ihrer gewöhnlichen Funktion präsynaptisch Dopamin freisetzen, statt es aufzunehmen. Deshalb verstanden sie den Verlust der Dopamintransporter als kompensatorische „Down-Regulation" der Transporter, die eine übermäßige alkoholinduzierte Dopaminfreisetzung verhindert.

Nach chronischem Alkoholkonsum wurden offenbar gegenregulatorische Vorgänge auch an postsynaptischen Dopamin-D2-Rezeptoren beobachtet. So zeigten Laborratten nach längerfristiger Alkoholexposition eine Verminderung der Dichte dopaminerger D2-Rezeptoren im dorsalen und ventralen Striatum (Rommelspacher et al., 1992). Derartige kompensatorische Regulationsvorgänge („Counteradaptation") wirken einer übermäßigen Stimulation entgegen und tragen so zur Aufrechterhaltung der Homöosthase bei (Koob und Le Moal, 1997). Während die Zahl der Dopamin-D2-Rezeptoren also offensichtlich in Anpassung an den chronischen Alkoholkonsum verändert wurde, blieb die Affinität der D2-Rezeptoren konstant (May, 1992). Bei Beendigung des Alkoholkonsums fällt die ursprünglich durch den Alkohol stimulierte striäre Dopaminfreisetzung innerhalb der ersten 24 Stunden der Abstinenz rasch ab (Rossetti et al., 1992). Nachfolgend bildet sich auch die Reduktion der Dopamin-D2-Rezeptoren innerhalb der ersten fünf Tage der Abstinenz wieder zurück (Rommelspacher et al., 1992), was dafür spricht, dass die Dichte dieser Rezeptoren an die präsynaptische Dopaminfreisetzung angepasst wird.

Auch bei alkoholabhängigen Patienten zeigte sich eine Verminderung der Empfindlichkeit zentraler D2-Rezeptoren im Bereich des Hypothalamus (Balldin et al., 1992; Heinz et al., 1995a). Die Sensitivität der Dopamin-D2-Rezeptoren wurde dabei mittels der Ausschüttung des Wachstumshormons (Growth hormone) nach Gabe des D1- und D2-Rezeptoragonisten Apomorphin gemessen und offenbar über hypothalamische D2-Rezeptoren vermittelt (Heinz, 2000). Volkow und Mitarbeiter (1995) beobachteten mittels bildgebender Verfahren, dass auch die Verfügbarkeit der striären Dopamin-D2-Rezeptoren in der frühen Abstinenz bei alkoholabhängigen Patienten vermindert ist.

Balldin et al. postulierten 1993, dass die verminderte Stimulierbarkeit dopaminerger Rezeptoren genetisch bedingt und mit dem A1-Allel des DRD2-Rezeptors verbunden sei. Dieses Allel fand sich in einigen Studien gehäuft bei Alkoholabhängigen (Blum et al., 1990) und war in einer autoradiographischen Untersuchung einer verminderten Dichte des D2-Rezeptors assoziiert (Noble et al., 1991). Befunde verschiedener Arbeitsgruppen konnten jedoch weder die Assoziation zwischen der genetischen Konstitution des D2-Rezeptors mit der Alkoholabhängigkeit noch mit einer verminderten Dichte oder Stimulierbarkeit der Dopamin-D2-Rezeptoren bestätigen (Pato et al., 1993; Heinz et al., 1996b; Heinz und Goldman, 2000). Stattdessen korrelierte eine verminderte Stimulierbarkeit des Dopamin-D2-Rezeptors mit der Menge des lebenslang konsumierten Alkohols, sodass die Down-Regulation der D2-Rezeptoren wahrscheinlich Folge und nicht Ursache des chronischen Alkoholkonsums ist (Heinz et al., 1995a; Heinz et al., 1996a). Die verminderte Stimulierbarkeit der D2-Rezeptoren bildete sich in der Regel innerhalb der ersten Tage nach Beendigung des Alkoholkonsums wieder vollständig zurück (Heinz et al., 1995b; 1996a), wobei eine verzögerte Rückbildung mit einem erhöhten Rückfallrisiko verbunden war (Dettling et al., 1995; Heinz et al., 1996a). Diese neuroendokrinologischen Befunde wurden durch bildgebende Studien weitgehend bestätigt. So zeigten Messungen der Dopamin-D2-Rezeptoren mittels Positronen-Emissions-Tomographie in der frühen Abstinenz eine signifikante Reduktion im Striatum alkoholabhängiger Patienten (Volkow et al., 2002; Heinz et al., 2005a). Zudem war die striäre Dopaminfreisetzung nach Amphetamingabe bei kürzlich abstinenten alkoholabhängigen Patienten deutlich geringer als bei gleichaltrigen gesunden Kontrollpersonen, was für eine Reduktion der präsynaptischen Dopaminsynthese und Speicherung spricht (Martinez et al., 2005).

6.11 Psychopathologische Korrelate der dopaminergen Dysfunktion bei Alkoholabhängigen

Die Untersuchungen beim Menschen bestätigen also die Erkenntnisse aus dem Tiermodell. Demnach führt die bei chronischem Alkoholkonsum induzierte Dopaminfreisetzung zur Down-Regulation zentraler D2-Rezeptoren. Dies hat zur Folge, dass ein erhöhter Alkoholkonsum notwendig wird, um dieselbe Verstärkerwirkung durch Stimulation dieser Dopaminrezeptoren zu erzielen (Koob und Le Moal (1997) nennen dies „changing the set point for the efficacy of reinforcers"). Bei Unterbrechung der Alkoholzufuhr, wenn die präsynaptische Dopaminfreisetzung rapide abfällt (Rossetti et al., 1992), bildet sich die postsynaptische Hyposensitivität der D2-Rezeptoren nur verzögert zurück (Heinz et al., 1995a). Ein derartiges Geschehen wurde von Salamone (1977) im Rahmen der „opponent process theory" beschrieben. Demnach bilden sich die der Drogenwirkung entgegengesetzten, gegenregulatorischen Adaptationsprozesse (die Dichte und Stimulierbarkeit der D2-Rezeptoren) nach Entzug des Suchtstoffs langsamer wieder zurück, als dies bei den direkten Folgewirkungen der Drogeneinnahme (der Dopaminfreisetzung) der Fall ist. Dies führt zum Überwiegen der gegenregulatorischen Vorgänge bei Beendigung des Drogenkonsums (di Chiara, 1995; Koob und Le Moal, 1997). Wenn die Anhedoniehypothese von Wise (1982) zutrifft, müsste die nach Beendigung chronischen Alkoholkonsums auftretende Dysfunktion des dopaminergen Verstärkungssystems subjektiv als Dysphorie oder Anhedonie erlebt werden. Trifft Cloningers Hypothese von der Assoziation der zentralen dopaminergen Neurotransmission mit dem Neugierverhalten („Novelty Seeking") zu, müsste dieses Persönlichkeitsmerkmal mit der dopaminergen Neurotransmission assoziiert sein. Interessanterweise war nun die verminderte Stimulierbarkeit zentraler Dopamin-D2-Rezeptoren weder mit Depressivität noch mit Anhedonie oder der Ausprägung des Neugierverhaltens verbunden (Heinz et al., 1996a; Schmidt et al., 2001). Zwar zeigten Patienten, die im Verlauf der nächsten sechs Monate rückfällig wurden, eine verminderte Stimulierbarkeit und eine verzögerte Erholung ihrer zentralen D2-Rezeptoren, sie waren jedoch im Schnitt sogar weniger ängstlich und depressiv als jene Patienten, die im weiteren Untersuchungsverlauf abstinent bleiben konnten und bei denen die Ängstlichkeit und Depressivität mit einem vorsichtigeren Verhalten verbunden war (Heinz et al., 1995a; 1996a).

Diese Beobachtungen könnten für die Hypothese von Robinson und Berridge (1993) sprechen, dass nicht die Störung des Lustempfindens, sondern eine verminderte Begierde nach Belohnung das primäre Korrelat einer dopaminergen Dysfunktion darstellt. Diese verminderte Begierde könnte sich als Apathie bzw. Motivationsverlust zeigen, der bei weitgehender Blockade der zentralen D2-Rezeptoren auch tatsächlich auftrat und mit dem Ausmaß der dopaminergen Dysfunktion korrelierte (Heinz et al., 1998c). Allerdings könnte die fehlende Assoziation einer verminderten Stimulierbarkeit zentraler D2-Rezeptoren mit Anhedonie und Depressivität auch dadurch bedingt sein, dass diese Sensitivitätsminderung der D2-Rezeptoren nur Folge einer verstärkten, präsynaptischen Dopaminfreisetzung ist. Dann bestünde bei abstinenten alkoholabhängigen Patienten gar kein Defizit dopaminerger Neurotransmission und die verminderte Stimulierbarkeit der postsynaptischen D2-Rezeptoren wäre ein gegenregulatorischer Vorgang, der durch eine erhöhte präsynaptische Dopaminfreisetzung oder eine verminderte Wiederaufnahme des Dopamins bedingt ist.

Für beide Annahmen gibt es Hinweise aus klinischen Studien, allerdings spricht die Mehrzahl aktueller Befunde gegen die Annahme einer erhöhten Dopaminfreisetzung bei abstinenten alkoholabhängigen Patienten. So fanden Tiihonen et al., (1995) eine Verminderung der Dopamintransporter bei alkoholabhängigen Patienten, die von uns allerdings nicht bestätigt werden konnte (Heinz et al., 2000b). Die unterschiedlichen Studienergebnisse sind wahrscheinlich zum einen durch die Dauer der Abstinenz und zum anderen durch die genetische Konstitution des Dopamintransporters bedingt. Laine et al. (1999) beobachteten eine Verminderung der Dopamintransporter nach viertägiger, nicht aber nach vierwöchiger Abstinenz. Zudem wird die Verfügbarkeit der Dopamintransporter im Putamen nach eigenen Beobachtungen durch die genetische Konstitution des Dopamintransporters reguliert. Ein Genotyp, der klinisch mit einem erhöhten Risiko einer schweren Entzugssymptomatik verbunden war (Sander et al., 1998; Schmidt et al., 1999), zeigte in vivo eine geringere Verfügbarkeit der Dopamintransporter im Putamen alkoholabhängiger Patienten und gesunder Kontrollpersonen (Heinz et al., 2000b). Diese Verminderung der Dopamintransporter ist möglicherweise klinisch irrelevant, solange es nicht zu schnellen Änderungen der Dopaminfreisetzung kommt. Ist dies allerdings im Alkoholentzug der Fall (Rossetti et al., 1992; Heinz et al., 1995a), könnte eine verminderte Wiederaufnahmekapazität für Dopamin zu einer dopaminergen Überstimulation mit Entwicklung eines Delirs oder weiterer schwerer Entzugssymptome führen (Sander et al., 1998). Eine längerfristige Erhöhung der synaptischen Dopaminkonzentration, die die persistierende Verminderung der postsynaptischen Dopaminrezeptoren erklären könnte, ist aufgrund der raschen Normalisierung der Dopamintransporter in der Abstinenz (Laine et al., 1999) allerdings unwahrscheinlich.

Drei klinische Studien zeigten Hinweise auf einen erhöhten Dopaminumsatz bei alkoholabhängigen Patienten mit prospektiv erhöhtem Rückfallrisiko (George et al., 1992; 1998; Heinz et al., 1995a), wobei allerdings eine Studie nur Dopaminspiegel im peripheren Blut erfassen konnte, welche am ehesten als Vorläufersubstanz des Noradrenalins aus der Niere stammen, während die Studien von George und Mitarbeitern zwar den Dopaminmetaboliten HVA im Liquor messen konnten, damit aber keine Hinweise auf die spezifische Lokalisation eines u. U. erhöhten Dopaminumsatzes im Gehirn erfassen konnten. Alkohol stimuliert nun bekanntermaßen die Dopaminfreisetzung (Mereu et al., 1984), kann aber in der Abstinenz nicht mehr für den erhöhten Dopaminspiegel verantwortlich gemacht werden. Die Gründe für die auch in der Abstinenz auftretende Erhöhung des Dopaminumsatzes bei einer Gruppe alkoholabhängiger Patienten mit erhöhtem Rückfallrisiko sind nicht bekannt. Sie könnten aber mit einem wichtigen Prozess in Verbindung stehen, der zu einer gesteigerten Empfindlichkeit des dopaminergen Verstärkungssystems gegenüber Drogen führen soll – der Sensitivierung.

Demgegenüber ergaben neuere Studien mit Positronen-Emissions-Tomographie keinen Hinweis auf eine erhöhte Dopaminproduktion oder Speicherkapazität im dorsalen oder ventralen Striatum abstinenter alkoholabhängiger Patienten (Heinz et al., 2005a; Martinez et al., 2005). Vielmehr war ein niedriges Ausmaß der Dopaminproduktion im ventralen Striatum mit erhöhtem Alkoholverlangen verbunden, was wiederum mit der Trinkmenge im Rückfall korrelierte (Heinz et al., 2005a).

6 Die angenehmen Wirkungen von Alkohol, Nikotin und anderen Drogen

Abb. 18: Sensitivierung der zentralen dopaminergen Neurotransmission
Akuter Alkoholkonsum stimuliert die Dopaminfreisetzung im Striatum. Chronischer Konsum und Entzug von Alkohol kann zu einer erhöhten Empfindlichkeit der zentralen dopaminergen Neurotransmission führen. Dabei können alkoholassoziierte Reize eine verstärkte präsynaptische Ausschüttung von Dopamin bewirken, das zudem möglicherweise postsynaptisch auf Dopamin-D1-Rezeptoren mit erhöhter Stimulierbarkeit trifft. Selbst kleine Mengen konsumierten Alkohols und Reize, die mit einem früheren Alkoholkonsum verbunden sind, können deshalb eine verstärkte dopaminerge Neurotransmission auslösen, die sich als Alkoholverlangen und verminderte Kontrolle über den Alkoholkonsum zeigt.

6.12 Sensitivierung im dopaminergen Belohnungssystem?

Nach den vorliegenden Befunden könnte dem dopaminergen System eine besondere Bedeutung bei der Entstehung des reizinduzierten Alkoholverlangens und damit bei der Motivation zum Alkoholkonsum zukommen. Denn nach den Untersuchungen von Schultz und Mitarbeitern (1997) wird dieses System durch belohnungsanzeigende, konditionierte Reize aktiviert, während der Genuss beim Eintreffen der Belohnung offenbar durch andere Neurotransmitter vermittelt wird (vgl. Abb. 16). Eine besondere Gefährdung für Abhängigkranke ergibt sich hier möglicherweise aus einer speziellen Eigenschaft dieses Systems, nämlich der Möglichkeit der Empfindlichkeitssteigerung bzw. Sensitivierung. Das Konzept der Sensitivierung war ursprünglich an Hand der Wirkung von Psychostimulantien wie Amphetamin entwickelt worden. Im Tierversuch wurde beobachtet, dass bereits die einmalige Injektion von Amphetamin eine lebenslang erhöhte Empfindlichkeit zur Folge hatte, die sich als gesteigerte motorische Aktivierung bei erneuter Amphetamingabe zeigte (Spanagel, 2001). Diese Sensitivierungsprozesse werden mit einer verstärkten Stimulierbarkeit der Dopaminfreisetzung im Striatum in Verbindung gebracht (**Abb. 18**), die u. a. durch glutamaterge Projektionen reguliert wird, die vom frontalen Kortex in die Ursprungsregion der dopaminergen Bahnen im ventralen Striatum ziehen (Taber und Fibiger, 1993). Kurzfristig wird diese Sensitivierung offenbar durch eine gesteigerte Übertragung an glutamatergen AMPA-Rezeptoren gewährleistet, die eine längerfristige Erregung der dopaminergen Neurone durch einen langfristigen Kalziumeinstrom (eine sog. „long-term potentiation", LTP) induzieren (Ungless et al., 2001). Eine längerfristige Sensitivierung wird offenbar durch weitergehende strukturelle Änderungen an den GABAergen Nervenzellen bewirkt, die im Striatum von dopaminergen Neuronen innerviert werden und die entscheidend an der Signalweiterleitung in Richtung Thalamus und Kortex beteiligt sind (Robinson und Kolb, 1997).

Änderungen im Aktivierungsmuster striärer dopaminerger Neurone und jener Nervenzellen, auf die sie projizieren, sind also offenbar an der Sensitivierung gegenüber den Stimulantienwirkungen beteiligt. Eine sensitivierte dopaminerge Neurotransmission im ventralen Striatum, dem Kernbereich des dopaminergen Verstärkungssystems, könnte die motivationale Wirkung belohnungsanzeigender und speziell alkoholassoziierter Reize verstärken und so das Rückfallrisiko erhöhen. Allerdings sind Sensitivierungsvorgänge im Bereich der Alkoholabhängigkeit weitaus weniger gut untersucht als bei Kokain- oder Amphetaminabusus. So fanden sich in Tierversuchen Hinweise auf eine erhöhte Sensitivität postsynaptischer Dopamin-D1-Rezeptoren nach längerfristigem freiwilligem Alkoholkonsum (Wolffgramm und Heyne, 1995), die zur Entwicklung einer Alkoholabhängigkeit beitragen könn-ten. Ebenfalls weitgehend unerforscht ist die Frage, ob das häufige Auftreten von Substanzabhängigkeiten bei schizophrenen Patienten (Soyka et al., 2001) durch eine im Bereich der schizophrenen Erkrankung bestehende, phasisch verstärkte dopaminerge Neurotransmission begünstigt wird (Heinz, 2000).

Während die Sensitivierung der dopaminergen Neurotransmission also durchaus eine Rolle bei der Entstehung abhängigen Verhaltens und der Manifestation psychotischer Symptomatik spielen könnte, gibt es bisher keinen Beleg dafür, dass Sensitivierungsvorgänge am Rückfallgeschehen alkoholabhängiger Patienten beteiligt sind. So sprechen aktuelle bildgebende Studien gegen die Annahme, dass sich bei abstinenten alkoholabhängigen Patienten mit hohem Rückfallrisiko eine erhöhte Dopaminproduktion oder ein gesteigerter Dopaminumsatz findet, der Ausdruck von Sensitivierungsvorgängen sein könnte oder zu diesen beitragen kann (Heinz et al., 2005a; Martinez et al., 2005).

Empfiehlt sich nun eine Blockade der striären dopaminergen Neurotransmission, um eine konditionierte Aktivierung zu verhindern, die sonst zur Alkoholeinnahme motivieren würde? Dies ist vor dem Hintergrund der Kenntnis von der normalen Funktion des dopaminergen Verstärkungssystems unwahrscheinlich. Denn dieses System wird ja nicht nur durch Substanzen mit Abhängigkeitspotenzial aktiviert, sondern auch durch Reize, die mit erstrebenswerten Situationen wie der Nahrungsaufnahme, Sexualität und wichtigen sozialen Interaktionen in Verbindung stehen (Heinz, 2000). Blockiert man also dieses System zu einer Zeit, in der die Patienten lernen sollen, an anderen Dingen als dem Alkoholkonsum Gefallen zu finden, dann schaltet man eines der wichtigsten Systeme aus, das Interesse an neuen, belohnungsanzeigenden Reizkonstellationen vermitteln soll (Schultz et al., 1997). Es besteht die Gefahr, dass die Patienten dann gerade jene Verhaltensweise verstärkt durchführen, die am ehesten angenehme Gefühle verspricht, und d. h. in diesem Fall den Rückfall in den Alkoholkonsum. Tatsächlich war die Rückfallrate bei Patienten, die mit dem traditionellen Neuroleptikum Flupentixol behandelt wurden, deutlich höher als bei Patienten, die ein Placebo erhielten (Wiesbeck et al., 2001). Ist also die Blockade des dopaminergen Verstärkungssystems offenbar kein gangbarer Weg, um das Rückfallrisiko zu senken, dann sollte verstärktes Augenmerk auf jene Neurotransmittersysteme gerichtet werden, die relativ spezifisch durch Alkoholkonsum aktiviert werden und indirekt zu einer Dopaminfreisetzung führen.

6.13 Störung von Lernvorgängen durch Neuroadaptation im dopaminergen Belohnungssystem

Da Sensitivierungsvorgänge im Rückfallgeschehen klinisch kaum nachweisbar waren, wurde postuliert, dass eine Störung der dopaminergen Neurotransmission zur Entstehung, aber nicht Aufrechterhaltung abhängigen Verhaltens beiträgt (Shaham et al., 2003). Der Rückfall in den Drogen-, Nikotin- und Alkoholkonsum kann durch Stress, kleine Mengen der Droge oder durch drogenassoziierte, konditionierte Reize ausgelöst werden. Stress wirkt sich wahrscheinlich weitgehend unabhängig vom Belohnungssystem auf Hirnregionen wie die Amygdala und auf Botenstoffe wie das serotonerge System aus, während kleine Mengen Kokain und kokainassoziierte Stimuli offenbar zum Rückfall führen, indem sie Dopamin-D1-Rezeptoren aktivieren, wobei diese Rezeptoren auch in der Amygdala vorhanden sind und dort offenbar eine besondere Rolle für den stimulusinduzierten Rückfall in den Kokainkonsum spielen (Alleweireldt et al., 2003; See et al., 2001). Auch das Rückfallgeschehen durch alkoholassoziierte Reize scheint vom dopaminergen System beeinflusst zu werden, aber anders als von der Sensitivierungshypothese erwartet. So zeigte eine Vielzahl von bildgebenden Studien mit funktioneller Kernspintomographie, dass drogenassoziierte Reize bei abhängig kranken Patienten zu einer verstärkten neuronalen Aktivierung des ventralen Striatums und weiterer Bereiche des limbischen Systems sowie von Hirnregionen führt, die wie das anteriore Cingulum oder der dorsolaterale präfrontale Kortex mit der Steuerung der Aufmerksamkeit und der Handlungskontrolle in Verbindung gebracht werden (Heinz et al., 2009a). Eine prospektive Studie konnte zudem beobachten, dass entgiftete alkoholabhängige Patienten in den ersten drei Monaten nach Entgiftung umso mehr Alkohol konsumierten, je stärker die Aktivierung des zentralen Striatums und des anterioren Cingulums bei Präsentation alkoholbezogener Bildreize ausgeprägt war (Grüsser et al., 2004). Wie hängt diese verstärkte Aktivierung bei Präsentation konditionierter Alkoholreize nun mit der dopaminergen Neurotransmission zusammen? Eine kombinierte Studie mit Positronen-Emissions-Tomographie und funktioneller Kernspintomographie bei entgifteten alkoholabhängigen Patienten zeigte, dass die verminderte Verfügbarkeit der Dopamin-D2-Rezeptoren im ventralen Striatum sowohl mit einem erhöhten Alkoholverlangen als auch mit einer verstärkten Aktivierung des anterioren Cingulums bei Präsentation der Alkoholbilder verbunden war (Heinz et al., 2004). Dazu passt eine Studie von Wiesbeck et al. (2001), nach der die Rückfallrate alkoholabhängiger Patienten bei Neuroleptikagabe, d. h. Blockade der Dopamin-D2-Rezeptoren, zunahm.

Der Grund hierfür ist wahrscheinlich in der Bedeutung des dopaminergen Systems für das Erlernen klassischer Pavlovscher Konditionierungsvorgänge zu suchen. Ein klassisch konditionierter Reiz kann bekanntermaßen den positiven Wert der durch ihn zuverlässig angekündigten Belohnung übertragen bekommen (Tindell et al., 2009). Laut Schultz et al. (1997) kommt es immer dann zu kurzfristigen, phasischen Zunahmen der Entladungsrate dopaminerger Neurone, wenn entweder eine Belohnung überraschend eintrifft oder wenn ein konditionierter Reiz diese Belohnung vorhersagt: In beiden Fällen ist die Differenz zwischen dem Ausmaß der eingetroffenen und der bis dahin erwarteten Belohnung positiv und das Ausmaß der dopaminergen Entladung reflektiert diesen Vorhersagefehler („die Belohnung ist größer als erwartet"). Ist nun die striäre dopaminerge Neurotransmission in der frühen Abstinenz erniedrigt, wie dies verschiedene bildgebende Studien nahe legen (Volkow et al., 2002; Heinz et al., 2004, 2005; Martinez et al., 2005), kann dies zum einen dazu führen, dass alkoholabhängige Menschen Probleme haben, etwas Neues zu erlernen bzw. auf neuartige Hinweisreize zu reagieren, die Belohnung ankündigen. Eine Studie mit Bildreizen, die einen möglichen Geldgewinn ankündigten, konnte das direkt bestätigen (Wrase et al., 2007). Wenn der Lernvorgang direkt während der Bildgebung im Scanner gemessen wurde, zeigte sich, dass das funktionelle Zusammenspiel zwischen dem ventralen Striatum, in dem der Prädiktionsfehler errechnet wurde, und dem dorsolateralen präfrontalen Kortex bei Alkoholabhängigen beeinträchtigt war und dass das Ausmaß dieser Veränderung direkt mit der mäßig reduzierten Lernleistung korrelierte (Park et al., 2010). Die Funktionsstörung im ventralen Striatum kann also helfen zu erklären, warum abhängig kranke Menschen oft Probleme haben, etwas Neues zu erlernen, wie z. B. die Suche nach alternativen Genüssen außerhalb des Drogenkonsums. Aber erklären diese Befunde die verstärkte Reaktion auf drogenspezifische Reize bei Vorliegen einer dopaminergen Funktionsstörung?

Um diese Frage zu beantworten, muss noch einmal auf die Rolle der dopaminergen Neurotransmission bei klassischen Konditionierungsvorgängen eingegangen werden. Denn zu einer phasischen Veränderung der Dopaminfreisetzung kommt es auch dann, wenn eine durch konditionierte Reize angekündigte und damit sicher erwartete Belohnung ausbleibt (Schultz et al., 1997). Denn nun ist die Differenz zwischen dem Ausmaß der (eben gerade nicht) eingetroffenen und der erwarteten Belohnung negativ. Der daraus resultierende kurze „Stopp" der Dopaminfreisetzung trägt wahrscheinlich dazu bei, dass ein klassisch konditionierter Reiz in seiner Bedeutung wieder „gelöscht" werden kann. Diese Extinktion kann dann beeinträchtigt sein, wenn z. B. alkoholabhängige Patienten in der frühen Abstinenz eine verminderte Dopaminsynthese und Verfügbarkeit der D2-Rezeptoren im ventralen Striatum aufweisen (Heinz et al., 2004; 2005; Martinez et al., 2005). Tatsächlich korrelierte bei entgifteten alkoholabhängigen Patienten die Reduktion der striären Dopamin-D2-Rezeptoren direkt mit einer verstärkten Aktivierung des anterioren Cingulums durch Alkoholbilder (Heinz et al., 2004). Weiterführende Untersuchungen zeigten, dass entgiftete alkoholabhängige Patienten verstärkt auf Alkoholbilder, aber vermindert auf Bilder reagierten, welche einen möglichen Geldgewinn ankündigten. In beiden Fällen war das Ausmaß der funktionellen Aktivierung im ventralen Striatum mit dem Alkoholverlangen verbunden (Wrase et al., 2007). Wer also besonders stark auf Alkoholbilder und besonders wenig auf die Ankündigung alternativer Belohnungsmöglichkeiten reagierte, hatte das stärkste Verlangen nach Alkohol. Dieses Phänomen wurde auch als „Hijacking of the reward system" beschrieben, da es dazu führt, dass Drogenreize gegenüber anderen Verstärkern eine herausragende motivationale Bedeutung erlangen, und Dopamin könnte einer der entscheidenden Neurotransmitter sein, der zu diesem Phänomen beiträgt. Wir sollten also geduldig bei der Behandlung suchtkranker Menschen sein: Wenn sie nicht alles ebenso schnell lernen wie andere und wenn sie sich immer wieder zu ihren Drogen hingezogen fühlen, kann das daran liegen, dass die Drogeneinnahme die neuronalen Grundlagen belohnungsabhängigen Lernens beeinträchtigt hat.

6.14 Glutamaterge, opioiderge und serotonerge Stimulation der striären Dopaminfreisetzung

Wenn ein alkoholassoziierter Reiz wahrgenommen wird und zur Aktivierung der striären Dopaminfreisetzung führt (Schultz et al., 1997), sind es natürlich nicht der Hirnstamm und die in ihm gelegenen dopaminergen Nervenzellen, die diesen Reiz als belohnungsanzeigenden, konditionierten Stimulus identifizieren. Vielmehr geht der Aktivierung des dopaminergen Kerngebiets im Bereich des ventralen Tegmentums eine komplexe Reizverarbeitung voraus, die u. a. die visuelle Repräsentation des Bildreizes im occipitalen Kortex sowie die schrittweise Bildanalyse im Bereich der visuellen Zentren des occipitalen und temporalen Kortex (Roth, 1999) und den Abgleich mit Gedächtnisspuren im Hippocampus (Vorel et al., 2001) umfasst. Weiterhin kommt es zur emotionalen Bewertung der Situation, die weitgehend im limbischen System stattfindet, und zur Aktivierung des Arbeitsgedächtnisses, das im frontalen Kortex beispielsweise die Art der zu erwartenden Belohnung abspeichert (Watanabe, 1996). In Interaktion mit der Amygdala (Jackobson und Moghaddam, 2001) reguliert der frontale Kortex nun die striäre Dopaminfreisetzung (Taber und Fibiger, 1993). Die bis dahin stattgefundene Reizverarbeitung wird im Wesentlichen durch glutamaterge Exzitation und GABAerge-Inhibition gewährleistet (Taber et al., 1995; Roth, 1999).

Weitere Botenstoffsysteme, die die striäre Dopaminfreisetzung regulieren, sind das opioiderge und das serotonerge System. Körpereigene opiatartige Substanzen, die sog. Endorphine, stimulieren u. a. µ-Opiatrezeptoren im Bereich des ventralen Tegmentums. Diese µ-Opiatrezeptoren befinden sich auf GABAergen Neuronen und hemmen die Aktivität dieser Nervenzellen. Da diese GABAergen Nervenzellen wiederum die Aktivität der dopaminergen Neurone im Bereich des ventralen Tegmentums inhibieren und so die Dopaminfreisetzung im Zielgebiet dieser Nervenzellen, also im Striatum, hemmen, kommt es bei Stimulierung dieser µ-Opiatrezeptoren zu einer indirekt vermittelten striären Dopaminfreisetzung (Spanagel et al., 1992). Alkoholkonsum führt nun zur Freisetzung von Endorphinen, die damit indirekt die Dopaminausschüttung aktivieren. Diese Alkoholwirkung könnte bei Individuen besonders stark ausgeprägt sein, die eine erbliche Disposition zur Alkoholabhängigkeit zeigen. So zeigten Kinder alkoholabhängiger Patienten eine besonders starke Endorphinfreisetzung nach Alkoholkonsum (Gianoulakis et al., 1996; Froehlich et al., 2000). Auch im Tierversuch fand sich bei alkoholpräferierenden Ratten eine verstärkte Endorphinausschüttung nach Alkoholgabe. Interessanterweise war die basale Endorphinausschüttung bei diesen Tieren eher niedrig, sodass es zu einer offenbar kom-

6.14 Glutamaterge, opioiderge und serotonerge Stimulation

pensatorischen Zunahme postsynaptischer μ-Opiatrezeptoren gekommen war (Cowen und Lawrence, 1999). Trifft nun eine hohe alkoholinduzierte Endorphinfreisetzung auf postsynaptisch erhöhte μ-Opiatrezeptoren, so kann es bei diesen disponierten Personen zu einer starken striären Dopaminfreisetzung und damit zu einer besonders ausgeprägten Verstärkung des Alkoholkonsums kommen. Ein zur Alkoholabhängigkeit disponierender Faktor könnte also durch die Ansprechbarkeit des opioidergen Systems und insbesondere der μ-Opiatrezeptoren gegeben sein. Tatsächlich zeigte eine bildgebende Studie mit Positronen-Emission-Tomographie eine deutliche Zunahme der μ-Opiatrezeptoren im ventralen Striatum alkoholabhängiger Patienten im Vergleich zu gesunden Kontrollpersonen, wenn Menschen mit einem seltenen Genotyp des μ-Opiatrezeptors ausgeschlossen waren, der eine deutlich höhere Affinität zu Endorphinen besitzt (Heinz et al., 2005b). Die erhöhte Verfügbarkeit der μ-Opiatrezeptoren im ventralen Striatum und frontalen Kortex korrelierte dabei direkt mit dem Ausmaß des chronischen Alkoholverlangens.

Allerdings lassen sich die alkoholbedingten Wirkungen der μ-Opiatrezeptoren nicht auf die Regulierung der Dopaminfreisetzung begrenzen. Denn μ-Opiatrezeptoren finden sich eben in einer Vielzahl von Hirnregionen wie dem ventralen Striatum, dem Thalamus und dem frontalen Kortex, wo sie an der Vermittlung der angenehmen Wirkungen des Alkoholkonsums beteiligt sein können (Sazdot et al., 1990). Tatsächlich führt eine Blockade dieser μ-Opiatrezeptoren dazu, dass sich eine alkoholinduzierte Euphorie (ein „High") nicht mehr einstellt (Volpicelli et al., 1995). Die Blockade der angenehmen Gefühle beim Alkoholkonsum könnte der rückfallreduzierenden Wirkung des Opiatantagonisten Naltrexon zugrunde liegen (O'Malley et al., 1992; Volpicelli et al., 1992). Ob es darüber hinaus noch eine konditionierte Opiatfreisetzung gibt, die zum reizinduzierten Alkoholverlangen beiträgt und durch Naltrexon blockiert werden kann, ist derzeit nicht bekannt. Für diese Annahme spricht die Beobachtung, dass die Gabe von Naltrexon zu einer verminderten Aktivierung des ventralen Striatums durch alkoholassoziierte und damit wahrscheinlich konditionierte Bildreize führt (Myrick et al., 2008).

Die striäre Dopaminfreisetzung wird auch durch die serotonerge Neurotransmission moduliert. So hemmen Serotonin(5-HT)-2-Rezeptoren die striäre Dopaminfreisetzung, indem sie die hemmenden Wirkungen der Dopamin D2-Autorezeptoren im Bereich des ventralen Tegmentums verstärken. Im Gegensatz dazu stimulieren 5-HT-3-Rezeptoren, die präsynaptisch auf dopaminergen Neuronen lokalisiert sind, die Dopaminfreisetzung im Striatum (Wallis et al., 1993). Verschiedene Studien sprechen für einen verminderten Serotoninumsatz bei alkoholabhängigen Patienten (Fils-Aime et al., 1996), der zu einer erhöhten Stimulierbarkeit der 5-HT-3-Rezeptoren führen könnte. Umgekehrt inhibiert die Blockade der 5-HT-3 Rezeptoren die alkoholbedingte Dopaminfreisetzung (Carboni et al., 1989). Eine Blockade der 5-HT-3-Rezeptoren könnte also möglicherweise die dopaminerg vermittelte Verstärkerwirkung des Alkohols im Rückfall reduzieren. Tatsächlich war bei Kombination von Naltrexon mit Ondansetron, einem 5-HT-3-Antagonisten, die nachfolgende Trinkmenge bei alkoholabhängigen Patienten vermindert (Ait-Daoud et al., 2001). Dieser Effekt fand sich bei Patienten mit frühem Erkrankungsbeginn und sozialen Problemen, sog. Typ-2-Alkoholabhängigen, bei denen schon länger ein verminderter Serotoninumsatz beobachtet wurde (Virkunnen et al., 1994; Fils-Aime et al., 1996), der potentiell zu einer gegenregulatorisch erhöhten Dichte oder Stimulierbarkeit postsynaptischer Serotoninrezeptoren führen könnte. Interessanterweise führte die Kombination von Naltrexon mit Ondansetron, einem Antagonisten am 5-HT-3–Rezeptor, dazu, dass die Akivierung des ventralen Striatums durch alkoholassoziierte Bilder deutlich abnahm (Myrick et al., 2008). Die Gabe von Naltrexon in Kombination mit Ondansetron könnte das Rückfallrisiko also senken, indem sie die Aktivierung dieser motivational wichtigen Region durch alkoholassoziierte Reize abschwächt, möglicherweise durch Hemmung der reizabhängigen Dopaminfreisetzung. Argumente für und gegen eine besondere serotonerge Funktionsstörung bei Alkoholabhängigen mit frühem Krankheitsbeginn werden im Kapitel zur serotonergen Neurotransmission (Kap. 8) näher erörtert.

6.15 Das dopaminerge System und seine Bedeutung für die Nikotinabhängigkeit

Der Nucleus accumbens, Teil des mesolimbischen dopaminergen Systems, gilt als Sitz des „reward systems", des Selbstbelohnungs- oder Selbstverstärkungszentrums im Gehirn. Das dopaminerge Verstärkungssystem reagiert, wie ausführlich beschrieben, nicht nur sensitiv auf physiologische, lebenserhaltende Funktionen wie beispielsweise die Nahrungsaufnahme, Flüssigkeitszufuhr und sexuelle Stimulationen, sondern auch auf die Gabe von Drogen, insbesondere Amphetamin, Kokain und Opioiden, aber auch von Nikotin (Corrigall et al., 1992; Govind et al., 2009).

Die Dopaminausschüttung in den mesolimbischen Strukturen und insbesondere im Nucleus accumbens vermittelt die verhaltensverstärkenden Effekte des Nikotins, die für die Entwicklung einer Abhängigkeit von entscheidender Bedeutung sind (Balfour, 1994; Nisell et al., 1995; Dani und Heinemann, 1996; Balfour et al., 2000). Das Suchtpotenzial von Nikotin ist also letztlich nach Meinung vieler Autoren von seiner Eigenschaft bestimmt, das dopaminerge mesolimbische System mittel- oder unmittelbar zu beeinflussen (Wise und Bozarth, 1987) oder über Sensitivierungsvorgänge eine konditionierte dopaminerge Aktivierung im Vorfeld einer bevorstehenden, angekündigten Einnahme von Nikotin (oder auch anderen Substanzen) zu vermitteln (Joseph et al., 1996).

Die im Folgenden vorgestellten Befunde entstammen im Wesentlichen den Ergebnissen von Tierexperimenten, in denen die molekularen und Verhaltensänderungen im Zusammenhang mit dem dopaminergen System untersucht und beobachtet wurden.

Intravenöse Injektionen von Nikotin führen zu einem Anstieg von Dopamin im extrazellulären Raum im Bereich des Nucleus accumbens. Die mit einer Nikotinapplikation einhergehende Erhöhung des intersynaptischen Dopamins ist ausgeprägter als nach einer Applikation von Morphin, Methadon oder Alkohol, allerdings geringer als nach Gabe von Amphetaminen oder Kokain (Clarke, 1987; di Chiara und Imperato, 1985; di Chiara und Imperato, 1988; Imperato et al., 1986; Imperato et al., 1990; Lapin et al., 1989; Pontieri et al., 1996).

Eine Nikotinzufuhr im Bolus stimuliert eine generelle Freisetzung von Dopamin in den mesolimbischen und nigrostriatalen dopaminergen Bahnen (Balfour, 1999; Clarke und Pert, 1985; Carr et al., 1989; Govind et al., 2009; McGehee et al., 1995; Wonnacott et al., 1989). Grundlage hierfür sind die nikotinbedingten Effekte, die über präsynaptisch lokalisierte, nikotinsensitive Acetylcholinrezeptoren auf dopaminergen Neuronen vermittelt werden (Govind et al., 2009).

Diese „nikotinergen Acetylcholinrezeptoren" sind auf den Neuronen im Nucleus

6.15 Das dopaminerge System und seine Bedeutung für die Nikotinabhängigkeit

accumbens am terminalen Ende des Nervenaxons zu finden. Es gibt sie aber auch auf den somatodendritischen Membranen der dopaminfreisetzenden Neurone im Mittelhirn, die aus der Area ventralis tegmentalis (VTA) in den Nucleus accumbens und den präfrontalen Cortex projizieren sowie auf den diesen vorgeschalteten Neuronen (Nisell et al., 1994), z. B. GABAergen und cholinergen Efferenzen in die VTA. Die höchste Dichte der nikotinergen Acetylcholinrezeptoren im mesolimbischen System befindet sich im Nucleus accumbens.

Die Nikotingabe steigert, vergleichbar mit Kokain oder Amphetaminen, die lokomotorische Aktivität. Auch dies geht, wie bei Kokain, Amphetaminen, Opiaten und Alkohol, mit einer erhöhten Freisetzung des Neurotransmitters Dopamin im mesolimbischen Bereich, insbesondere im Nucleus accumbens, einher (di Chiara und Imperato, 1988; Imperato und di Chiara 1986; Pontieri et al., 1996; Balfour et al., 2000).

Experimente, in denen der Nucleus accumbens durch die Gabe von Nikotinantagonisten (Mecamylamin oder Chlorisondamin) inaktiviert wird, belegen die Abhängigkeit einer Selbstadministration von Nikotin von der konsekutiven Dopaminausschüttung (Corrigall et al., 1992). Eine Toleranzentwicklung der dopaminergen Stimulation konnte von einigen Autoren nicht festgestellt werden (Damsma et al., 1989), diese Befunde sind allerdings umstritten. Im Entzug zeigt sich eine Verminderung der Dopaminausschüttung im Nucleus accumbens um mindestens 25 % (Hildebrand et al., 1999; O'Dell 2009).

Die beschriebene Wirkung von Nikotin auf das dopaminerge System im Nucleus accumbens kann angesichts der nur geringen lokalen Nikotinkonzentration von 10 bis 100 nMol, die durch eine Nikotinaufnahme via Zigarette erreicht werden kann, nicht als eine alleinige direkte Nikotinwirkung interpretiert werden. Die Stimulation erfolgt vielmehr mittelbar über andere vor- oder zwischengeschaltete Transmittersysteme. Wichtiger als die unmittelbare Stimulation nikotinerger Rezeptoren im Bereich des ventralen Striatums scheint die Stimulation von dopaminergen Projektionen aus der Area ventralis tegmenti in den Nucleus accumbens zu sein (Corrigall et al., 1992; Nisell et al., 1995). Auch hierbei ähneln sich die Wirkungen von Nikotin, Kokain und Amphetaminen. Die dopaminerge Stimulation ist also die Folge einer Summation verschiedener Efferenzen in den Nucleus accumbens. Ein Ausfall einzelner Systeme reduziert zwar im Tierversuch die Verstärkerwirkung von Nikotin, unterbindet diese allerdings nicht gänzlich (Corrigall et al., 1994). Die nikotinvermittelte Dopaminfreisetzung im Nucleus accumbens wird beispielsweise durch NMDA-Rezeptorantagonisten reduziert (Nisell et al., 1997). Die Erregung der NMDA-Rezeptoren ist demnach zumindest im Tiermodell für die nikotinvermittelte dopaminerge Stimulation relevant (Markou 2008).

Die akute Zufuhr von Nikotin fördert die Dopaminfreisetzung in der Schalenregion (shell region) des Nucleus accumbens. Beobachtet wird auch bei der wiederholten Gabe von Nikotin eine gesteigerte Ausschüttung von Dopamin im Nucleus accumbens (Benwell und Balfour, 1992; 1996). Vermutlich ist diese Sensitivierung auf eine parallele Stimulation von NMDA-Rezeptoren und eine Ausschüttung des excitatorischen Neurotransmitters Glutamat zurückzuführen (Balfour et al., 1996; Shoaib et al., 1994). Die wiederholte Gabe von Nikotin in kurzen Abständen führt zwar zu einer Sensitivierung des dopaminergen Systems, die aber nicht der shell region, sondern der ‚core region' des Nucleus accumbens zuzuordnen ist (Balfour et al., 1998; 2000; di Chiara, 2000).

Beobachtet wird allerdings eine Dissoziation zwischen der eben erwähnten Sensitivierung der dopaminergen Antwort auf die wiederholte Zufuhr des Nikotins und der lokomotorischen Antwort auf die Gabe der Substanz. Denn durch die Gabe von Nikotinantagonisten kann zwar die Sensitivierung der dopaminergen Antwort blockiert werden, es tritt aber keine Änderung der lokomotorischen Antwort ein (Nisell et al., 1997). Es ist wichtig zu betonen, dass die eben beschriebene Sensitivierung des dopaminergen Systems bei einem bestimmten Individuum nicht ebenfalls nach Gabe anderer Drogen auftritt – die Mechanismen scheinen also spezifisch für die Nikotinwirkung zu sein.

6.16 Die klinische Bedeutung des dopaminergen Systems bei der Nikotinabhängigkeit

Die dopaminerge Stimulation im Nucleus accumbens wirkt unmittelbar verhaltensverstärkend (Markou 2008). Die Erklärung des regelmäßigen oder abhängigen Konsums ist jedoch nicht allein auf dieses Verstärkerprinzip zurückzuführen. Eine chronische Nikotinzufuhr verändert vermutlich mittel- oder langfristig die Schwelle, an der eine positive Verstärkung im dopaminergen System erfolgt. Nach längerer Abstinenzzeit wäre die erneute Zufuhr von Nikotin verhaltensverstärkend. Diesen Prozess durchlebt der starke oder abhängige Raucher an jedem Morgen. Dieser im lerntheoretischen Ansatz als „positive Verstärkung" bezeichnete Prozess festigt das Raucherverhalten und erschwert eine Verhaltensänderung.

Ein Teil dieser Befunde, die hauptsächlich aus In-vitro-Studien oder Tierversuchen stammen, sind nicht uneingeschränkt für den Menschen gültig. Es ist insbesondere unklar, ob der in vitro beobachtete Befund einer mittelbaren Stimulation der dopaminergen Neurone über glutamaterge Strukturen auf die Situation beim Menschen übertragbar ist bzw. ob allgemein in vivo und speziell beim Menschen ausreichend hohe Dosierungen von Nikotin erreicht werden, um eine Stimulation der Dopaminfreisetzung in nennenswertem Umfang auszulösen.

Cotinin, das primäre und wichtigste Abbauprodukt von Nikotin, scheint im Übrigen, wenngleich sehr viel schwächer als Nikotin, ebenfalls eine Dopaminfreisetzung im Striatum zu bewirken, wie Dwoskin et al. (1999) nachweisen konnten.

Die Sensitivierung der dopaminergen Antwort im mesolimbischen System, insbesondere im Nucleus accumbens, ist möglicherweise eine grundlegende Eigenschaft, die allen psychotropen Substanzen (Nikotin, Kokain, Amphetaminen und Opioiden) zu Eigen ist und die mit der Potenz der Substanzen, eine Abhängigkeit entstehen zu lassen, verbunden ist. Diese Zunahme der Sensitivierung steht mit dem Abhängigkeitspotenzial einer Substanz und letztlich wohl auch mit dem Drogenverlangen in Zusammenhang.

6.17 Die nikotinbedingte Stimulation des dopaminergen Systems über andere Neurotransmittersysteme

Die Rolle des Nikotins bei der Suchtentwicklung ist möglicherweise durch die vielfältige Einbeziehung sekundärer Strukturen komplizierter als die anderer psychotroper Substanzen. Die unmittelbare Stimulation dopaminerger Neurone über nikotinerge Acetylcholinrezeptoren ist vermutlich nicht allein für die Aufrechterhaltung der Sucht verantwortlich. Vielmehr werden durch nikotinerge Acetylcholinrezeptoren auch andere Neurotransmittersysteme angesprochen. Eine eventuell auch gegenläufige Aktivierung verschiedener Transmittersysteme ist prinzipiell möglich und im Hinblick auf die Entwicklung der Abhängigkeit noch unerforscht. Nikotin stimuliert beispielsweise auch die Freisetzung von Noradrenalin, u. a. im ventralen Hippocampus. Die Neurone im Bereich des ventralen Hippocampus werden von Afferenzen aus dem Locus coeruleus versorgt (Mitchell 1993). Vainio et al. (2001) gehen aufgrund von In-vitro-Versuchen davon aus, dass auch das Nikotinabbauprodukt Cotinin zu einer Noradrenalinfreisetzung aus bovinen chromaffinen Zellen führen kann.

Auch durch die Stimulation afferenter glutamaterger Neurone im präfrontalen Cortex (Vidal, 1994) beeinflusst Nikotin letztlich wiederum mittelbar die dopaminerge Aktivität (Ziedonis und George, 1997). Präsynaptische Nikotinrezeptoren auf glutamatergen Neuronen erhöhen die Glutamatausschüttung im Nucleus accumbens. Inhibitorische GABAerge Neurone im Nucleus accumbens und in der VTA reduzieren dagegen die Nikotinwirkung in diesem Areal (Watkins et al., 2000; (Markou, 2008; O'Dell, 2009).

Nikotinzufuhr führt auch zum Anstieg von Opioiden im Nucleus accumbens. Aufgrund der im Nucleus accumbens lokalisierten µ-Opioidrezeptoren (Tempel und Zukin, 1987) ist anzunehmen, dass eine nikotinvermittelte Ausschüttung endogener Opioide verhaltensverstärkend wirkt. In welchem Umfang die Nikotinabhängigkeit über das körpereigene Opiatsystem erklärt werden kann, ist noch nicht suffizient untersucht worden.

Auch bei einer Verabreichung des Opiatantagonisten Naloxon entwickeln nikotinabhängige Ratten ein Entzugssyndrom, das in der Symptomatik dem Nikotinentzug gleichkommt (Malin et al., 1993). Bei nikotinabhängigen Personen kann die Gabe von Naloxon zu schweren Nikotinentzugssymptomen führen (Krishnan-Sarin et al., 1999).

Der kompetitive Opiatantagonist Naltrexon wurde in der Raucherentwöhnung mit beschränkt positiven Resultaten eingesetzt (Hutchison et al., 1999; David et al., 2009). Die Verabreichung von Naltrexon geht mit einem geringeren Tageszigarettenkonsum und einer reduzierten Befriedigung durch das Rauchen einher (Wewers et al., 1998). Die genaue Wirkweise ist unklar. Zum einen wird postuliert, durch die Gabe von Naltrexon würden körpereigene Opioide, die durch die Nikotinzufuhr freigesetzt werden, antagonisiert, zum anderen wird angenommen, die dopaminerge Stimulation im Nucleus accumbens, die auch über opioiderge Neurone erfolgt, falle geringer aus.

Wenngleich diese Befunde sehr umstritten sind und auch noch nicht reproduziert werden konnten (Watkins et al., 2000; (Markou, 2008), wird aus diesen ersten Hinweisen geschlossen, dass mit einer Nikotinabhängigkeit auch Veränderungen im endogenen Opioidsystem verbunden sind.

6.18 Zusammenfassung

Wenn Alkohol oder Nikotin konsumiert wird, führt dies zu einer Stimulation der Dopaminfreisetzung im ventralen Striatum (Mereu et al., 1984; 1987). Diese Dopaminfreisetzung führt nach tierexperimentellen Studien zum verstärkten Auftreten all jener Verhaltensweisen, die die Dopaminfreisetzung verursacht haben (Wise, 1988; Robinson und Berridge, 1993). Deshalb gilt das ventrale Striatum auch als Kernregion des sog. Verstärkungs- oder Belohnungssystems (Heinz, 2000). Allerdings erhöhen Alkohol und Nikotin die Dopaminfreisetzung längst nicht so stark, wie dies bei Stimulantien der Fall ist; so steigt nach akutem Alkoholkonsum wie nach dem Konsum verschiedener primärer Verstärker (z. B. von Nahrungsmitteln) die Dopaminausschüttung um bis zu 100 % (Imperato und di Chiara, 1986; Martel und Fantino, 1996), während sie nach Gabe von Amphetamin oder Kokain um das Sechsfache ansteigen kann (Pettit und Justice, 1991).

Es ist umstritten, wie die ventrale Dopaminfreisetzung zur Verhaltensverstärkung führt. Ältere Theorien postulierten, dass die Dopaminfreisetzung angenehme Gefühle auslöst, die das Auftreten jener Verhaltensweisen verstärken, die diese positiven affektiven Gefühle ausgelöst haben (Wise, 1982). Tierexperimentelle Studien und Beobachtungen beim Menschen sprechen allerdings dafür, dass der Genuss beim Eintreffen bzw. Konsum einer Belohnung nicht dopaminerg vermittelt wird, und dass die Dopaminfreisetzung eher mit der „Vorfreude" und dem Verlangen nach einer Belohnung als mit der Lust beim Eintreffen der Belohnung verbunden ist (Schultz et al., 1997; Berridge und Robinson, 1998). Da das dopaminerge System auch durch konditionierte, belohnungsanzeigende Reize aktiviert wird (Schultz et al., 1993), könnten auch drogenassoziierte Reize dieses dopaminerge Verstärkungssystem aktivieren und das Individuum so zum Suchtmittelkonsum motivieren.

Chronischer Alkohol-, Nikotin- und Drogenkonsum führt offenbar zur einer kompensatorischen Down-Regulation der dopaminergen Neurotransmission, insbesondere der Dopamin-D2-Rezeptoren, die sich in der Abstinenz nur verzögert wieder zurückbildet (Heinz et al., 2004; 2005a). Diese kann mit Lernvorgängen interferieren. Insbesondere zeigte sich eine verminderte Lernleistung und ein vermindertes Ansprechen auf belohnungsanzeigende Reize, wenn diese nicht suchtrelevant waren (Wrase et al., 2008; Park et al., 2010). Bei Präsentation alkoholbezogener Bildreize zeigte sich eine Aktivierung des ventralen und zentralen Striatums sowie des anterioren Cingulums, die mit einem hohen Rückfallrisiko assoziiert war (Braus et al., 2001; Grüsser et al., 2004). Offenbar spielt auch hier eine Störung der dopaminergen Neurotransmission im ventralen Striatum eine entscheidende Rolle (Heinz et al., 2004), da eine Reduktion der Dopamin-D2-Rezeptoren dazu führen kann, dass langfristig gelernte Reaktionen auf konditionierte Stimuli nur schwer wieder verlernt (gelöscht) werden können (Heinz et al., 2009a). Es ist derzeit allerdings nicht bekannt, ob diese reizinduzierte Aktivierung des ventralen Striatums tatsächlich allein dopaminerg getriggert ist oder ob andere Neurotransmittersysteme daran entscheidenden Anteil haben. Zumindest für Nikotin liegen Befunde vor, die die Bedeutung dieser anderen Neurotransmittersysteme unterstreichen. Zu diesen Neurotransmittersystemen, die die angenehmen Wirkungen des Nikotin- und Alkoholkonsums vermitteln, gehören offenbar das opioiderge, glutamaterge und serotonerge System (Herz, 1995; Ait-Daoud et al., 2001; Heinz et al., 2005b). Es wurde schon länger postuliert, dass die angenehmen Wirkungen bei Konsum einer belohnenden Substanz über das opioiderge System vermittelt werden (Herz, 1995). Eine Blockade der µ-Opiatrezeptoren durch Naltrexon verhindert das nikotin- und alkoholbedingte Hochgefühl (Volpicelli et al., 1995; Krishnan-Sarin et al., 1999), und Naltrexon allein oder in Kombination mit dem 5-HT-3-Antagonisten Ondansetron reduzierten in klinischen Studien das Rückfallrisiko alkoholabhängiger Patienten (O'Malley et al., 1992; Volpicelli et al., 1992; Ait-Daoud et al., 2001). Ob sich dieser Effekt allerdings tatsächlich aufgrund einer Blockade der angenehmen Wirkungen des Alkoholkonsums ereignet oder ob hier andere Mechanismen eine Rolle spielen, ist derzeit noch nicht bekannt. Nähere Kenntnisse auf diesem Gebiet könnten dazu führen, dass diese rückfall-reduzierenden Medikamente gezielter bei jenen Patienten eingesetzt werden, die beispielsweise für die belohnenden Wirkungen des Suchtmittelkonsums besonders empfänglich sind und deshalb auch nach Entgiftung zum Rückfall neigen. Da beispielsweise die Rückfallraten Alkoholabhängiger unter Naltrexon gegenüber Placebo von ca. 80 % auf 60 % reduziert werden und damit letztendlich nur jeder fünfte Patient von der Naltrexonmedikation profitiert (O'Malley et al., 1992; Volpicelli et al., 1992), wäre ein gezielterer Einsatz dieses Medikaments wünschenswert und für die Behandlung der Patienten ausgesprochen hilfreich.

Die Untersuchungsergebnisse zur Wertigkeit von Naltrexon in der Behandlung abhängiger Raucher gehen in die gleiche Richtung. Doch auch hier sind die Erfolgsquoten noch unbefriedigend (Wewers et al., 1998).

7 Drogeninduzierte Psychosen – diagnostische Kriterien und ihre neurobiologischen Korrelate

In den vorangegangenen Kapiteln wurde auf die Neurobiologie der wichtigsten Drogen und die Mechanismen der Abhängigkeit eingegangen. Auch wurden einige Zusammenhänge zwischen dem Drogenkonsum und verschiedenen weiteren psychiatrischen Störungen bzw. Komorbiditäten dargelegt. Diese Zusammenhänge sind bedeutsam für das Verständnis der Klinik und die Behandlung der Patienten, sie sind aber komplex, nicht einheitlich über alle Komorbiditäten hinweg und wahrscheinlich nur in den wenigsten Fällen unidirektional.

Im vorliegenden Kapitel werden die Zusammenhänge zwischen Drogenkonsum und dem Auftreten von Psychosen näher beleuchtet.

Im klinischen Alltag werden die Begriffe drogeninduzierte Psychose, Drogenpsychose und drogenassoziierte Psychose häufig beliebig benutzt und die Abgrenzung zwischen diesen Störungen und den schizophrenen Psychosen wird selten reflektiert. Eine (möglichst) saubere Abgrenzung ist jedoch sowohl für das Grundverständnis dieser Störungen als auch für die Therapieplanung wichtig. Im Folgenden werden die Kriterien für die Abgrenzung der verschiedenen diagnostischen Entitäten dargelegt und deren neurobiologische Grundlagen erörtert.

7.1 Psychotische Rauschverläufe: die sog. Drogenpsychosen

Halluzinogene Drogen rufen bereits bei üblichen, szenetypischen Dosierungen komplexe, psychoseähnliche Veränderungen der Wahrnehmung von Zeit, Raum und eigenem Körper, Verfremdungserlebnisse (Depersonalisation und Derealisation), Verzerrungen der sensorischen Wahrnehmung und Veränderungen des Gedankenganges und der emotionalen Vorgänge hervor. Diese Drogen, die auch als Psychotomimetika bzw. Psychedelika bezeichnet werden, sind eine äußerst heterogene Gruppe von Substanzen, die über verschiedene pharmakologische Mechanismen wirken (serotonerg, antiglutamaterg, anticholinerg, opioiderg) (Gouzoulis-Mayfrank, 2011a) (**Tab. 2**). Wichtig für die weitere Unterscheidung ist, dass die typischen Phänomene des Halluzinogenrausches von den Konsumenten im Bewusstsein ihrer Herkunft, Natur und zeitlichen Limitation als reizvoll erlebt und immer wieder gezielt im Rausch gesucht werden. Diese Phänomene rechtfertigen per se keine Diagnosestellung über die „übliche" Intoxikation hinaus *(ICD-10 F1x.00: akute Intoxikation ohne Komplikationen)*. Allerdings passiert es immer wieder, dass bei intensiven Rauscherlebnissen die kognitive Kontrolle sozusagen „überrannt" wird und der Konsument die Einsicht in die künstliche Natur seiner Erlebnisse verliert und die Drogeneffekte mit der Realität verwechselt. Diese psychoti-

Tab. 2: Halluzinogene Drogen

Substanzgruppe	Einzelsubstanzen	Vorkommen, Präparationen	Pharmakologische Mechanismen
Indolderivate	LSD	synthetisch, oral	direkt serotonerg (partieller Agonismus am 5-HT$_{2A}$-Rezeptor)
	Psilocybin	Pilze, oral	
	DMT	Schlingpflanzen (*Ayahuasca*), oral	
Phenylethylaminderivate	Meskalin	Kakteen oder synthetisch, oral	
	2-CB, DOM, DOB u. a.	synthetisch, oral	
„Dissoziative" Anästhetika	PCP, Ketamin	synthetisch, oral, i.v.	antiglutamaterg (Antagonismus am NMDA-Rezeptor)
Tropanalkaloide	Atropin, Hyoscyamin, Skopolamin	Blütenpflanzen: Tollkirsche (*Atropa belladonna*), Stechapfel (*Datura*), Engelstrompete (*Brugmansia*), Bilsenkraut (*Hyoscyamus*) u. a., oral	anticholinerg
	Ibotensäure, Muskimol	Pilze: Fliegenpilz (*Amanita*) u. a., oral	GABAerg
Salvinorin A		Salvia Divinorum (Wahrsagesalbei)	Agonismus am κ-Opioidrezeptor

LSD Lysergsäurediethylamid, *DMT* Dimethyltryptamin, *2-CB* 4-Brom-2,5-dimethoxyphenylethylamin, *DOM* 2,5-Dimethoxy-4-methylamphetamin, *DOB* 2,5-Dimethoxy-4-bromamphetamin, *PCP* Phencyclidin

schen Rauschverläufe sind auf die Wirkdauer der Substanz und somit in der Regel auf wenige Stunden limitiert. Sie wurden früher als *Drogenpsychosen* (z. B. LSD-Psychose) bezeichnet und werden heutzutage nach der ICD-10 Klassifikation als *akute Intoxikation mit Delir (ICD-10 F1x.03)* oder *akute Intoxikation mit Wahrnehmungsstörungen (ICD-10 F1x.04)* kodiert (WHO, 2000). Bei den Drogenpsychosen durch Halluzinogene handelt es sich demnach um eine quantitative Steigerung der ohnehin psychoseähnlichen Rauschphänomene. Dabei ist wichtig zu beachten, dass die quantitative Ausprägung des Halluzinogenrausches eine klare Dosisabhängigkeit aufweist. So würde (fast) jeder Mensch „psychotisch reagieren", wenn er eine sehr hohe Dosis von z. B. 300 μg LSD einnehmen würde. Allerdings kommen psychotische Rauschverläufe auch bei üblichen Dosierungen sowohl bei unerfahrenen als auch bei erfahrenen Konsumenten vor. Psychologische Faktoren, die aktuelle Stimmung und die Umgebungsbedingungen des Konsums scheinen hier modulierend auf den Rauschverlauf einzuwirken.

Häufiger als die Drogenpsychosen durch Halluzinogene werden im klinischen Alltag, insbesondere in Notaufnahmen, Psychosen durch andere Substanzen gesehen, deren „übliche" Effekte im Rausch deutlich weniger Ähnlichkeiten mit psychotischen Symptomen aufweisen (**Tab. 3**). So treten

Tab. 3: Drogen, bei denen psychotische Rauschverläufe auftreten können

	Substanzen	Mechanismen	unkomplizierter Rausch (ICD-10 F1x.00)	psychotischer Rauschverlauf (ICD-10 F1x.03, F1x.04)
Halluzinogene	LSD, Psilocybin, Meskalin, PCP, Ketamin u. a.	serotonerg, antiglutamaterg, anticholinerg u. a.	psychosenah: Wahrnehmungsveränderungen, Depersonalisation, Derealisation	quantitative Steigerung des unkomplizierten Rausches, paranoide Situationsverkennungen, Angst
Cannabis	Δ-9-THC	Agonismus am CB1-Cannabinoid-Rezeptor	Entspannung, Euphorie, diskrete Wahrnehmungsveränderungen	Halluzinationen, paranoide Situationsverkennungen, Angst, Agitiertheit
Stimulanzien	Amphetamin, Methamphetamin, Kokain	indirekt dopaminerg	aktivierend, antriebssteigernd, euphorisierend	Halluzinationen, insbes. akustisch und taktil, Verfolgungsideen („speed paranoia"), Angst
Ecstasy	MDMA und ähnliche Derivate	indirekt serotonerg und dopaminerg	emotionale Effekte, Entspannung, Glücksgefühle, Antriebssteigerung, diskrete Wahrnehmungsveränderungen	wie bei Halluzinogenen

LSD Lysergsäurediethylamid, *PCP* Phencyclidin, *Δ-9-THC* Δ-9-Tertahydrocannabinol, *MDMA* 3,4-Methylenedioxymethamphetamin

unter Cannabis in üblichen Dosierungen in der Regel eine Entspannung und leichte Euphorie, aber nur sehr diskrete Wahrnehmungsveränderungen auf. Die Stimulanzien Amphetamin, Methamphetamin und Kokain führen im Allgemeinen auch bei hohen Dosen zu einer Steigerung der Aktivität und des Antriebs, Überwachheit und erhöhter subjektiver Leistungsfähigkeit bei euphorischer oder gereizter Stimmung, aber nicht zu Wahrnehmungsveränderungen oder Denkstörungen. Die Methylendioxyamphetamine (Ecstasy: MDMA und andere Derivate), die chemisch eng verwandt mit Phenethylamin-Halluzinogenen und Amphetaminen sind, rufen neben charakteristischen angenehmen emotionalen und stimulierenden Effekten auch leichtere Veränderungen der Sinneswahrnehmung hervor, diese sind jedoch im Allgemeinen von deutlich milderer Ausprägung im Vergleich zu den Veränderungen unter Halluzinogenen (Gouzoulis-Mayfrank, 2011b).

Sowohl unter Cannabis, als auch unter Stimulanzien und Ecstasy können jedoch unter bestimmten Bedingungen psychotische Rauschverläufe auftreten. Wie sehen aber diese Bedingungen aus? Wann und warum reagiert eine Person psychotisch auf Cannabis oder Speed und eine andere nicht bzw. warum reagiert eine und dieselbe Person einmal psychotisch und einmal nicht?

Im Falle von Cannabis lassen nicht nur klinische Beobachtungen, sondern auch experimentelle Ergebnisse eine Dosisabhängigkeit, ähnlich wie bei den Halluzinogenen, erkennen. So entsprechen bei experimentellen Studien mit oraler Gabe des Hauptwirkstoffs Δ-9-Tetrahydrocannabinol (Δ-9-THC) die psychischen Effekte in der Regel den subpsychotischen Phänomenen des szenetypischen Cannabiskonsums. Bei intravenöser Verabreichung in Form einer Bolusinfusion werden jedoch deutlich höhere Plasmaspiegel innerhalb weniger Minuten erreicht und die Intensität der psychopathologischen Phänomene ist deutlich stärker. Im Rahmen einer Doppelblind-, placebokontrollierten Studie mit Cross-over Design wurden unter i.v. Δ-9-THC ausgeprägte wahnhafte Umdeutungen der experimentellen Situation, Ich-Störungen, starke Veränderungen der akustischen Wahrnehmung, Desorganisiertheit, Gedankenabreißen, assoziative Lockerung und Agitiertheit beschrieben (D'Souza et al., 2004). Auch konnte bei stabil medizierten Patienten mit Schizophrenie nach i.v.-Gabe von Δ-9-THC eine kurzfristige Zunahme der psychotischen Symptomatik verzeichnet werden (D'Souza et al., 2005). Diese Ergebnisse belegen, dass Δ-9-THC dosisabhängig psychoseähnliche Phänomene hervorruft, wobei höhere Dosen hinsichtlich ihrer Intensität den Effekten von Halluzinogenen ähneln können. Verantwortlich dafür können die direkten agonistischen Wirkungen an körpereigenen Cannabinoid-CB1-Rezeptoren im ZNS sein, deren Dichte vor allem im Hippocampus, Cerebellum, Basalganglien, anteriorem Cingulum und frontalem Kortex hoch ist. Interaktionen mit anderen Transmittersystemen können jedoch auch bedeutsam sein. Die Aktivierung von CB1-Rezeptoren wirkt modulierend auf eine Vielzahl anderer Systeme ein. So kommt es nach Gabe von Δ-9-THC zu einer Verstärkung der DA-Freisetzung im mesolimbischen und mesokortikalen System, zu einer Reduktion der GABA-Freisetzung aus Interneuronen und einer Reduktion der Acetylcholinfreisetzung aus cholinergen hippocampalen Neuronen. Insbesondere die Interaktion zwischen dem Endocannabinoid- und dem Dopaminsystem wird als bedeutsam für die Cannabispsychosen angesehen. Individuelle Variationen im Neurotransmitterhaushalt dieser Systeme könnten theoretisch mit einer höheren oder niedrigeren individuellen Empfindlichkeit für die Substanzwirkungen einhergehen und so könnten psychotische Rauschverläufe auch bei üblichen, szenetypischen Konsummengen erklärt werden. Bisher konnte experimentell in einer Doppelblind-, placebokontrollierten Studie gezeigt werden, dass der funktionelle Polymorphismus des COMT-Gens (Catechol-O-Methyltransferase), welcher an der Verstoffwechselung von Dopamin beteiligt ist, die psychopathologischen und kognitiven Akuteffekte von Δ-9-THC moduliert (Henquet et al., 2006). Stärkere, psychoseähnliche Effekte traten bei den Trägern von Val-Allelen des COMT-Gens auf, die eine schwächere Verstoffwechselung von Dopamin im Vergleich zu den homozygoten Trägern der Meth-Meth-Variante des Enzyms aufweisen. Damit spricht dieser Befund für die Bedeutung der Interaktion zwischen Endocannabinoid- und Dopaminsystem hinsichtlich psychotischer Rauschverläufe.

Anders als bei Halluzinogenen und Cannabis lässt sich im Falle der Stimulanzien kein regelhafter Zusammenhang zwischen der einzelnen Dosis und dem Auftreten psychotischer Phänomene feststellen. Selbst unter sehr hohen Einzeldosen von Amphetamin bis hin zum toxischen Bereich lassen sich unter experimentellen Bedingungen regelhaft maniforme Bilder, aber höchstens vereinzelt psychotische Phänomene induzieren (Angrist und Gershon, 1970, Vollenweider et al., 1998). Allerdings konnten bei frühen Studien ausgeprägte, schizophrenieähnliche Bilder gezeigt werden, wenn innerhalb weniger Tage mehrere Einzeldosen von Amphetamin im Abstand von jeweils einigen Stunden appliziert wurden (Griffith et al., 1972). Die psychotischen Rauschverläufe bei Stimulanzien präsentieren sich typischerweise mit Verfolgungsängsten, taktilen und akustischen Halluzinationen. Tierexperimentell ist das Phänomen der Sensitivierung im Sinne einer Intensivierung der lokomotorischen und elektrophysiologischen Antwort auf Stimulanzien bei wiederholter Applikation gut belegt (Lieberman et al., 1990, Übersicht in: Mueser et al., 1998). Ähnliche Sensitivierungsphänomene könnten möglicherweise auch für das Auftreten psychotischer Rauschverläufe unter Stimulanzien verantwortlich sein.

7.2 Drogeninduzierte Psychosen

Jeder Kliniker weiß, dass Drogen, bei denen psychotische Rauschverläufe auftreten, insbesondere bei regelmäßigem Konsum auch längerdauernde Psychosen von mehreren Tagen oder Wochen induzieren können (Poole und Brabbins, 1996, Johns, 2001). Die amphetamininduzierten Psychosen wurden bereits in den 50er Jahren eingehend beschrieben und sie waren seinerzeit ein wichtiger Baustein bei der ersten Formulierung der Dopaminhypothese der Schizophrenie (Snyder, 1973, 1976; Meltzer und Stahl, 1976). *Drogeninduzierte Psychosen* haben phänomenologische Besonderheiten, die an den Akuteffekten der verschiedenen Substanzen anknüpfen und in der älteren Literatur z. T. ausführlich beschrieben wurden. So weisen cannabisinduzierte Psychosen häufig delirante Züge auf (Stringaris, 1972), zu den amphetamininduzierten Psychosen gehören typischerweise taktile Halluzinationen („Wanzen unter der Haut") und Verfolgungsideen („speed paranoia") (Connell, 1958; Bell, 1965), und bei halluzinogeninduzierten Psychosen imponieren häufig affektive Elemente und optische Phänomene. Allerdings erlaubt alleine die Querschnittsymptomatik im Einzelfall keine verlässliche differenzialdiagnostische Abgrenzung zu schizophrenen oder schizoaffektiven Störungen.

Entscheidend für die Diagnose und Differenzialdiagnose der drogeninduzierten Psychosen ist demnach nicht die Phänomenologie, sondern vielmehr die Beachtung der zeitlichen Zusammenhänge zwischen Konsum und Auftreten der psychischen Symptome. Die *Psychotischen Störungen durch psychotrope Substanzen (ICD-10: F1x.5)* überdauern definitionsgemäß das eigentliche Rauscherlebnis, sie sind aber dennoch zeitlich limitiert. Nach der ICD-10 Klassifikation tritt der psychotische Zustand „während oder unmittelbar nach der Einnahme" der Substanz auf („gewöhnlich innerhalb von 48 Stunden"), und er „geht typischerweise innerhalb eines Monats zumindest teilweise, innerhalb von sechs Monaten vollständig zurück" (WHO, 2000). Die DSM-IV Kriterien sind an dieser Stelle enger, denn sie sehen eine *substanzinduzierte psychotische Störung (DSM-IV Codes 292.11, 292.12)* nur dann vor, wenn die psychotische Symptomatik sich „während der Intoxikation" oder „während oder kurz nach einem Entzugssyndrom" entwickelt und nicht länger als „vier Wochen nach Absetzen der Substanz" persistiert (APA, 1996). Die Unterschiede zwischen den zwei Klassifikationen machen deutlich, dass es keine natürliche Grenze zwischen substanzinduzierten und „endogenen" Psychosen gibt und dass jede Grenzziehung einer Konvention bzw. einem Konsens unter Experten auf der Grundlage klinischer Erfahrung entspricht. Dennoch haben die

Konsensdefinitionen/-abgrenzungen eine hohe Relevanz für die Behandlung der Patienten.

Bei Betrachtung der oben skizzierten Zeitkriterien für die drogeninduzierten Psychosen wird deutlich, dass eine diagnostische Einordnung häufig erst im Verlauf ermöglicht wird. Bei denjenigen Patienten, die durchgängig konsumieren, kann es sogar über lange Zeiträume unmöglich sein, eine Diagnose zu stellen. Bei der ICD-10 Klassifikation heißt es hierzu explizit: „Mit besonderer Sorgfalt ist zu vermeiden, irrtümlich eine schwerere Störung wie z. B. eine Schizophrenie zu diagnostizieren, wenn die diagnostischen Voraussetzungen für eine substanzinduzierte Psychose vorliegen" (WHO, 2000). Im Umkehrschluss heißt das aber, dass die zunächst konservativ gestellte (Verdachts-)Diagnose einer drogeninduzierten Psychose im Verlauf häufig zugunsten einer Psychose aus dem schizophrenen Formenkreis revidiert werden muss, wenn die Psychose zwar in engem zeitlichen Zusammenhang mit dem Drogenkonsum erstmalig auftrat, aber im Verlauf auch nach mehreren Monaten bei gesicherter Abstinenz symptomatisch bleibt *oder* im weiteren Verlauf bei Abstinenz rezidiviert. Dieser regelhaft erforderliche Diagnoseshift wurde bereits bei einer älteren Untersuchung über die Rolle von LSD als Trigger von Psychosen gezeigt (Vardy und Kay, 1983): Hier wurden ersterkrankte psychotische Patienten mit aktuellem LSD-Konsum, die zunächst als LSD-induzierte Psychosen diagnostiziert worden waren, über drei bis fünf Jahre weiterverfolgt und mit einer Gruppe ersterkrankter schizophrener Patienten ohne Drogenkonsum verglichen: Beide Gruppen weisen vergleichbare psychopathologische Merkmale und ähnlich hohe Inzidenzen von Psychosen in der Familienanamnese sowie einen vergleichbaren Verlauf bzw. eine vergleichbare Rückfallfrequenz im Follow-Up-Zeitraum auf (ebd.).

Die neurobiologischen Mechanismen der drogeninduzierten Psychosen sind insgesamt unklar. Es liegt nahe anzunehmen, dass der Konsum mit der individuellen Veranlagung für die Entwicklung von Psychosen interagiert, es ist aber nicht bekannt, auf welchem Weg dies geschieht und ob die direkten pharmakologischen Mechanismen der verschiedenen Substanzen entscheidend sind oder ob z. B. sekundäre Mechanismen und Sensitivierungsphänomene eine Rolle spielen. So führt die Stimulation der Serotonin-5HT$_{2A}$-Rezeptoren durch Halluzinogene zur Verstärkung der Aktivität glutamaterger Pyramidenzellen im frontalen Kortex, aber auch zur Aktivierung GABAerger Basketzellen, die wiederum über Interaktionen mit anderen glutamatergen Neuronen und GABAergen Interneuronen zu einer Zunahme der Aktivität im mesolimbischen dopaminergen System führen kann (Krystal et al., 1999). Auch hinsichtlich der Abgrenzung von drogeninduzierten Psychosen zu Schizophrenien, deren Manifestation durch den Drogenkonsum beschleunigt/begünstigt wurden (s. Abschnitt 7.3), liegt die Annahme nahe, dass wir es neurobiologisch mit einem Kontinuum zu tun haben, bei dem unterschiedliche Ausprägungen von Drogenwirkungen und individueller Veranlagung für die Entwicklung von Psychosen miteinander interagieren.

7.3 Können Drogen eine Schizophrenie auslösen?

Schizophrene Psychosen weisen eine hohe Komorbidität mit Sustanzmissbrauch/-abhängigkeit auf. Bereits in den 80er Jahren ergab die bekannte Epidemiologic Catchment Area (ECA) Studie des NIMH eine Lifetime-Prävalenz von 47 % für Missbrauch/Abhängigkeit unter schizophrenen

Patienten, darunter 33,7 % für Alkoholmissbrauch/-abhängigkeit und 27,5 % für Missbrauch/Abhängigkeit von einer anderen Substanz (Regier et al., 1990). Bei einer Vielzahl von seither durchgeführten Studien variieren die Komorbiditätsraten je nach Methodik und untersuchtem Kollektiv zwischen 30 und 70 %. Bemerkenswert ist, dass bereits Patienten mit einer psychotischen *Ersteepisode* eine hohe Komorbidität mit Substanzmissbrauch/-abhängigkeit von 23 % bis 44 % aufweisen (Übersicht in Gouzoulis-Mayfrank, 2007). In einer umfangreichen Übersichtsarbeit ermittelten Drake und Mueser (2000), dass unter Patienten mit schizophrenen Psychosen die Lifetime-Prävalenz für Missbrauch/Abhängigkeit durchschnittlich bei 50 % und die Prävalenz für *aktuellen* Missbrauch/Abhängigkeit (letzte sechs Monate) bei 25 % bis 30 % liegen. In der Zusammenschau kann man davon ausgehen, dass unter schizophrenen Patienten der Alkoholismus mindestens dreimal häufiger und andere Abhängigkeitserkrankungen mindestens sechsmal häufiger vorkommen im Vergleich zu einer Durchschnittspopulation (Chambers et al., 2001). Unter den illegalen Drogen steht an erster Stelle Cannabis, gefolgt von den Stimulanzien, die zumindest in den USA unter Patienten mit Schizophrenie sehr verbreitet sind (Übersicht in Gouzoulis-Mayfrank, 2007). Hingegen scheint die Prävalenz der Opiatabhängigkeit bei Patienten mit Schizophrenie im Vergleich zu der Allgemeinbevölkerung nicht erhöht zu sein (Dalmau et al., 1999, Farrell et al., 2002).

Die auffällige Häufung des Konsums von Substanzen mit pro-psychotischem Potenzial bei Patienten mit Schizophrenie wirft die Frage auf, ob über die zeitlich limitierten, drogeninduzierten Psychosen hinaus durch die Drogen auch Psychosen ausgelöst bzw. „ausgeklinkt" werden könnten, die sich im weiteren Verlauf vom Substanzkonsum abkoppeln und verselbstständigen. In der Tat wird diese Möglichkeit aktuell intensiv diskutiert. Allerdings sollten auch alternative Modelle zur Erklärung der hohen Komorbidität zwischen Psychosen und Abhängigkeitserkrankungen berücksichtigt werden.

7.3.1 Die Hypothesen der Selbstmedikation und Affektregulation

Nach diesen Modellen wird angenommen, dass das Suchtverhalten eine Reaktion bzw. einen ungünstigen Copingversuch auf unmittelbare oder mittelbare Symptome und Auswirkungen der schizophrenen Psychose darstellt (Khantzian, 1985, 1997; Blanchard et al., 1999, 2000). Diese Hypothesen haben über lange Zeit die Vorstellungen zu der Suchtentwicklung bei psychotischen Patienten dominiert, sie konnten jedoch in neuerer Zeit empirisch nicht belegt werden. Vielmehr sprechen systematische Erhebungen dafür, dass die Konsummuster überwiegend mit der nach Ort und Zeit fluktuierenden Verfügbarkeit der Substanzen zusammenhängen (Mueser et al., 1992). Aktuell dominiert die Auffassung, dass psychotische Patienten aus ähnlichen Gründen und Motivationen wie andere Menschen konsumieren und keine „Selbstbehandlung" ihrer psychotischen Symptome durch den Konsum betreiben (Übersichten in: Mueser et al., 1998; Lee und Meltzer, 2001).

7.3.2 Die Social-Drift-Hypothese

Trotz der intensiven Bemühungen der letzten Jahrzehnte in Richtung Resozialisierung und Integration bedeutet die schizophrene Erkrankung für viele Patienten leider immer noch einen sozioökonomischen Abstieg. Im Sinne des *social drift* verlagert sich der Lebensraum der Patienten häufig in soziale Umfelder, wo deviantes Verhalten einschließlich Alkohol- und Drogenkonsum relativ verbreitet ist. Hypothesengemäß könnten sich soziale Randgruppen mit normabweichendem Verhalten gegenüber Menschen mit anderen Auffälligkeiten toleranter zeigen, so dass schizophrene Patienten innerhalb solcher Gruppen sich möglicherweise eher angenommen und wohler fühlen würden (Übersicht in: Müller-Thomsen et al., 1994; Mueser et al., 1998). Auch diese Zusammenhänge sind jedoch – ähnlich wie die Selbstmedikationshypothese – nicht empirisch belegt.

7.3.3 Das Modell der Psychoseinduktion durch den Drogenkonsum

Dieses aktuell intensiv diskutierte Modell wurde erstmalig in den 80er Jahren durch die Ergebnisse der bekannten prospektiven schwedischen Rekrutenstudie in die Diskussion eingebracht (Andreasson et al., 1987). Dabei wurde in den Jahren 1969/1970 ein kompletter Jahrgang von ca. 45.000 jungen Wehrdienstsoldaten untersucht und zunächst bis 1983 weiterverfolgt. Hauptergebnis war, dass diejenigen Soldaten, die in der Eingangsuntersuchung Erfahrungen mit Cannabis angaben, ein 2,4-faches Risiko hatten, bis zum zweiten Untersuchungszeitpunkt an Schizophrenie zu erkranken. Bei Soldaten mit regelmäßigem Cannabiskonsum bei der Baseline (mindestens 50-mal) war das Risiko für eine spätere Schizophrenie auf das Sechsfache erhöht. Im Rahmen einer zweiten Follow-up-Erhebung nach 27 Jahren wurden die Ergebnisse bei Anwendung strengerer methodischer Kriterien bestätigt (Zammit et al., 2002): Der dosisabhängige Effekt von Cannabis blieb signifikant auch nach Adjustierung für verschiedene möglicherweise konfundierende Variablen, die bei der ersten Erhebung nicht „herausgerechnet" worden waren, wie soziodemographische Faktoren, IQ, Persönlichkeitseigenschaften, weitere psychische Störungen, Auffälligkeiten in der kindlichen Entwicklung und Konsum anderer Drogen. Zusätzlich wurden in einem sehr konservativen Ansatz alle Fälle aus den Analysen entfernt, bei denen die Psychose sich innerhalb von fünf Jahren nach der Musterung manifestiert hatte. Somit wurden diejenigen Fälle ausgeschlossen, bei denen der Cannabiskonsum möglicherweise einer „Selbstmedikation" bei unspezifischen Prodromalsymptomen und Beschwerden im Vorfeld einer sich entwickelnden Psychose entsprach.

Zwischenzeitlich liegen Ergebnisse weiterer prospektiver epidemiologischer Studien vor, die ebenfalls die Rolle des Cannabiskonsums als Risikofaktor für die Manifestation einer Schizophrenie unterstreichen. Die methodisch stringenteste ist die Dunedin-Studie aus Neuseeland, bei der eine repräsentative Population von über 1.000 Personen prospektiv im Alter von 11, 15, 18 und 26 Jahren untersucht wurde (Arseneault et al., 2002). Hauptergebnis war, dass Cannabiskonsum im Alter von 15 Jahren die Diagnose einer schizophreniformen Störung im Alter von 26 Jahren voraussagte. Konkret entwickelte jeder zehnte aus dem Personenkreis mit frühem Cannabiskonsum später eine schizophreniforme Störung, im Vergleich zu nur 3 % der Personen ohne Cannabiskonsum. Interessanterweise war dieser Zusammenhang nicht signifikant, wenn der Cannabiskonsum erst im Alter von 18 Jahren initiiert wurde.

In die gleiche Richtung gehen die Ergebnisse weiterer großer prospektiver epidemiologischer Studien, die allerdings das weichere Kriterium von psychotischen Symptomen unterhalb der Schwelle einer klinischen Diagnose wählten: Die Christchurch-Studie aus Neuseeland, die NEMESIS- und die Zuid-Holland-Studie aus den Niederlanden und die EDSP-Studie aus

Süddeutschland untersuchten katamnestisch 1.000 bis 4.000 Kinder, Jugendliche oder junge Erwachsene über einen Zeitraum von 3 bis 14 Jahren und beschrieben Zusammenhänge zwischen frühem Cannabiskonsum und späteren subklinischen psychotischen Symptomen (Fergusson et al., 2003, 2005; Van Os et al., 2002, Henquet et al., 2005; Ferdinand et al., 2005a, 2005b).

Auf der Basis dieser Ergebnisse wird der Cannabiskonsum aktuell als *eine* Komponente bei der Ätiologie der Schizophrenie angesehen, wobei die meisten Untersuchungen einen Dosiseffekt und einen Effekt des Einstiegsalters in den Konsum zeigen (Übersichten in Arseneault et al., 2004; Fergusson et al., 2006). Hierzu passen auch tierexperimentelle Befunde, wonach Ratten, die vor der Pubertät mit Δ9-TCH behandelt wurden, später im Erwachsenenalter neurophysiologische Auffälligkeiten und Verhaltensauffälligkeiten aufweisen, die als modellhaft für die Schizophrenie gelten (Beeinträchtigung der Präpulsinhibition des Startle-Schreckreflexes und der Merkfähigkeit, ängstliches Verhalten und auffällige soziale Interaktionen), während Ratten, die erst im Erwachsenenalter mit Δ9-THC behandelt wurden, in der Abstinenz keine Auffälligkeiten mehr zeigen (Schneider und Koch, 2003, 2005). Da das Endocannabinoidsystem etwa bis zum Pubertätsalter reift, wird angenommen, dass frühe exogene Manipulationen durch einen präpubertären Cannabiskonsum das System nachhaltig destabilisieren, während Manipulationen nach Abschluss der Reifung des Endocannabinoidsystems keine langfristig anhaltenden Störungen mehr auslösen können. Die genauen Mechanismen sind nicht hinreichend geklärt, jedenfalls gibt es Hinweise, dass dem Endocannabinoidsystem, möglicherweise durch seine Interaktion mit dem dopaminergen System, eine Bedeutung bei der Pathophysiologie der Schizophrenie zukommt, welche auch Ausgangspunkt für neue medikamentöse Behandlungsansätze werden könnte (Müller-Vahl und Emrich, 2008).

In diesem Zusammenhang wird derzeit diskutiert, ob regionale Unterschiede in der Verbreitung des Drogen- und insbesondere des Cannabiskonsums in Kombination mit der Vorverlagerung des Einstiegsalters in den Drogenkonsum und der zunehmenden Verbreitung hochkonzentrierter Cannabiszüchtungen die neuerdings festgestellten Häufungen von Neufällen mit Schizophrenie in bestimmten Ballungsgebieten zumindest partiell erklären können (Boydell et al., 2006, Murray et al., 2006, Hickman et al., 2007). So zeigt sich aktuell eine auffällig hohe Inzidenz der Schizophrenie im südöstlichen Teil der Londoner Region und in der Region Zürich (Boydell et al., 2003, 2006; Kirkbride et al., 2006; Ajdacic-Gross et al., 2007), während die Inzidenz bei weltweiter Betrachtung global konstant bleibt oder sogar leicht abnimmt.

Schließlich ist unklar, ob auch andere Drogen mit pro-psychotischem Potenzial wie die Stimulanzien eine ähnliche Bedeutung als Risikofaktor für die Entwicklung schizophrener Psychosen haben könnten wie Cannabis. Die großen epidemiologischen Studien haben diesen Zusammenhang nur für Cannabis aufzeigen können, allerdings ist es denkbar, dass aufgrund der deutlich geringeren Verbreitung anderer Drogen in der Allgemeinbevölkerung lediglich die erforderliche statistische *power* für den Nachweis eines Zusammenhanges fehlt.

7.3.4 Das Supersensitivitätsmodell

Ausgangspunkt für dieses Modell waren Beobachtungen, wonach schizophrene Patienten häufig relativ geringe Mengen von Suchtstoffen konsumieren, seltener eine körperliche Abhängigkeit und andere organische Nachfolgeschäden durch die Suchtstoffe entwickeln, aber dennoch häufig unangenehme Akuteffekte bzw. Akutkomplikationen erleben und insbesondere bei geringen Dosen von Stimulanzien und Halluzinogenen psychotische Symptome entwickeln bzw. einen psychotischen Rückfall erleben (Knudsen und Vilmar, 1984; Lieberman et al., 1987; Drake et al., 1989, 1990; Swofford et al., 1996; Gupta et al., 1996; Übersicht in Gouzoulis-Mayfrank, 2007). Daraus resultiert, dass der negative Einfluss des Konsums auf die Entwicklung/den Verlauf der Psychose sich auch bei relativ geringen Konsummengen zeigt, die ansonsten nicht den Kriterien eines Missbrauches entsprochen hätten (Drake et al., 1989). Vereinfacht ausgedrückt besagt das Supersensitivitätsmodell, dass es eine Teilpopulation gibt, die auf die pro-psychotischen Effekte von Drogen empfindlicher als der Durchschnitt reagiert. Somit wird implizit eine primär erhöhte Veranlagung/Vulnerabilität für die Entwicklung einer Psychose vorausgesetzt, und den Drogen wird in Anlehnung an das Vulnerabilitäts-Stress-Modell der Schizophrenie (Zubin und Spring, 1977) die Rolle eines Stressors zugeschrieben (Mueser et al., 1998).

Interessanterweise führten bereits die Autoren der schwedischen Rekrutenstudie das Vulnerabilitätsmodell auf, und sie schlugen vor, dass der Cannabiskonsum als Stressor angesehen werden könnte, der bei einer entsprechenden biologischen Vulnerabilität den Ausbruch der Erkrankung triggert bzw. beschleunigt (Andreasson et al., 1987). Diese Annahme ist kompatibel mit dem mehrfach replizierten Befund, dass komorbide Patienten mit der Doppeldiagnose Psychose und Drogen-, vor allem Cannabismissbrauch beim Ausbruch der Schizophrenie durchschnittlich jünger sind als schizophrene Patienten ohne die Komorbidität (Übersicht in Gouzoulis-Mayfrank, 2007).

Bei differenzierter Betrachtung sprechen einige Ergebnisse aus den im letzten Kapitel genannten prospektiven epidemiologischen Studien gegen eine einfache Induktion der Psychose durch den Drogenkonsum, und für eine Interaktion von Drogenwirkungen und Vulnerabilität für die Entwicklung einer Psychose im Sinne des Supersensitivitätsmodells. So zeigte sich bei der Dunedin-Studie aus Neuseeland, dass der Effekt des frühen Cannabiskonsums auf eine spätere psychotische Manifestation unter das Signifikanzniveau sank, nachdem für subklinische psychotische Symptome im Kindesalter adjustiert wurde (Arseneault et al., 2002); und in der süddeutschen EDSP-Studie war der Effekt von Cannabis deutlich stärker, wenn bereits bei der Baseline im Adoleszenzalter subklinische psychotische Symptome im Sinne einer vermuteten Prädisposition nachweisbar waren (Henquet et al., 2005).

Nur, was ist die Grundlage für diese Supersensitivität bzw. was könnten die Mechanismen für die vermutete Interaktion zwischen Drogenwirkungen und Vulnerabilität sein? Der erste und bisher einzige konkrete Befund hierfür stammt aus der neuseeländischen Dunedin-Studie, bei der der funktionelle Polymorphismus des an der Verstoffwechselung von Dopamin beteiligten COMT-Gens mit den Cannabiseffekten interagierte: Unter den Personen mit Cannabiskonsum seit der Adoleszenz hatten insbesondere diejenigen eine höhere Wahrscheinlichkeit, später psychotische Symptome und eine schizophreniforme Störung zu entwickeln, die Träger eines oder beider Val-Allele des COMT-Gens waren (Caspi et al., 2005). Träger der Val-Allele haben eine schwächere Verstoffwechselung von Dopamin im Vergleich zu den homozygoten Trägern der Meth-Meth-Variante des Enzyms. Damit spricht dieser Befund für die Bedeutung der Interaktion zwischen Endocannabinoid- und Dopaminsystem nicht nur hinsichtlich psychotischer Rauschverläufe (s. Kapitel 7.1), sondern auch hinsichtlich der Induktion von Psychosen aus dem schizophrenen Formenkreis.

7.3.5 Das Modell gemeinsamer ätiologischer Faktoren

Eine weitere Möglichkeit ist, dass sowohl den Psychosen als auch den Abhängigkeitserkrankungen eine gemeinsame neurobiologische Grundlage bzw. gemeinsame prädisponierende Faktoren zugrunde liegen könnten. Da sowohl schizophrene Psychosen als auch Abhängigkeitserkrankungen jeweils eine starke genetische Komponente aufweisen, würde es nahe liegen, auch für die Komorbidität eine genetische Grundlage anzunehmen. Allerdings haben die bisherigen Daten aus Familienstudien und einer Zwillingsstudie diese genetische Hypothese nicht stützen können (Kendler, 1985; Kendler und Gardner, 1997; Mueser et al., 1998; Blanchard et al., 2000).

Dennoch können vor allem präklinische Befunde dahingehend interpretiert werden, dass bestimmte neurobiologische Grundmechanismen der Schizophrenie gleichzeitig diejenigen neuronalen Mechanismen begünstigen, die die positiven Verstärkungseffekte psychotroper Substanzen (reward) vermitteln und somit die Vulnerabilität für eine Suchtentwicklung erhöhen könnten. Diese sog. *primary addiction hypothesis* der Komorbidität geht von einer Dysfunktion des zentralen dopaminergen Systems im gleichen zerebralen Netzwerk bei der Schizophrenie und den Suchterkrankungen aus (Chambers et al., 2001).

Die zentrale Bedeutung des mesolimbischen dopaminergen Belohnungssystems, der Verstärkung der Dopaminfreisetzung in den Nucleus accumbens (NAcc) und der verminderten präfrontalen Kontrolle über den NAcc für die Abhängigkeitsentwicklung wird im Kapitel 6 erläutert. Bei der DA-Hypothese der Schizophrenie wird angenommen, dass die dopaminergen Projektionen zum präfrontalen Kortex (PFC) eine verminderte Aktivität aufweisen (mesokortikales System), während die dopaminergen Projektionen zum NAcc hyperaktiv sind (mesolimbisches System) (Davis et al., 1991). Ferner wird angenommen, dass primär defiziente glutamaterge Projektionen vom PFC zum NAcc eine verstärkte DA-Aktivität im NAcc zur Folge haben. Funktionsstörungen im Hippocampus können ebenfalls die Kontrolle der Aktivität des NAcc beeinträchtigen und zu einer Disinhibition des mesolimbischen DA-Systems beitragen. Im Rahmen der *primary addiction hypothesis* verweisen Chambers und Mitarbeiter (2001) auf tierexperimentelle Befunde, wonach eine Verstärkung der dopaminergen Aktivität im mesolimbischen System zu einer Zunahme der *reward*-Effekte durch neue Reize, aber auch zu einer Abnahme normaler Extinktionseffekte bei wiederholter Darbietung gleicher Reize und zu einer Abnahme des konditionierten Vermeidungsverhaltens bei Kopplung mit aversiven Reizen führt. Diese Befunde könnten erklären, warum schizophrene Patienten trotz negativ erlebter Exazerbation ihrer psychotischen Symptome ihren Konsum weiterführen (Chambers et al., 2001). Zusammenfassend könnten die krankheitsbedingten funktionellen Störungen des Netzwerkes in der Schizophrenie sich in ähnlicher Weise wie die Veränderungen durch den Konsum auswirken.

Die *primary addiction hypothesis* wird durch Untersuchungen mit einem tierexperimentellen Entwicklungsmodell der Schizophrenie gestützt: Es handelt sich um das etablierte Modell der neonatalen ventralen Hippocampusläsion (NVHL) von Lipska und Weinberger (1993). Hierbei wird Ratten kurz nach der Geburt eine mesiotemporale Läsion gesetzt, die insbesondere den Bereich des Hippocampus und Parahippocampus erfasst. Bei solchen Läsionen finden sich in der Folge biochemische und zelluläre Adaptationen in den Projektionsgebieten des ventralen Hippocampus einschließlich präfrontaler Cortex und NAcc. Bei den NVHL-Ratten finden sich im Erwachsenenalter behaviorale Auffälligkeiten, die ihre

Analogie in Verhaltensmerkmalen und kognitiven Defiziten bei Patienten mit Schizophrenie haben: So zeigen die NVHL-Tiere lokomotorische Überreaktionen auf Stress, Umgebungswechsel und dopaminerge Stimulation, die sich auf Antipsychotika (teil-) reversibel zeigen, ferner Defizite von *sensory gating* (Präpuls-Inhibition des Startle-Reflexes), latenter Inhibition und Arbeitsgedächtnis sowie auffällige soziale Interaktionen. Interessanterweise zeigen dieselben NVHL-Ratten im Erwachsenenalter bei Verfügbarkeit von Kokain ein ausgeprägteres Selbstinjektionsverhalten, das als stärkere Suchtanfälligkeit interpretiert werden kann. Ferner zeigen die NVHL-Ratten nach zweiwöchiger Abstinenz und dann erneuter Verfügbarkeit von Kokain wiederum ein rasch eskalierendes Selbstinjektionsverhalten, das als stärkeres *drug seeking* und stärkere Rückfallgefährdung interpretiert werden kann (Chambers und Self, 2002). Schließlich zeigen die NVHL-Ratten stärkere lokomotorische Reaktionen nach einmaliger Gabe und stärkere lokomotorische Sensitivierung nach wiederholter Gabe von Kokain (Chambers und Taylor, 2004).

Die *primary addiction hypothesis* hat den Vorteil, dass sie mit variablen Reihenfolgen in der Manifestation der beiden Störungen vereinbar ist (d. h. ein Substanzmissbrauch kann sich vor, gleichzeitig oder nach dem Auftreten psychotischer Symptome entwickeln). Klinisch und epidemiologisch lässt sie sich allerdings nicht verifizieren. Lediglich bei der Zuid-Holland-Studie wurde berichtet, dass subklinische psychotische Symptome bei der Baseline und damit eine vermutete Prädisposition für Psychosen einen Voraussagewert hatten, nicht nur hinsichtlich der späteren Entwicklung einer Psychose unter Cannabiskonsum, sondern auch hinsichtlich einer späteren Entwicklung eines Cannabiskonsums per se (Henquet et al., 2005). Als Erklärung für diesen Befund favorisierten die Autoren der Zuid-Holland-Studie gemeinsame Vulnerabilitätsfaktoren für die beiden Störungen (Ferdinand et al., 2005a, 2005b).

7.4 Zusammenfassung

Psychotische Rauschverläufe kommen bei einer Vielzahl von Drogen vor, die über verschiedene pharmakologische Akutmechanismen wirken. Bei Cannabis und den Halluzinogenen lässt sich in dieser Hinsicht aus klinischen und experimentellen Befunden eine Dosisabhängigkeit ableiten, allerdings können im Einzelfall psychotische Rauschverläufe auch bei üblichen Dosen auftreten. Zumindest für Cannabis konnte eine Interaktion mit genetischen Faktoren gezeigt werden, die an der Verstoffwechselung von Dopamin beteiligt sind. Diese spricht für eine Bedeutung des Zusammenspiels zwischen dem Endocannabinoid- und dem Dopaminsystem bei Cannabispsychosen. Bei Stimulanzien kommt es vor allem bei wiederholten, innerhalb kurzer Zeit aufeinander folgenden Einnahmen zu paranoid-halluzinatorischen Rauschverläufen. Somit erscheint es plausibel, dass bei Psychosen durch Stimulanzien Sensitivierungsphänomene eine Rolle spielen können, wie sie im Tierexperiment gut belegt sind.

Ähnliche neurobiologische Mechanismen könnten auch bei den länger dauernden drogeninduzierten Psychosen vermutet werden, die nach Abklingen der unmittelbaren Drogenwirkungen über Tage und Wochen, im Einzelfall sogar über Monate anhalten können. Darüber hinaus wirft die auffällige Häufung des Drogenmissbrauchs bei Patienten mit Schizophrenie die Frage auf, ob Drogen auch Psychosen auslösen können, die im weiteren Verlauf unabhängig von der Fortführung des Konsums bestehen bzw. rezidivieren und letztlich als Schizophrenien diagnostiziert werden müssen. Eine Vielzahl klinischer und epidemiologischer Befunde einschließlich großer prospektiver epidemiologischer Studien spricht dafür, dass zumindest dem Cannabiskonsum diese Bedeutung als Teilkomponente bei der Ätiologie der Schizophrenie zugesprochen werden kann. Dabei wird eine Interaktion mit der individuellen Vulnerabilität für Psychosen vermutet. Erste Befunde sprechen auch in diesem Zusammenhang für die Relevanz individueller, genetisch verankerter Unterschiede in der Verstoffwechselung von Dopamin und für eine Bedeutung der Interaktion zwischen Endocannabinoid- und Dopaminsystem.

8 Serotonerge Funktionsstörungen in Bezug auf die Entstehung und Aufrechterhaltung abhängigen Verhaltens

Ein wichtiges Botenstoffsystem, dem eine Rolle bei der Entstehung und Aufrechterhaltung abhängigen Verhaltens zukommt, ist das serotonerge System. Die serotonergen Bahnen entspringen im Hirnstamm in den sog. Raphekernen und ziehen von dort zu einer Vielzahl kortikaler und subkortikaler Areale (Baumgarten und Grozdanovic, 1997) (**Abb. 19**). Angesichts dieser weitverzweigten serotonergen Innervationsgebiete ist es wenig verwunderlich, dass serotonerge Funktionsstörungen mit einer Vielzahl seelischer Auffälligkeiten in Verbindung gebracht werden (Cloninger 1987a; Grove et al., 1997; Meltzer et al., 1994; Owens und Nemeroff, 1994). Eine wichtige Rolle kommt der serotonergen Funktionsstörung in der Pathogenese und Aufrechterhaltung eines exzessiven Alkoholkonsums und der Alkoholabhängigkeit zu (Fils-Aime et al., 1996; Le Marquand et al., 1994a, b). Dabei soll die serotonerge Funktionsstörung mit drei unterschiedlichen Mechanismen in Verbindung stehen, die möglicherweise zur Entstehung und Aufrechterhaltung des abhängigen Verhaltens beitragen. Zu diesen Mechanismen zählen zum einen Impulsivität bzw. eine Disinhibition des Verhaltens, zum Zweiten die Entstehung oder Verstärkung einer ängstlichen und depressiven Verstimmung und zum Dritten verminderte akute Reak-

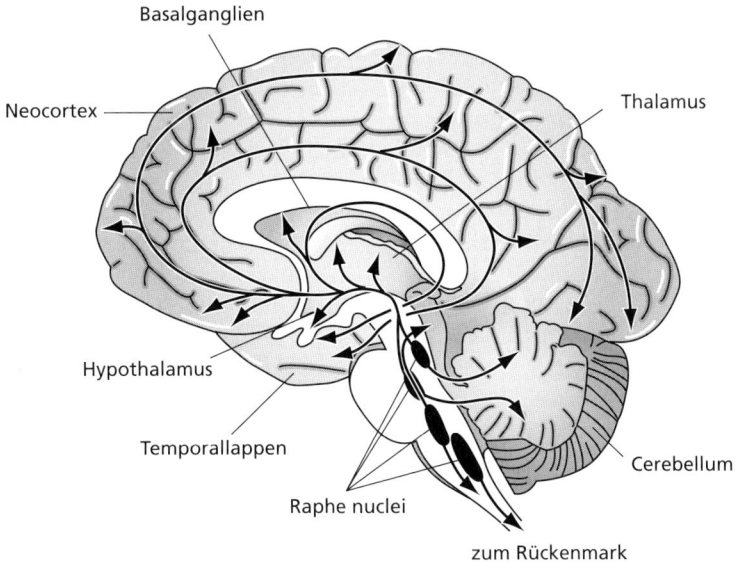

Abb. 19: Das serotonerge System entspringt in den Raphekernen und inneviert fast das gesamte ZNS, inklusive des Rückenmarks.

8 Serotonerge Funktionsstörungen

Abb. 20: Serotonerge Nervenzelle und Synapse

tionen auf den akuten Alkoholkonsum. An all diesen Mechanismen soll eine serotonerge Funktionsstörung beteiligt sein und so zum erhöhten Alkoholkonsum disponieren.

Gray (1982) sah Serotonin als wesentlichen Neuromodulator, der das sog. verhaltensinhibierende System (Behavior Inhibition System, BIS) steuert. Eine Störung der serotonergen Neurotransmission im Sinne eines verminderten Serotoninumsatzes sollte mit einer Verhaltensdisinhibition, einem frühen Beginn der Alkoholabhängigkeit und impulsiver Aggression verbunden sein (Cloninger 1987a; 1987b; Kruesi et al., 1990; Linnoila et al., 1983; Virkunnen et al., 1994). Verhaltensexperimente bei Nagetieren unterstützten diese Idee und zeigten eine Assoziation zwischen einer verminderten serotonergen Neurotransmission und einem erhöhten Alkoholkonsum sowie einer erhöhten Aggressionsneigung (Crabbe et al., 1996; Saudou et al., 1994). Zwei Gene, die mit der serotonergen Neurotransmission in Verbin-

dung stehen, die Tryptophanhydroxylase (TPH), die die Produktion des Serotonins steuert, sowie das Gen für einen Subtyp der serotonergen Rezeptoren, den 5-HT1B-Rezeptor (**Abb. 20**), waren in klinischen Studien mit impulsivem Verhalten bei alkoholabhängigen Patienten verbunden (Lappalainen et al., 1998; Nielsen et al., 1998). Hier muss allerdings angemerkt werden, dass in den genannten Studien die Assoziation zwischen einer Verhaltensauffälligkeit und einem genetischen Marker bestand, der jeweils nur eine Variation im genetischen Kode anzeigte, die nicht mit funktionellen Änderungen des jeweils durch das Gen kodierten Proteins verbunden war. Der Befund ist nichts als ein Hinweis darauf, dass in einem benachbarten Gebiet eine Mutation vorliegt, die mit der Ursache der Verhaltensauffälligkeit in Verbindung stehen könnte. Diese Mutation könnte sich allerdings auch außerhalb des Gens befinden, das den 5-HT1B-Rezeptor bzw. die Tryptophanhydroxylase kodiert, und nur in der Nähe dieses Genorts liegen. Ob diese Variation also tatsächlich die serotonerge Neurotransmission beeinflusst, ist aus diesen genetischen Studien nicht zu schließen.

Weitere Studien und Beobachtungen weisen darauf hin, dass die serotonerge Funktionsstörung auch mit der Entstehung negativer Stimmungszustände wie Angst und Depressivität verbunden ist (Artigas, 1995; Barr et al., 1994; Mann et al., 1996; Traskman-Bendz et al., 1984; van Praag, 1977). Bei alkoholabhängigen Patienten wurde eine solche Assoziation zwischen einer serotonergen Funktionsstörung und einer erhöhten Depressivität in mehreren Studien beobachtet. So zeigte sich in genetischen Assoziationsstudien sowie in bildgebenden Studien, dass eine verminderte Verfügbarkeit der Serotonintransporter, die das freigesetzte Serotonin wieder aufnehmen, mit erhöhter Ängstlichkeit und Depressivität bei alkoholabhängigen Patienten, bei Patienten mit majorer Depression und bei Kontrollpersonen verbunden war (Heinz et al., 1998b; Lesch et al., 1996; Malison et al., 1998; Mazzanti et al., 1998; Rosenthal et al., 1998).

Die serotonerge Neurotransmission scheint weiterhin auch die akuten Wirkungen des Alkoholkonsums zu beeinflussen (Doudet et al., 1995; Heinz et al., 1998a; Schuckit et al., 1999). Die Studien, die sich diesem speziellen Thema widmen, sind weitgehend vorläufigen Charakters. Sie sind aber besonders interessant, weil sich eine erhöhte Toleranz gegenüber den unangenehmen Wirkungen des Alkoholkonsums häufig bei den Kindern alkoholabhängiger Patienten findet und einen Faktor darstellt, der mit einem erhöhten Alkoholkonsum und dem erhöhten Risiko verbunden ist, im weiteren Verlauf alkoholabhängig zu werden (Rodriguez et al., 1993; Schuckit und Smith, 1996; Volavka et al., 1996).

Die genannten unterschiedlichen Verhaltenskorrelate einer serotonergen Funktionsstörung lassen sich möglicherweise im Rahmen der Interaktion des serotonergen Systems mit weiteren Neurotransmittersystemen erklären. Die dazu derzeit vorliegenden Befunde werden im Folgenden dargestellt und diskutiert.

8.1 Serotonerge Funktionsstörung in Verbindung mit impulsiver Aggressivität und der Disposition zur Alkoholabhängigkeit

Es gibt wichtige Unterschiede zwischen der Disposition zur Alkoholabhängigkeit einerseits und jenen Faktoren, die eine einmal eingetretene Alkoholabhängigkeit aufrechterhalten. Bei alkoholabhängigen Patienten selbst sind die Ursachen und die Wirkungen des chronischen Alkoholkonsums nicht mehr voneinander zu unterscheiden, da der langjährige Alkoholkonsum selbst die Neurotransmittersysteme grundsätzlich beeinflussen und verändern kann (Le Marquand et al., 1994b). Aus diesem Grund sind prospektive und tierexperimentelle Studien sehr hilfreich, in denen jene Faktoren untersucht werden, die an der Entstehung der Alkoholabhängigkeit selbst beteiligt sind. In Tierexperimenten sind die disponierenden Faktoren und neurobiologischen Auffälligkeiten noch nicht durch jene Veränderungen überlagert, die als Folge der jahrelangen Alkoholintoxikation eintreten. Das heißt, dass in derartigen tierexperimentellen Studien die serotonerge Neurotransmission vor und nach chronischem Alkoholkonsum bei Tieren untersucht werden kann, die Alkohol präferieren, und mit der Situation bei Tieren verglichen werden kann, die freiwillig nur wenig Alkohol konsumieren (Higley et al., 1996; Le Marquand et al., 1994a).

Bei alkoholpräferierenden Vervetaffen beobachteten Mash und andere (1996), dass diese Tiere vor Beginn des exzessiven Alkoholkonsums einen verminderten Serotonin- und Dopaminumsatz zeigten, der jeweils anhand des Hauptabbauprodukts dieses Neurotransmitters im Liquor, der Homovanillinmandelsäure (HVA) bzw. der 5-Hydroxyindolessigsäure (5-HIAA) bestimmt wurde. Zusätzlich zeigten diese Tiere eine erhöhte Verfügbarkeit ihrer Dopamintransporter im Vergleich zu jenen Tieren, die freiwillig nur wenig Alkohol konsumierten. Nach dem chronischen Alkoholkonsum veränderte sich dieses Bild jedoch grundsätzlich. Alkohol stimuliert die Dopamin- und Serotoninfreisetzung, was sich darin zeigte, dass sowohl der Serotonin- wie der Dopaminumsatz und damit deren Metabolitenkonzentrationen im Liquor anstiegen. Allerdings kommt es dabei offenbar zu sekundären Veränderungen an weiteren Elementen der monoaminergen Neurotransmission. So beobachteten Mash und andere (1996), dass die Dichte der Dopamintransporter im Bereich der Basalganglien während des chronischen Alkoholkonsums abnahm.

Bis hierher stimmen diese Beobachtungen sehr gut mit der Hypothese überein, dass bei alkoholpräferierenden Tieren ein primär gegebenes Defizit der monoaminergen Neurotransmission durch Alkoholkonsum ausgeglichen wird. Genauer gesagt wird ein verminderter Dopamin- und Serotoninumsatz bei alkoholpräferierenden Tieren durch die alkoholbedingte Stimulation der Dopamin- und Serotoninfreisetzung kompensiert (Gessa et al., 1985; Imperato und di Chiara, 1986; Le Marquand et al., 1994a). In der Schalenregion des Nucleus Accumbens (shell region) wirkt sowohl die Freisetzung der Neurotransmitter Dopamin wie Serotonin verhaltensverstärkend (Wise, 1988; Tomkins und Tampakeras, 1999). Dies bedeutet, dass alle Verhaltensweisen gehäuft auftreten werden, die zur Dopamin- oder Serotoninausschüttung geführt haben. Weitere serotonerge Wirkungen auf die Stimmung und Impulsivität werden wahrscheinlich in anderen kortikalen und subkortikalen Arealen vermittelt, die ebenfalls serotonerg innerviert werden (Baumgarten und Grozdanovic, 1995; Baxter et al., 1992; Heinz, 1999a). Die alkoholbedingte Stimulation der monoaminergen Neurotransmission und die damit verbundene verhaltensverstärkende Wirkung führt allerdings offenbar zu sekundären neuroadaptiven Veränderungen wie z. B. der Verminderung der Dopamintransporter, wie sie von Mash und anderen beobachtet wurde (1996). Nach weiteren Studien im Tierversuch und beim Menschen führt der chronische Alkoholkonsum und die damit verbundene Dopaminausschüttung auch zu einer verminderten Stimulierbarkeit und Verfügbarkeit postsynaptischer Dopamin-D2-Rezeptoren (Balldin et al., 1992; Rommelspacher et al., 1992).

8.2 Bildgebende Untersuchungen zur serotonergen Dysfunktion und ihrem Bezug zur Disposition zur Alkoholabhängigkeit

In einer bildgebenden Studie mit SPECT und dem Radioliganden β-CIT, der als Kokainanalogon mit hoher Affinität an Serotonintransporter bindet, wurde untersucht, ob die Verfügbarkeit der Serotonintransporter mit dem Serotoninumsatz, gemessen als Serotoninmetabolit 5-Hydroxyindolessigsäure (5-HIAA) im Liquor, korreliert war. Untersucht wurden erwachsene Rhesusaffen, die aufgrund des Stressfaktors einer entwicklungsgeschichtlich früh erlebten sozialen Isolation zu einem exzessivem Alkoholkonsum disponiert waren (Heinz et al., 1998a). Aus Voruntersuchungen und Untersuchungen bei anderen Primaten war bekannt, dass Tiere, die ohne ihre Mütter aufwachsen mussten, einen verminderten Umsatz des Serotoninmetaboliten 5-HIAA im Liquor zeigen (Clarke et al., 1996; Higley et al., 1996). Meist konnten diese Tiere mit gleichaltrigen Tieren aufwachsen, wurden sie jedoch auch von diesen Tieren getrennt, fiel unter dem weiteren Stress sozialer Isolation der Serotoninumsatz noch stärker ab. Diese Störungen der serotonergen Neurotransmission waren lang dauernd und zeigten sich auch noch bei den erwachsenen Tieren (Higley et al., 1996; Heinz et al., 1998a). In ihrem Verhalten waren die Tiere während der sozialen Isolationsphasen deutlich verunsichert und zeigten Verhaltensweisen, die an ängstliches Verhalten beim Menschen erinnern (Higley et al., 1991). Zudem verbrachten die Tiere weniger Zeit in sozialem Kontakt und zeigten im Erwachsenenalter eine erhöhte Häufigkeit spontaner aggressiver Handlungen (Higley et al., 1996; Heinz et al., 1998a), sodass der Eindruck entstand, dass die verminderte soziale Kompetenz und das ängstlich-angespannte Verhalten zumindest bei den männlichen Tieren nach der Pubertät in aggressives Verhalten umschlug. In der bildgebenden Untersuchung war der verminderte Serotoninumsatz bei den erwachsenen Tieren mit einer erhöhten Verfügbarkeit der Serotonintransporter im Bereich der Raphekerne verbunden. Die erhöhte Verfügbarkeit der Serotonintransporter fand sich also im Bereich einer Hirnregion, die zentral an der Steuerung des serotonergen Systems beteiligt ist. Denn hier entspringen die gesamten serotonergen Bahnsysteme, die zu kortikalen und subkortikalen Innervationsgebieten ziehen. Interessant ist, dass sich die genannten serotonergen Funktionsstörungen auch noch viele Jahre nach dem Erleben des sozialen Isolationsstresses nachweisen ließen, sodass von überdauernden, stressinduzierten Störungen des serotonergen Systems ausgegangen werden muss.

Die mit der serotonergen Funktionsstörung in Verbindung stehenden Verhaltensweisen dieser Primaten erinnern an Verhaltensauffälligkeiten, die man auch bei sog. „Typ 2"-alkoholabhängigen Patienten findet. Diese Patienten sollen ebenfalls eine erhöhte Impulsivität aufweisen und zeigten in mehreren Studien verminderte Konzentrationen des Serotoninmetaboliten 5-HIAA im Liquor (Cloninger, 1987a; Fils-Aime et al., 1996).

Die erhöhte *Verfügbarkeit* der Serotonintransporter bei Primaten mit einem verminderten Serotoninumsatz könnte Ausdruck einer tatsächlichen Zunahme der Serotonintransporter sein, die in ihrer Dichte aufreguliert wurden, um die vergleichsweise niedrige Zahl der Serotoninmoleküle nach Freisetzung auch wieder aufnehmen zu können und dem System so das größtmögliche Maß an Serotonin zu erhalten. In der Studie von Mash und anderen (1996) zeigte sich in Übereinstimmung mit dieser Annahme eine erhöhte Dichte der Dopamintransporter bei alkoholpräferierenden Primaten, die einen verminderten Dopamin- und Serotoninumsatz hatten. In einer kombinierten Studie mit Bildgebung und Mikrodialyse zur direkten Messung der Neurotransmitterkonzentration im extrazellulären Raum korrelierte eine erhöhte Verfügbarkeit der Dopamintransporter mit einer erniedrigten extrazellulären Dopaminkonzentration (Heinz et al., 1999). Dazu passend wurde beobachtet, dass ein Verlust oder eine Blockade von Dopamin- oder Serotonintransportern dazu führt, dass freigesetzte Neurotransmitter nicht oder nur verlangsamt wieder aufgenommen werden können und dass deshalb die extrazelluläre Neurotransmitterkonzentration ansteigt (Giros et al., 1996; Kreiss und Lucki, 1995). Diese Beobachtungen unterstützen die Hypothese, dass die Verfügbarkeit der monoaminergen Transporter die extrazellulären Konzentrationen der Neurotransmitter entscheidend reguliert.

Allerdings geben bildgebende Studien keinen eindeutigen Hinweis darauf, ob eine erhöhte Verfügbarkeit von Transportern tatsächlich als erhöhte Dichte dieser Transporter zu interpretieren ist. Denn eine verminderte Konzentration des Neurotransmitters in der Synapse könnte auch dazu führen, dass weniger Transporter zu einem gegebenen Untersuchungszeitpunkt durch die Neurotransmitter besetzt sind, die gerade durch den Transporter wieder aufgenommen werden. Der Radioligand β-CIT, der an solche monoaminergen Transporter bindet, könnte dann mehr „freie", d. h. derzeit nicht durch den endogenen Neurotransmitter besetzte Transporter vorfinden, was sich als erhöhte Bindung und damit erhöhte Verfügbarkeit dieser Transporter zeigt. Dann wäre aber nicht die tatsächliche Dichte der Transporter erhöht, sondern es wäre nur eine (relativ) erhöhte Verfügbarkeit aufgrund der verminderten intrasynaptischen Neurotransmitterkonzentration gegeben. Dass diese Möglichkeit tatsächlich gegeben sein könnte und zumindest einen Teil der erhöhten Verfügbarkeit der Serotonintransporter erklärt, zeigen erste Untersuchungen, in denen die Neurotransmitterkonzentration im extrazellulären Raum manipuliert wurde. Dabei nahm die Bindung des Radioliganden β-CIT an Serotonintransporter dann ab, wenn sich die extrazelluläre Serotoninkonzentration erhöhte und der Radioligand entsprechend aus der Bindung am Transporter verdrängt wurde (Jones et al., 1998).

Was auch immer letztendlich die erhöhte Verfügbarkeit der Serotonintransporter bedingt, eine Schlussfolgerung kann nach den vorliegenden Studien mit Sicherheit gezogen werden: Eine erhöhte Verfügbarkeit monoaminerger Transporter ist mit einer verminderten extrazellulären Neurotransmitterkonzentration verbunden. Finden sich also bei Primaten mit früher sozialer Stresserfahrung Hinweise auf eine erhöhte Verfügbarkeit der Serotonintransporter im β-CIT-SPECT, dann kann daraus auf eine verminderte Konzentration des Serotonins in der Synapse geschlossen werden, die in entsprechenden Studien mit einer Verminderung des Serotoninmetaboliten 5-HIAA im Liquor verbunden war (Heinz et al., 1998a).

8.3 Genetische und Umweltfaktoren, die die serotonerge Neurotransmission beeinflussen

Studien bei Primaten weisen also darauf hin, dass ein verminderter Serotoninumsatz ein gemeinsames neurobiologisches Korrelat sein könnte, das mit aggressivem Verhalten und exzessivem Alkoholkonsum verbunden ist (Heinz et al., 1998a; Higley et al., 1996; Mash et al., 1996). In Studien bei Affen zeigte sich, dass genetische und Umweltfaktoren Einfluss auf den Serotoninumsatz nehmen, der mittels der Konzentration des Serotoninmetaboliten 5-HIAA im Liquor bestimmt wird (Clarke et al., 1996; Higley et al., 1991; 1993). Bei erwachsenen Affen erklärten genetische Faktoren 42 % der Varianz des Serotoninumsatzes (Kaplan et al., 2000). Bei Menschen liegt die erbliche Komponente des Serotoninumsatzes mit 35 % in einem ähnlichen Bereich. Die übrigen 65 % der Varianz des Serotoninumsatzes werden demnach durch Umweltfaktoren bestimmt. Das heißt, dass Umweltfaktoren eine entscheidende Rolle in der Regulation des Serotoninumsatzes beim erwachsenen Menschen spielen (Beck et al., 1984; Oxenstierna et al., 1986).

Umweltfaktoren sind von besonderem Interesse, wenn sie überdauernde Auswirkungen auf die serotonerge Neurotransmission haben, wie dies bei früher sozialer Stressbelastung der Fall ist (Clarke et al., 1996; Higley et al., 1991; 1996). Derartige frühe Stresserfahrungen sind auch klinisch relevant, da sich in Adoptionsstudien zeigte, dass Kinder, die lange in Heimen waren oder die Adoptionsfamilien mehrfach wechseln mussten, im Verlauf ihres späteren Lebens exzessiv Alkohol konsumierten (Cloninger, 1981; Bohman et al., 1982; Bohman, 1996). Umweltfaktoren, die den Serotoninumsatz und die impulsive Aggressivität beeinflussen, sind auch deswegen wichtig, weil verschiedene Zwillings- und Adoptionsstudien darauf hinwiesen, dass gewalttätiges Verhalten beim Menschen rein umweltbedingt ist. Das heißt, dass sich kein signifikanter Beitrag einer erblichen Disposition zum gewalttätigen Verhalten nachweisen ließ (Bohman et al., 1982; Brennan und Mednick, 1993; Carey, 1996; Johnson et al., 1996). Diese Aussage trifft allerdings nur dann zu, wenn das Auftreten von gewalttätigem Verhalten unabhängig von der Manifestation einer Alkoholabhängigkeit gemeint ist. Wenn Menschen alkoholabhängig werden, besteht auch die erhöhte Gefahr, im Rahmen der Alkoholabhängigkeit gewalttätig zu werden (Bohman et al., 1982). Eine Störung der serotonergen Neurotransmission, die sich beispielsweise nach früher sozialer Isolation und dem damit verbundenen Stress manifestiert (Clarke et al., 1996; Higley et al., 1991; Jones et al., 1992), könnte einer jener Umweltfaktoren sein, die sowohl zum impulsiven Alkoholkonsum wie zum aggressiven oder gewalttätigen Verhalten disponieren.

Von verschiedenen Autoren ist vorgeschlagen worden, dass eine serotonerge Funktionsstörung in Verbindung mit Impulsivität und Aggressivität einen Subtyp alkoholabhängiger Patienten kennzeichnen könnte. Die am besten ausgearbeitete Theorie ist die von Cloninger (1987a), der vorgeschlagen hat, dass es einen sog. „Typ 2" alkoholabhängiger Patienten gibt, der durch einen frühen Beginn der Alkoholabhängigkeit (vor dem 25. Lebensjahr), Impulsivität und „antisoziale" Persönlichkeitszüge gekennzeichnet ist. Bei diesen alkoholabhängigen Patienten wurde wiederholt ein verminderter Serotoninumsatz gefunden (Fils-Aime et al., 1996; Virkunnen et al., 1994).

Einige Forscher haben jedoch eingewendet, dass dieser „Typ 2" der Alkoholabhängigkeit keinen spezifischen Subtyp alkoholabhängiger Patienten darstellt, sondern schlicht Patienten bezeichnet, die unter zwei voneinander unabhängigen Erkrankungen leiden, nämlich einer Alkoholabhängigkeit und einer sog. „antisozialen" Persönlichkeitsstörung (Irwin et al., 1990; Schuckit et al., 1995). Die serotonerge Funktionsstörung könnte dann vorwiegend mit den „antisozialen" Persönlichkeitszügen in Verbindung stehen und nur wenig zur Alkoholabhängigkeit selbst beitragen (Coccaro et al., 1989; Kruesi et al., 1990). Ein früh erworbenes Defizit der serotonergen Neurotransmission könnte also einige Individuen zum impulsiven Verhalten disponieren, welches zwischenmenschliche Konflikte auslöst und zum erhöhten Alkoholkonsum disponiert. Dieser Mechanismus könnte also nur bei einer Untergruppe alkoholabhängiger Patienten ausgeprägt sein, nämlich genau jenen, die eben an einer „antisozialen" Persönlichkeit leiden.

Allerdings könnte es ebenso gut der Fall sein, dass die serotonerge Dysfunktion eine weitergehende Rolle in der Entstehung und Aufrechterhaltung alkoholabhängigen Verhaltens spielt. Diese Rolle könnte in Verbindung mit weiteren Verhaltensauffälligkeiten entstehen, die durch die serotonerge Funktionsstörung bedingt werden und zur

Manifestation und Aufrechterhaltung abhängigen Verhaltens beitragen.

8.4 Psychopathologische Korrelate der zentralen serotonergen Funktionsstörung: Impulsivität oder negative Verstimmungszustände?

Einige Forscher haben die Hypothese infrage gestellt, dass serotonerge Dysfunktion vornehmlich mit impulsiven Verhaltensweisen verbunden ist, und stattdessen für eine enge Verbindung der serotonergen Funktionsstörung mit negativen Gefühlszuständen wie Ängstlichkeit oder Depressivität plädiert (Artigas, 1995; Knutson et al., 1998; Owens und Nemeroff, 1994; Young et al., 1994). Auch eine Verbindung der serotonergen Funktionsstörung zur Manifestation negativer Gefühlszustände bei zwanghaften Verhaltensweisen wurde postuliert (Barr et al., 1994). Klinisch treten beispielsweise Angstsymptome dann auf, wenn beschwichtigende Zwangshandlungen nicht durchgeführt werden können (Heinz, 1999). Die Annahme, dass eine serotonerge Dysfunktion vornehmlich mit einer Impulskontrollstörung verbunden ist, lässt sich auf Annahmen Eysencks (1967) zurückführen. Eysenck (1967) postulierte, dass eine erfolgreiche Sozialisation nur dann möglich ist, wenn abweichendes Verhalten bestraft wird und wenn diese Bestrafung als unangenehm erlebt wird. Damit dies der Fall sein kann, muss die Erfahrung der Bestrafung neurobiologisch vermittelt werden (Patterson und Newman, 1994). Gray (1982) ging diesbezüglich davon aus, dass es ein System im Gehirn gibt, das auf Bestrafung anspricht und das neurobiologisch im Wesentlichen aus dem periaqueductalen Grau, dem Septum und dem Hippocampus besteht. Er nannte dieses System das verhaltensinhibierende System (Behavior Inhibition System, BIS) und ging davon aus, dass es durch serotonerge und noradrenerge Neurotransmission entscheidend reguliert wird. Eine akute Stimulation dieses verhaltensinhibierenden Systems sollte zurzeit stattfindende Verhaltensweisen hemmen und subjektiv als Angst erlebt werden. Eine chronische Stimulierung dieses Systems könnte dann zur Depression führen (Gray, 1982). Wenn dieses System umgekehrt eine Unterfunktion aufweisen würde, könnte dies dazu führen, dass eine erfolgte „Bestrafung" von Verhaltensweisen, die sozial unerwünscht sind, nicht entsprechend erlebt werden kann. Es komme dann zur Verhaltensenthemmung und zu impulsivem Verhalten (Patterson und Newman, 1994).

Ein wesentlicher Befund, der die oben genannten Hypothesen stützen sollte, war die Beobachtung, dass sog. Psychopathen eine verminderte Erregung und Ängstlichkeit zeigen, wenn sie unangenehme Stromstöße empfangen und diese Stromstöße durch konditionierte Reize angekündigt werden. Aus den Untersuchungen wurde gefolgert, dass diese Menschen eine geminderte emotionale Ansprechbarkeit gegenüber Bestrafung zeigen. Soziale Sanktionen gegenüber unerwünschten Verhaltensweisen würden bei diesen Menschen nicht unangenehm erlebt werden und damit unwirksam bleiben, sodass die betroffenen Personen unmittelbar ihre Begierden und Wünsche umsetzen, ohne auf die negativen oder bestrafenden Reaktionen ihrer Umwelt Rücksicht zu nehmen (Wilson und Herrnstein, 1986).

Cloninger (1987b) postulierte, dass es eine Störung der serotonergen Neurotransmission sei, die typischerweise eine Störung des verhaltensinhibierenden Systems verursache und zur Manifestation von Impulsivität und aggressivem Verhalten führe. Eine Verminderung der Serotoninmetaboliten im Liquor wurde bei verschiedenen Patientengruppen beobachtet, die durch impulsives Verhalten bzw. eine verminderte Verhaltenskontrolle auffällig werden. Dazu zählen Kinder mit aggressiven Verhaltensweisen, Menschen, die sehr aggressive Suizidversuche durchführen, alkoholabhängige Patienten, gewalttätige Kriminelle und Brandstifter, die entsprechend der Interpretation der Untersucher alle durch „impulsive Aggressivität" gekennzeichnet sein sollen (Coccarro et al., 1989; Kruesi et al., 1990; Virkunnen et al., 1994).

Die genannten Ideen sind aus verschiedenen Gründen kritisiert worden. Zum einen stellt eine Reihe von Befunden das Konzept infrage, dass sog. Psychopathen auf Bestrafung nicht reagieren. Newman und andere (1990) fanden beispielsweise, dass „Psychopathen" auf Bestrafung keineswegs vermindert ansprechen; auch waren sie nicht unfähig, aus Bestrafung oder dem Entzug von Belohnung zu lernen (Newman und Kosson, 1986; Newman et al., 1990). „Psychopathen" waren nur dann unfähig, bestimmte Verhaltensweisen zu inhibieren und Situationen passiv zu vermeiden, in denen eine Bestrafung droht, wenn sie ursprünglich für diese Verhaltensweisen oder das Aufsuchen der Situation belohnt wurden und die Bestrafung erst später eingeführt wurde. Patterson und Newman (1994) bezeichneten diese Verhaltensstörung als „Rigidität der Aufmerksamkeit", da die Menschen unfähig waren, die Aufmerksamkeit auf die neue Konstellation von Belohnung und Bestrafung auszurichten und statt dessen jene Verhaltensweisen beibehielten, die zu einem früheren Zeitpunkt erfolgreich waren.

Es wurde ebenfalls infrage gestellt, wie eine Störung der serotonergen Neurotransmission mit impulsivem Verhalten in Verbindung stehen könnte. Die dazu vorgebrachte, einfachste Hypothese ist jene, dass die Erfahrung einer Bestrafung direkt durch eine serotonerge Stimulation des verhaltensinhibierenden Systems im Septum und Hippocampus verursacht wird, die subjektiv unangenehm ist und nachfolgend eine sog. passive Vermeidung, d. h. eine Inhibition bestimmter Verhaltensweisen bewirkt. Cloninger (1987b) postulierte in Bezug auf dieses Modell, dass der Persönlichkeitszug der „Schadensvermeidung" (harm avoidance) von einer ausreichenden Funktionsfähigkeit des serotonergen Systems abhängt, dessen Aktivierung als unangenehm wahrgenommen wird und dazu führt, dass diese Bestrafung in Zukunft vermieden wird. Diese Annahme wird allerdings durch eine ganze Reihe von Befunden infrage gestellt, die zeigen, dass eine Erhöhung der Serotoninfreisetzung gerade nicht als unangenehm erlebt wird. So blockieren selektive Serotonin-Wiederaufnahme-Hemmer (SSRIs) die Serotonintransporter und erhöhen so die Serotoninkonzentration im synaptischen Spalt, ein Mechanismus, der mit ihren antidepressiven Wirkungen in Verbindung gebracht wird (Artigas, 1995; Kreiss und Lucki, 1995; Limberger et al., 1990; Muck-Seler et al., 1996). Wenn also eine Erhöhung der synaptischen Serotoninkonzentration durch Antidepressiva dazu führt, dass unangenehme Gefühlszustände wie z. B. eine depressive Verstimmung abnehmen, dann lässt sich diese Beobachtung kaum mit der Annahme vereinbaren, dass die Stimulation der serotonergen Neurotransmission ein hirneigenes Bestrafungssystem aktiviert, das unangenehme Gefühlszustände auslöst.

Eine gegenläufige Annahme, dass ein Serotonindefizit mit unangenehmen Gefühlszuständen verbunden ist, die sich als Ängstlichkeit oder Depressivität manifestieren können, wird hingegen durch viele Studien unterstützt. So zeigte sich beispielsweise nach experimentell bewirkter weitgehender Verminderung des Serotoninumsatzes, dass negative Stimmungszustände bei Patienten mit Zwangsstörungen und jenen Patienten mit majorer Depression ausgelöst werden können, die zuvor auf SSRIs positiv angesprochen hatten (Delgado et al., 1990; Barr et al., 1994). Diese Studien weisen darauf hin, dass eine Erhöhung der serotonergen Neurotransmission zu einer *Verminderung* negativer Gefühlszustände führt. Diese Annahme wird auch durch Studien bestätigt, in denen beobachtet wurde, dass depressive Patienten einen verminderten Serotoninumsatz aufweisen, der nach Remission ihrer klinischen Symptomatik anstieg (Traskman-Bendz et al., 1984; van Praag, 1977). Auch die akute Erhöhung des Serotoninumsatzes scheint mit angenehmen und nicht mit unangenehmen Gefühlen verbunden zu sein. So führt die Einnahme von Ecstasy (Methylenediocymetamphetamin, MDMA) zu subjektiv sehr angenehmen Gefühlen, die wahrscheinlich durch die starke Serotoninfreisetzung ausgelöst werden (Huether et al., 1997). Diese Beobachtungen zeigen, dass eine Erhöhung der synaptischen Serotoninkonzentration offenbar eine Verminderung negativer Gefühlszustände wie Ängstlichkeit und Depressivität bewirkt und dass sich kaum Hinweise dafür finden, dass sie das neurobiologische Korrelat unangenehmer, als Bestrafung erlebter Gefühle darstellt.

Verschiedene Studien weisen darauf hin, dass die beobachtete Verbindung zwischen einem verminderten Serotoninumsatz und einer erhöhten Aggressivität ebenfalls durch negative Gefühlszustände und insbesondere das Gefühl der Bedrohung vermittelt wird. Virkunnen und andere (1994) beobachteten, dass alkoholabhängige Patienten mit einem niedrigen Serotoninumsatz und hoher Aggressivität ebenfalls eine erhöhte Ängstlichkeit aufweisen. In diesem Zusammenhang ist eine Studie von Knutson und anderen (1998) sehr interessant, die Menschen in einer Spielsituation untersuchte. Diesen Versuchspersonen wurden selektive Serotonin-Wiederaufnahme-Hemmer (SSRIs) verabreicht und es wurde untersucht, wie sich die damit verbundene Erhöhung synaptischer Serotoninkonzentrationen auf das Verhalten der Versuchspersonen auswirkt. In der kompetitiven Spielsituation nahm nach Gabe der SSRIs vornehmlich das Ausmaß der Ängstlichkeit und Unsicherheit ab. Eine ebenfalls von den Autoren beobachtete Verminderung aggressiver Verhaltensweisen war demgegenüber sekundär und ließ sich statistisch durch die Abnahme der negativen Stimmungszustände erklären. Daraus folgt, dass die Abnahme der Aggressivität offenbar durch eine Reduktion der Gefühle von Bedrohung oder Unsicherheit bewirkt wurde. Auch in Tierexperimenten fanden sich Hinweise darauf, dass ein verminderter Serotoninumsatz bzw. eine Störung der serotonergen Neurotransmission mit Unsicherheit und ängstlichem Verhalten verbunden ist. Dazu passend wurde beobachtet, dass eine Erhöhung des Serotoninumsatzes mit einer erhöhten sozialen Kompetenz verbunden ist, die sich in kompetitiven Spielen als verminderte Aggressivität manifestierte (Knutson et al., 1996a; 1996b).

8.5 Serotonerge Funktionsstörungen und negative Stimmungszustände

In bildgebenden Studien bei alkoholabhängigen Patienten fanden sich weitere Hinweise darauf, dass eine serotonerge Funktionsstörung vordringlich mit negativen Gefühlszuständen wie Depressivität und Angst verbunden ist. Männliche Alkoholabhängige, die zwei bis vier Wochen abstinent waren, zeigten eine Verminderung ihrer Serotonintransporter im Bereich der Raphekerne des Hirnstamms im Vergleich zu gesunden Kontrollpersonen (Heinz et al., 1998b). Diese Verminderung der Serotonintransporter war mit der Menge des lebenslang konsumierten Alkohols assoziiert und ist wahrscheinlich eine Folge und nicht die Ursache des chronischen Alkoholkonsums. Interessanterweise war die Reduktion der Serotonintransporter klinisch mit der Ausprägung negativer Stimmungszustände, nicht jedoch mit dem Ausmaß der Impulsivität korreliert (Heinz et al., 1998b). Auch bei Patienten mit majorer Depression wurde eine Verminderung der Serotonintransporter beobachtet (Malison et al., 1998).

Diese Befunde, die einer serotonergen Funktionsstörung eine wesentliche Rolle bei der Entstehung ängstlichen oder depressiven Verhaltens zuschreiben, unterstützen die Annahme von Hellhammer (1993), der postulierte, dass dem serotonergen System eine wesentliche Rolle bei trophotrophen bzw. regenerativen Verhaltensweisen zukommt und dass seine Aktivität Handlungsmuster wie Nahrungsaufnahme und Verdauung, Entspannung, Wachstum, Schlaf und passives Verhalten fördert (Hellhammer, 1993). In ähnlicher Weise sahen dies McCormick (1992) und Baumgarten und Grozdanovic (1995), die jeweils der serotonergen Neurotransmission eine Art protektiven Filtereffekts zuschrieben. Die serotonerge Neurotransmission beeinflusst demnach verschiedene thalamo-kortikale Regelkreise dergestalt, dass eintreffenden sensorischen Reizen eine verminderte Bedeutung zugeschrieben wird. Eine erhöhte serotonerge Neurotransmission könnte so dazu führen, dass man sich subjektiv sicher und entspannt fühlt (Knutson et al., 1996a; Raleigh et al., 1988). Dagegen könnten sich Individuen, die eine verminderte serotonerge Neurotransmission aufweisen, unsicher und bedroht fühlen (Clarke et al., 1996; Higley et al., 1991; Jones et al., 1992). Das primäre Korrelat einer serotonergen Dysfunktion wäre demnach ein Gefühl der Spannung und Unsicherheit, aus dem sich je nach weiteren situativen oder Lernbedingungen ein aggressives oder depressives Verhaltensmuster entwickeln kann (Knutson et al., 1998; Kraemer und McKinney, 1979; Raleigh und McGuire, 1991). Wenn der sog. „Typ 2" der Alkoholabhängigkeit am ehesten als Komorbidität der Alkoholabhängigkeit mit „antisozialen" Persönlichkeitszügen verstanden werden kann (Irwin et al., 1990; Schuckit et al., 1995), dann könnte die Interaktion von Gefühlen der Unsicherheit und Angst mit den Auswirkungen einer Verhaltensenthemmung bei akutem Alkoholkonsum zum Auftreten gewalttätiger Verhaltensweisen beitragen.

Die beobachtete Verminderung der Serotonintransporter bei abstinenten Alkoholabhängigen fand sich nicht nur bei den sog. „Typ 2"-Alkoholabhängigen mit frühem Beginn der Abhängigkeit, sondern generell bei alkoholabhängigen Patienten in Abhängigkeit von der Menge des lebenslang konsumierten Alkohols (Heinz et al., 1998b). Diese Beobachtung könnte darauf hinweisen, dass sich eine serotonerge Funktion auch bei alkoholabhängigen Patienten findet, die nicht unter einer primären Störung der serotonergen Neurotransmission leiden, sondern die eine serotonerge Funktionsstörung als Folge chronischen Alkoholkonsums zeigen und in Verbindung damit unter negativen Stimmungszuständen leiden. Negative Stimmungszustände sind ein wichtiger Prädiktor für den Rückfall, wenn man alkoholabhängige Patienten langfristig untersucht (Hartka et al., 1991; Glenn und Parsons, 1991). Eine alkoholbedingte Verminderung der Serotonintransporter könnte so zur Depressivität und Aufrechterhaltung abhängigen Verhaltens beitragen.

Allerdings ist die Beziehung zwischen klinischer Depressivität und dem Rückfallrisiko nicht linear. In Follow-up-Studien zeigte sich ein Zusammenhang zwischen negativen Stimmungszuständen, die nicht die Schwere einer majoren Depression erreichten, und einem erhöhten Rückfallrisiko nur dann, wenn die Patienten über mehr als zwei Jahre nachuntersucht wurden (Hartka et al., 1991). Innerhalb der ersten Monate der Abstinenz war das Auftreten negativer Stimmungszustände sogar eher mit einem verminderten Rückfallrisiko verbunden (Hartka et al., 1991; Heinz et al., 1996). Die Erklärung für diesen überraschenden Befund liegt wahrscheinlich in der Assoziation von Ängstlichkeit und Depressivität mit dem Charakterzug der „Schadensvermeidung" (harm avoidance). Denn dieser Charakterzug ist kein wirklich stabiler Temperamentsfaktor, wie dies von Cloninger (1987b) ursprünglich postuliert wurde. Vielmehr ist Harm Avoidance eng mit dem Ausmaß der situativ fluktuierenden Depressivität verbunden und bezeichnet ein vorsichtiges und risikovermeidendes Verhalten, das – wenn es in den ersten Monaten der Abstinenz auftritt – die alkoholabhängigen Patienten offenbar davor bewahrt, sich in Situationen zu begeben, in denen ihr Rückfallrisiko besonders hoch ist. Diese Beobachtung könnte erklären, warum ängstliches Verhalten kurzfristig das Rückfallrisiko eher vermindert (Hartka et al., 1991) und warum die Gabe von SSRIs bei Patienten, die nicht unter einer schweren Depression leiden, das Rückfallrisiko nicht signifikant vermindert (Heinz, 1999b). Liegt also keine schwere Depression vor, dann könnten erhöhte Ängstlichkeit und ein vorsichtiges, risikoarmes Verhalten das Rückfallrisiko reduzieren (Heinz et al., 1996). Eine Verringerung dieser negativen, eher leicht- bis mäßiggradig auftretenden Verstimmungszustände durch SSRIs erscheint dann wenig sinnvoll und kann den Behandlungsverlauf offenbar nicht wesentlich beeinflussen, sofern die Patienten nicht sehr langfristig nachuntersucht werden.

8.6 Genetische Wirkungen auf Serotonintransporter im Bereich der Raphekerne

Die Verminderung der Serotonintransporter im Bereich der Raphekerne findet sich möglicherweise nur in einer genetisch definierten Subgruppe der abstinenten alkoholabhängigen Patienten (Heinz et al., 2000). Lesch und Mitarbeiter beschrieben 1996 eine funktionelle genetische Variante im Bereich des Promotors des Gens für den Serotonintransporter (SLC6A4). Ein Promotor reguliert die jeweilige Genexpression. Im Bereich des Promotors für den Serotonintransporter (5-HTT) liegen zwei Allele vor, die nach der Zahl ihrer Wiederholungssequenzen als lang (*l*) oder kurz (*s* für short) bezeichnet werden. Die Auswirkungen der langen Variante dieses Gens auf die Expression und funktionelle Kapazität der Serotonintransporter sind dabei offenbar rezessiv; liegen zwei dieser langen Allele für den Serotonintransporter vor (ll-Homozygotie), zeigt sich *in vitro* eine erhöhte Dichte und funktionelle Kapazität des menschlichen Serotonintransporters (Lesch et al., 1996). In klinischen Studien zeigte sich, dass Menschen, die homozygot für das lange Allel des Serotonintransporters sind, ein niedrigeres Ausmaß an Depressivität und Ängstlichkeit aufweisen als Träger eines oder zweier kurzer Allele des Serotonintransporters (Lesch et al., 1996; Mazzanti et al., 1998). Allerdings war die Auswirkung der genetischen Konstitution des Serotonintransporters auf negative Stimmungszustände relativ klein und erklärte nur wenige Prozent der Varianz. Zudem konnte dieser Befund in anderen Studien nicht repliziert werden (Edenberg et al., 1998; Gelernter et al., 1997). Eine bildgebende Studie mit β-CIT und SPECT replizierte die Auswirkung der genetischen Konstitution des 5-HTT-Promotors auf die Expression der Transporter im Bereich des dorsalen Hirnstamms, in dem die Raphekerne lokalisiert sind (Heinz et al., 2000). In den *In-vitro*-Untersuchungen von Lesch und Mitarbeitern (1996) zeigte sich eine 1,9-bis 2,2-fache Erhöhung der funktionellen Kapazität der Serotonintransporter bei Homozygosität für das lange Allel gegenüber Trägern eines oder zweier kurzer Allele für den 5-HTT-Promotor. Mittels β-CIT und SPECT zeigte sich *in vivo* eine 1,95-fache Erhöhung der 5-HTT-Verfügbarkeit bei ll-Homozygoten, die somit genau im Bereich der *In-vitro*-Daten lag (Heinz et al., 2000).

Allerdings ist die genannte bildgebende Studie in ihrer Aussagefähigkeit begrenzt, da die untersuchte Fallzahl sehr limitiert war. Interessant ist jedoch, dass auch die Arbeitsgruppe von Little und anderen (1998) in einer autoradiographischen Studie eine Erhöhung der Serotonintransporter bei gesunden Kontrollpersonen beobachtete, wenn diese homozygote Träger des langen Allels waren und mit Menschen verglichen wurden, die ein oder zwei kurze Allele für den 5-HTT-Promotor aufweisen. Zusammengenommen zeigen diese Befunde, dass Menschen, die homozygote Träger eines langen Allels für den Promotor des Serotonintransporters sind, offenbar *in vitro* wie *in vivo* eine erhöhte Verfügbarkeit und funktionelle Kapazität ihrer Serotonintransporter aufweisen.

Männliche alkoholabhängige Patienten, die langfristig Alkohol konsumierten und homozygot für das lange Allel des Serotonintransporters sind, könnten allerdings gegenüber den neurotoxischen Wirkungen des Alkoholkonsums besonders empfindlich sein. Die *In-vivo*-Verfügbarkeit ihrer Serotonintransporter war im Bereich des dorsalen Hirnstamms im Vergleich zu gesunden Kontrollpersonen desselben Genotyps deutlich vermindert. Im Gegensatz dazu unterschieden sich alkoholabhängige Träger eines oder zweier kurzer Allele des 5-HTT-Promotors nicht von gesunden Kontrollpersonen gleichen Genotyps. Das heißt, dass sich ein chronischer Alkoholkonsum möglicherweise nur bei einem bestimmten Genotyp des Serotonintransporters auswirkt und zu einem Verlust der Serotonintransporter führt. Die Verminderung der Serotonintransporter korrelierte mit der Menge des lebenslang konsumierten Alkohols, was als Hinweis darauf gewertet werden kann, dass die beobachtete Verminderung der Serotonintransporter eine Folge dieses Alkoholkonsums ist (Heinz et al., 2000). Natürlich wäre auch die gegenläufige Schlussfolgerung möglich, dann müsste man allerdings postulieren, dass ein unbekannter dritter Faktor beiden Phänomenen zugrunde liegt oder dass gar die Verfügbarkeit der Serotonintransporter selbst zu einem lebenslang erhöhten Alkoholkonsum beiträgt. Es ist aber relativ unwahrscheinlich, dass eine einzelne neurobiologische Auffälligkeit ein so komplexes Verhalten wie den Alkoholkonsum steuert. Deswegen ist es nahe liegend, anzunehmen, dass der chronische Alkoholkonsum sich bei Menschen mit einem bestimmten Genotyp, in diesem Fall bei homozygoten Trägern des langen Allels des 5-HTT-Promotors, besonders stark auswirkt und zu der beobachteten Verminderung der Serotonintransporter führt.

In der autoradiographischen Studie von Little und anderen (1998) zeigten alkoholabhängige Patienten, die homozygote Träger des langen Allels des Serotonintransporter-Promotors waren, ebenfalls eine verminderte Dichte der Serotonintransporter, wenn sie mit Trägern eines kurzen Allels verglichen wurden. In dieser *In-vitro*-Studie war allerdings die Dichte der Serotonintransporter in beiden Gruppen deutlich höher, als sich das in der bildgebenden Studie darstellte (Heinz et al., 2000). Die Gründe für diese unterschiedlichen Befunde könnten zum einen darin liegen, dass *In-vivo*-endogenes Serotonin mit dem Radioliganden um die Bindung am Transporter konkurriert: Diese Annahme wird durch Befunde gestützt, in denen eine Erhöhung der intrasynaptischen Serotoninkonzentration mit einer verminderten Bindung des Radioliganden β-CIT an Serotonintransporter verbunden war (Jones et al., 1998). Eine weitere Ursache für die Diskrepanz zwischen *In-vivo-* und *In-vitro-*Daten könnte darin bestehen, dass bildgebende Studien die Zahl der Serotonintransporter pro Volumeneinheit messen, während autoradiographische Studien die Zahl der Serotonintransporter pro Gramm Hirngewebe bestimmen. Da der Alkohol generell neurotoxisch wirkt, könnte die Verminderung der Nervenzellen, die bei chronischem Alkoholkonsum auftritt, sich vor allem in bildgebenden Studien zeigen, in denen Zellbestandteile wie z. B. die Serotonintransporter pro Volumeneinheit bestimmt werden. Diese unterschiedlichen Gründe könnten dazu führen, dass eine *in vivo* bestimmte Verfügbarkeit der Serotonintransporter bei alkoholabhängigen Patienten niedrigere Werte ergibt als die Bestimmung dieser Transporter *in vitro*.

8.7 Serotonerge Funktionsstörung und die akuten Wirkungen des Alkoholkonsums

Einer der Faktoren, die zum exzessiven Alkoholkonsum und nachfolgend zur Entwicklung einer Alkoholabhängigkeit disponieren, ist eine verminderte Empfindlichkeit gegenüber akuten Alkoholeffekten (Schuckit und Smith, 1996). Es ist möglich, dass sich die angenehmen Wirkungen des Alkoholkonsums dann besser entfalten und die weitere Alkoholeinnahme verstärken können, wenn es nur wenige bzw. verspätet einsetzende, unangenehme Nebenwirkungen des Alkoholkonsums gibt. Wer also erst bei höheren Alkoholdosen ataktisch wird und eine übermäßige Sedation ebenfalls erst nach ausgeprägtem Alkoholkonsum erfährt, der kann zum einen die anregenden Wirkungen des Alkohols besser genießen, zum anderen gilt es gerade unter jungen Männern als Zeichen einer vermeintlichen Stärke, wenn man „trinkfest" ist. Während die verminderten akuten, unangenehmen Wirkungen des Alkoholkonsums bei den von uns untersuchten Primaten offensichtliche Folge einer frühen sozialen Stresserfahrung mit serotonergen Dysfunktionen waren, kann eine gleichartige, verminderte Reaktion auf akute Alkoholwirkungen auch genetisch bedingt sein und findet sich gehäuft bei jungen Männern, in deren Familien Alkoholabhängigkeit auftritt (Newlin und Thompson, 1990; Pollock, 1992; Schuckit und Smith, 1996). Eine familiäre Häufung kann natürlich ebenso genetisch wie umweltbedingt sein, nach entsprechenden Zwillingsstudien findet sich jedoch ein deutlicher Hinweis darauf, dass genetische Faktoren an der Entstehung einer solchen Alkoholtoleranz beteiligt sein können (Madden et al., 1995; Rose et al., 1994). Auch in Tierexperimenten konnte nachgewiesen werden, dass individuelle Tiere eine unterschiedlich hohe Alkoholtoleranz haben und dass diese Alkoholtoleranz einer genetischen Disposition entspringt, die selektiv gezüchtet werden kann (McBride und Li, 1998). In einer prospektiven Studie von Schuckit et al. (1999) war eine verminderte Empfindlichkeit gegenüber der akuten Alkoholwirkung mit einer genetischen Konstitution mit bekanntermaßen erhöhter Ausprägung der Serotonintransporter (Homozygotie für das lange Allel) verbunden (Lesch et al., 1996; Little et al., 1998; Heinz et al., 2000). Dagegen wurde eine Assoziation zwischen einer genetischen Konstitution mit bekanntermaßen erhöhter Ausprägung der Serotonintransporter (Homozygotie für das lange Allel) und der Alkoholtoleranz in einer prospektiven Studie von Schuckit et al., (1999) beobachtet. In dieser Studie wurden junge Männer in Bezug auf ihre Empfindlichkeit gegenüber akutem Alkoholkonsum untersucht und dann über weitere 15 Jahre nachuntersucht, wobei genau erfasst wurde, wie sich das Trinkverhalten in dieser Zeit entwickelte. Es war bereits bekannt, dass ein ursprünglich niedriger Intoxikationsgrad bei akutem Alkoholkonsum mit späterem exzessivem Alkoholkonsum verbunden war (Schuckit und Smith, 1996). In der Studie von Schuckit und Mitarbeitern (1999) war diese erhöhte Alkoholtoleranz mit dem ll-Genotyp verbunden, der zu einer erhöhten Ausprägung von Serotonintransportern führt (Heinz et al., 2000; Lesch et al., 1996; Little et al., 1998). Schuckit und Mitarbeiter (1999) postulierten, dass eine erhöhte Verfügbarkeit der Serotonintransporter mit einer verminderten synaptischen Serotoninkonzentration verbunden sein könnte, da eine hohe Zahl von Serotonintransportern das freigesetzte Serotonin rasch wieder aus dem Extrazellulärraum eliminieren kann. Derartige negative Korrelationen wurden tatsächlich bei Primaten beobachtet, die eine erhöhte Verfügbarkeit der Serotonintransporter im Bereich der Raphekerne zeigten und einen verminderten Serotoninumsatz wie eine erhöhte Alkoholtoleranz aufwiesen (Heinz et al., 1998a). Zusammengenommen weisen diese Beobachtungen darauf hin, dass eine erhöhte Verfügbarkeit des Serotonintransporters und ein verminderter Serotoninumsatz mit einer erhöhten Alkoholtoleranz in Verbindung stehen könnten, einem der wesentlichen Faktoren, die das Risiko erhöhen, alkoholabhängig zu werden (Schuckit und Smith, 1996; Schuckit et al., 1999).

In verschiedenen Studien ergaben sich allerdings Hinweise darauf, dass die genetische Konstitution der Serotonintransporter für sich allein genommen nicht zur Alkoholabhängigkeit disponiert. Sander und Mitarbeiter (1998) publizierten zwar einen Befund, nach dem Alkoholabhängige gehäuft ein kurzes Allel des Serotonintransporters aufweisen, die Ergebnisse waren jedoch statistisch nicht signifikant. Eine ebenfalls nicht signifikante Assoziation ergab sich zwischen dem 5-HTT-Genotyp und dem Vorliegen einer antisozialen Persönlichkeitsstörung. Studien von Gelernter et al. (1997) und Edenberg et al. (1998) konnten ebenfalls keine signifikante Assoziation zwischen dem 5-HTT-Genotyp und dem Auftreten einer Alkoholabhängigkeit nachweisen. Auch in der Studie von Heinz et al. (2000) fand sich keine Assoziation zwischen dem Genotyp des Serotonintransporters und dem Vorliegen einer Alkoholabhängigkeit, wobei die Fallzahl in dieser bildgebenden Studie jedoch sehr klein war. Insgesamt weisen diese Beobachtungen darauf hin, dass die genetische Konstitution des Serotonintransporters für sich genommen nicht zum exzessiven Alkoholkonsum disponiert und ihre Wirkungen auf Alkoholtoleranz und Alkoholkonsum möglicherweise nur in Kombination mit weiteren genetischen Faktoren entfaltet. Hinzu kommt, dass ein ähnlicher Phänotyp, nämlich eine erhöhte Alkoholtoleranz bei serotonerger Dysfunktion, auch als Folge einer frühen sozialen Stressbelastung auftreten kann, wie die bereits diskutierten Primatenstudien zeigen (Heinz et al., 1998a). Umweltfaktoren können somit zu ganz ähnlichen neurobiologischen Veränderungen führen (Phänokopie), wie sie sich aus genetischen Faktoren ergeben können, und so die beobachtbare Assoziation zwischen dem Genotyp des 5-HTT-Promotors und einer erhöhten Alkoholtoleranz schwächen.

Für die Annahme, dass der Genotyp des Serotonintransporters nur in Kombination mit weiteren genetischen Faktoren zur erhöhten Alkoholtoleranz führt und zur Alkoholabhängigkeit disponiert, sprechen Be-

8 Serotonerge Funktionsstörungen

Abb. 21: Regulation der Informationsvermittlung im Kortex mithilfe des exzitatorisch wirkenden Botenstoffs Glutamat und des inhibitorischen Neurotransmitters GABA. Die Informationsverarbeitung wird durch die vom Stammhirn aufsteigenden Neurotransmittersysteme moduliert, in denen sich Serotonin, Dopamin und Noradrenalin als Botenstoffe finden. Eine Verminderung der serotonergen Neurotransmission führt zu einer verminderten GABAergen Sedation und einer erhöhten Toleranz gegenüber den akuten Alkoholwirkungen. Diese kann zum exzessiven Alkoholkonsum disponieren, da unangenehme Wirkungen bzw. Warnzeichen des Alkoholkonsums erst verspätet eintreten.

obachtungen aus der Studie von Schuckit und Mitarbeitern (1999). Die Autoren beobachteten, dass außer dem ll-Genotyp des 5-HTT-Promotors auch das Vorhandensein eines bestimmten Allels für die α6-Untereinheit des GABA$_A$-Rezeptors, der sog. Pro/Ser-Genotyp, mit einer erhöhten Alkoholtoleranz verbunden war. Interessanterweise wurden alle Personen, die diesen GABA$_A$α6 Genotyp und gleichzeitig den ll-Genotyp des 5-HTT Promotors aufwiesen, im Beobachtungszeitraum alkoholabhängig. Dieser bisher nur an einer kleinen Fallzahl erhobene Befund könnte darauf hinweisen, dass der Genotyp des Serotonintransporters nur dann mit einem erhöhten Risiko in Verbindung steht, später alkoholabhängig zu werden, wenn weitere genetische Dispositionen beispielsweise im Bereich der GABAergen Neurotransmission gegeben sind.

Eine mögliche Erklärung für diesen Befund ergibt sich aus der Interaktion zwischen einer serotonergen Dysfunktion und der GABAergen Sedation (**Abb. 21**). Bei einer verminderten serotonergen Neurotransmission finden sich Hinweise darauf, dass eine GABAerg vermittelte Sedierung in ihrer Wirkung reduziert ist und dass sich diese Verminderung besonders in Bereichen des orbitofrontalen Kortex zeigt (Doudet et al., 1995). Ist also die sedierende, GABAerge Wirkung des Alkoholkonsums reduziert, könnten sich die psychomotorisch stimulierenden und verhaltensverstärkenden Effekte des Alkoholkonsums (die u. a. über das dopaminerge und endorphinerge System vermittelt werden) stärker entfalten. Akuter Alkoholkonsum kann zudem direkt zu einer den Substanzkonsum verstärkenden Dopaminfreisetzung beitragen, indem eine alkoholbedingte Serotoninfreisetzung über 5-HT2- und 5-HT3-Rezeptoren die striäre Dopaminfreisetzung moduliert (Carboni et al., 1989; Heinz et al., 1998c; Wallis et al., 1993). Beim Konsum niedriger Mengen Alkohols überwiegen die dopaminvermittelten, psychomotorisch stimulierenden Effekte, wohingegen der Konsum größerer Mengen Alkohols zu einer GABAergen Sedation führt (di Chiara und Imperato, 1988; Gessa et al., 1985; Imperato und di Chiara, 1986). Es ist möglich, dass eine erhöhte alkoholinduzierte Stimulation und eine verspätete Sedation entscheidende Faktoren sind, die zum exzessiven Alkoholkonsum disponieren. Weitere Neurotransmittersysteme, die mit der GABAergen und serotonergen Neurotransmission interagieren, sind das glutamaterge und opioiderge System, sodass sich aus dem komplexen Zusammenspiel genetischer Polymorphismen im Bereich dieser Neurotransmittersysteme eine erhöhte Alkoholtoleranz ergeben kann (Diana et al., 1993; di Chiara et al., 1996; Tao und Auerbach, 1995). Diese Beobachtungen weisen darauf hin, dass die beobachtete Verbindung zwischen der Funktion der Serotonintransporter und den Auswirkungen des Alkoholkonsums in Interaktion mit der GABAergen Neurotransmission und weiteren Neurotransmittersystemen vermittelt wird. Leider ist bisher noch nicht bekannt, ob eine Verminderung der GABAergen Sedation bei serotonerger Dysfunktion auch zur Entstehung jener unangenehmen Gefühlszustände beiträgt, die durch eine Störung des protektiven Filtereffekts bedingt sein sollen, der eine intakte serotonerge Neurotransmission voraussetzt und mit Gefühlen der Unsicherheit und Angst in Verbindung stehen könnte (Baumgarten und Grozdanovic, 1995; Knutson et al., 1998; McCormick, 1992).

8.8 Nikotinabhängigkeit und das serotonerge System

Nikotinerge Acetylcholinrezeptoren sind auf den präsynaptischen Endigungen serotonerger Neurone lokalisiert (Schwartz et al., 1983; Markou 2008). Die Konzentration und Synthese von Serotonin im Bereich des Hippocampus fällt sowohl bei einer einmaligen als auch wiederholten, chronischen Zufuhr von Nikotin geringer aus (Benwell und Balfour, 1979).

Über eine Aktivierung nikotinerger Acetylcholinrezeptoren im Raphekern und im Hippocampus wird eine Modulation des serotonergen Systems vermutet (Benwell et al., 1988). Sowohl mit der Mikrodialyse-Technik als auch in Post-mortem-Untersuchungen wurden im Tierversuch Effekte der systemischen Gabe von Nikotin auf das serotonerge System beschrieben. Bei Ratten konnte in verschiedenen Hirnregionen eine verminderte Konzentration von Serotonin (5-HT) und 5-Hydroxyindolessigsäure (5-HIAA) im Zusammenhang mit einer verminderten Serotoninsynthese sowie eine Down-Regulation des Transportsystems für L-Tryptophan (Benwell et al., 1990) festgestellt werden. Höhere Dosierungen von Nikotin führen zu einem Anstieg des freien Serotonins (Ribeiro et al., 1993). Anhand von in vitro-Untersuchungen, welche die Untersuchung von Mittelhirn-Schnitten von Ratten beinhaltete, konnte gezeigt werden, dass die Gabe von Nikotin bei einem Drittel der serotonergen Neurone im Raphekern eine Reduktion der Aktivität sowie gleichzeitig bei den übrigen zwei Dritteln der Neurone eine Zunahme der Aktivität bewirkte (Mihailescu et al., 2002), die wiederum vor allem auf eine indirekte Wirkung des Nikotins auf das serotonerge System via glutamaterges bzw. noradrenerges System zurückzuführen ist (Li et al., 1998, Pan und Williams, 1989).

Einzelne Arbeiten fanden außerdem eine selektiv verminderte Sekretion von Serotonin im Hippocampus von Rauchern (Anderson et al., 1987) und eine Erhöhung des Serotonin-Gehalts in Thrombozyten bei Rauchern (Racke et al., 1992; Schmidt et al., 1997). Interpretationen peripherer Metaboliten-Spiegel in Serum oder Urin sind jedoch unsicher und korrelieren nicht zwangsläufig mit der zentralen Situation (Murphy, 1990a, b).

Post-mortem-Untersuchungen zeigen, dass das Rauchen mit einer regional unterschiedlichen Reduktion der Konzentration von Serotonin und des Metaboliten 5-Hydroxyindolessigsäure einhergeht. Vor allem im dorsalen Bereich des Hippocampus wird die Freisetzung von Serotonin unterbunden (Benwell und Balfour, 1982; Ridley und Balfour, 1997), nicht jedoch im Bereich des cerebralen Cortex, im Kleinhirn oder in der Medulla oblongata (Benwell et al., 1990).

Mit der repetitiven Gabe von Nikotin geht auch eine Veränderung serotonerger Rezeptoren einher. Diese neuroadaptiven Mechanismen sind komplex, unter den zahlreichen Rezeptorsubtypen zählen der 5-HT-1A, -2A, -2C, -3, -4 und -6 zu den am besten untersuchten (Fletcher et al., 2008). Vor allem die Dichte der 5-HT-1A-Rezeptoren im Bereich des Hippocampus ist erhöht, die Dichte von 5-HT-2-Rezeptoren dagegen bleibt unverändert. Die Vermehrung der 5-HT-1A-Rezeptoren wird als Kompensation der reduzierten Aktivität serotonerger Neurone mit der Folge einer verminderten Konzentration von Serotonin angesehen.

Durch die einmalige Gabe von Nikotin ließ sich im Tiermodell an Ratten feststellen, dass eine Beeinflussung der motorischen Aktivität vor allem durch die Rezeptorsubtypen 5-HT-2A und 5-HT-2C vermittelt wird (Zaniewska et al., 2009).

Über die klinischen Konsequenzen der beschriebenen Veränderungen auf Rezeptorenebene kann an dieser Stelle nur spekuliert werden. Sie könnten ihre klinische Entsprechung in den von vielen Rauchern erlebten antidepressiven und anxiolytischen Effekten des Rauchens haben.

Eine chronische, repetitive Nikotinzufuhr könnte eine anhaltende Veränderung der synaptischen Funktionen im dorsalen Hippocampus bewirken, die durch ein Ausbleiben von Nikotin im Entzug gestört würde. Sobald die modulierenden Effekte von Nikotin auf die hippokampale Serotoninfreisetzung ausbleiben, kommt es zum Auftreten von affektiven Störungen.

Dies wäre möglicherweise eine der Erklärungen für die gelegentlich im Entzug auftretenden depressiven Symptome der abstinenten Raucher. Insbesondere das Auftreten depressiver Symptome bei Rauchern ohne depressive Episoden in der früheren Anamnese könnte mit dieser neuromodulatorischen Wirkung des Nikotins im Bereich des serotonergen Systems in Verbindung gebracht werden.

Andererseits könnte eine vor Beginn des Rauchverhaltens determinierte Prädisposition zur depressiven Erlebnisweise einen Tabakkonsum zum Zwecke der „Selbstmedikation" begünstigen. Die beobachtete erhöhte Prävalenz des Rauchens bei Patienten mit Depressionen in der Vorgeschichte wäre somit über einen Selektionseffekt erklärt, nicht als Folge einer Neuromodulation im serotonergen System.

Es liegt zwar nahe, die erwähnten Auffälligkeiten im serotonergen System mit der erhöhten Wahrscheinlichkeit von Rauchern, eine depressive Symptomatik zu entwickeln, gleichzusetzen, dabei darf aber nicht übersehen werden, dass im Zigarettenrauch vermutlich mehrere Substanzen enthalten sind, die ebenfalls die Affektregulation beeinflussen können.

8.9 Zusammenfassung

In prospektiven Studien zeigte sich bei Primaten, dass frühe soziale Isolation ein wichtiger Stressfaktor ist, der zu einer überdauernden serotonergen Dysfunktion führen kann, die mit exzessivem Alkoholkonsum und einer erhöhten Neigung zu impulsiver Aggressivität verbunden ist (Higley et al., 1991; 1996; Heinz et al., 1998a). Diese Beobachtung erscheint besonders relevant für eine Untergruppe alkoholabhängiger Patienten mit frühem Beginn der Alkoholabhängigkeit, die häufig einen verminderten Serotoninumsatz und sog. „antisoziale" Verhaltensmerkmale zeigen (Fils-Aime et al., 1996; Virkunnen et al., 1994). Nach chronischem Alkoholkonsum finden sich weitergehende, wahrscheinlich neurotoxisch bedingte Veränderungen des serotonergen Systems, die vordringlich mit negativen Gefühlszuständen wie Depressivität und Ängstlichkeit in Verbindung stehen (Heinz et al., 1998b). Serotonerge Funktionsstörungen könnten auch mit depressiven Verstimmungen im Nikotinentzug in Verbindung stehen.

Negative Gefühlszustände der Ängstlichkeit und Bedrohtheit liegen möglicherweise auch der erhöhten Aggressivität zugrunde, die sich bei serotonerger Dysfunktion nach sozialer Isolation findet (Knutson et al., 1998; Heinz et al., 1998a). Diese Annahme passt gut zu der Beobachtung, dass eine serotonerge Dysfunktion auch bei anderen Krankheitsbildern mit negativen Stimmungszuständen verbunden ist (Malison et al., 1998). Ein weiterer wichtiger Bezug der serotonergen Dysfunktion zur Entwicklung einer Alkoholabhängigkeit könnte darin bestehen, dass bei serotonerger Dysfunktion die alkoholinduzierte, GABAerge Sedation vermindert ist, sodass weniger unangenehme alkoholvermittelte Wirkungen auftreten und die betroffenen Individuen dazu neigen, sich zu überschätzen und zu viel Alkohol zu konsumieren (Schuckit et al., 1999; Doudet et al., 1995). Der Einfluss von Nikotin auf die Serotoninfreisetzung und die Vermehrung des Serotonintransporters bei Rauchern (Ridley und Balfour, 1997) erklärt möglicherweise die Assoziation zwischen einem hohen Zigarettenkonsum und depressiven Symptomen bei Rauchern. Somit ergeben sich verschiedene Hinweise darauf, dass eine serotonerge Dysfunktion mit negativen Stimmungszuständen und einer erhöhten Alkoholtoleranz sowie vermehrtem Tabakkonsum in Verbindung stehen könnte, die in Interaktion mit weiteren Neurotransmittersystemen zum exzessiven Nikotin- bzw. Alkoholkonsum und zur Nikotin- und Alkoholabhängigkeit disponiert. Bei Rauchern wie Alkoholabhängigen könnte eine nach Beendigung des Suchtmittelkonsums längerfristig fortbestehende serotonerge Funktionsstörung eine Ursache von Depressivität und Rückfall sein.

9 Der „Nikotinrezeptor"

9.1 Acetylcholinrezeptoren

Acetylcholinrezeptoren sind phylogenetisch alte Rezeptoren, die auch bei wirbellosen Tieren ausgebildet werden (Leonard und Bertrand, 2001).

Acetylcholinrezeptoren werden in Abhängigkeit vom Bindungsverhalten der natürlich vorkommenden Liganden Muscarin und Nikotin zu den verschiedenen Ausprägungstypen des Rezeptors in „muscarinerge" oder „nicotinerge" Rezeptoren unterteilt.

Nikotin bindet mit einer hohen Affinität an die sog. nikotinergen Acetylcholinrezeptoren. Die zentralen und peripheren Wirkungen der Nikotinaufnahme sind an dieses Bindungsverhalten gekoppelt. Der Nachweis hierzu ist eindeutig: Bekannte Effekte der Nikotinzufuhr treten beim Menschen bzw. im experimentellen Tiermodell nicht ein, wenn zugleich Nikotinantagonisten verabreicht werden. Mecamylamin (ein nichtkompetitiver Antagonist) oder Dihydro-β-erythroidine (DhßE, ein kompetitiver Antagonist), die im Tierversuch verabreicht wurden, blockieren die Wirkung des Nikotins an den nikotinergen Acetylcholinrezeptoren und verhindern positive Effekte des Rauchens und der Nikotingabe (Watkins et al., 1999).

Nikotinerge Acetylcholinrezeptoren werden sowohl prä- als auch postsynaptisch auf Neuronen sowie auf Muskelzellen exprimiert (siehe **Abb. 22**). Im zentralen Nervensystem befinden sie sich im Hippocampus (präsynaptisch) als auch postsynaptisch auf Pyramidenbahnzellen und inhibierenden Interneuronen (Hunt und Schmidt, 1978).

Vermutlich tragen etwa 45 % aller Interneurone im Hippocampus nikotinerge Acetylcholinrezeptoren (Leonard und Bertrand, 2001). Sie werden aber auch auf Lymphozyten und Granulozyten im peripheren Blut ausgebildet. Ihre Funktion ist hier jedoch nicht bekannt. In Abhängigkeit von der Lokalisation des Rezeptors als auch von der Substruktur, d. h. von der spezifischen Zusammensetzung der Rezeptorproteine, hat der nikotinerge Acetylcholinrezeptor ganz unterschiedliche Funktionen.

Die nikotinergen Acetylcholinrezeptoren spielen u. a. eine wesentliche Rolle bei der Entwicklung der Nikotinabhängigkeit. Sie sind für die Vermittlung der direkten Nikotinwirkung verantwortlich und für die mittelbaren Auswirkungen von Nikotin auf nachgeordnete Transmittersysteme unerlässlich. Die Entstehung körperlicher Entzugssymptome ist ebenfalls mittel- und unmittelbar mit der chronischen Einwirkung von Nikotin auf nikotinerge Acetylcholinrezeptoren verbunden. Im Folgenden sollen Struktur, Formen und Funktionen dieser Rezeptoren vorgestellt werden.

Neuronale nikotinerge Acetylcholinrezeptoren bestehen aus fünf Untereinheiten, den Rezeptorproteinen, die als Pentamer angeordnet sind. Dieses Pentamer aus Glykoproteinen durchdringt die Zellmembran und formt einen trichterförmigen Kanal, der den Ionentransport durch die Zellmembran ermöglicht und reguliert. Die Poly-

9.1 Acetylcholinrezeptoren

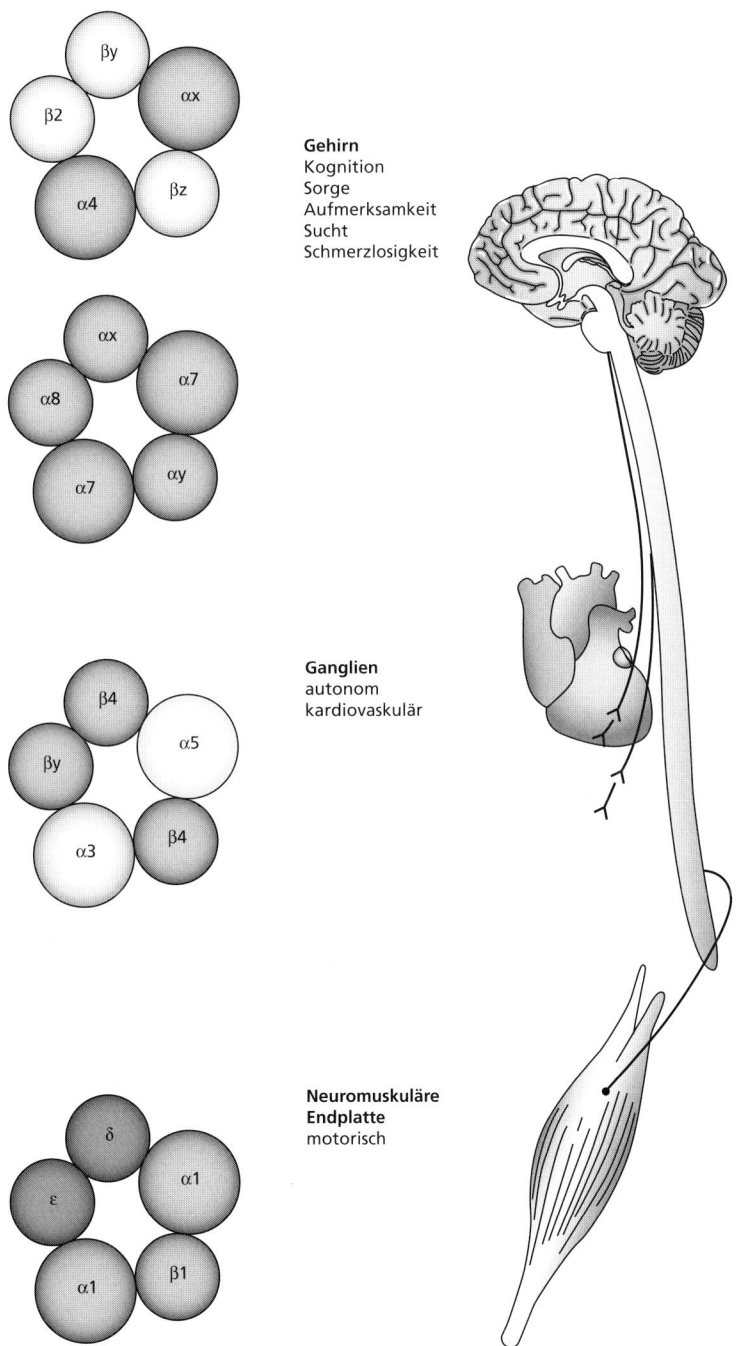

Abb. 22: Acetylcholinrezeptoren sind ubiquitär im Organismus vorhanden und übernehmen je nach Lokalisation und spezifischem Aufbau aus verschiedenen Rezeptorproteinen unterschiedliche Funktionen im Gehirn, in Ganglien und an der neuromuskulären Endplatte.

peptidkette jeder Untereinheit durchzieht die Membran viermal. Die Abschnitte M2 bilden die Innenwand des Kanals. Jede α-Untereinheit trägt eine Bindungsstelle für Acetylcholin (**siehe Abb. 23, Abb. 24**).

Abb. 23: Der nikotinerge Acetylcholinrezeptor, ein Pentamer aus unterschiedlichen Rezeptorproteinen, durchdringt als Ionenkanal die Zellmembran.

Der nikotinerge Acetylcholinrezeptor trägt Bindungsstellen für Acetylcholin (und Nikotin), Kalzium-Ionen, nichtkompetitive Agonisten (Substanzen wie Physiostigmin oder Galanthamin), aber auch für Inhibitoren wie Steroide oder Dihydropyridine, Dihydro-ß-Erythroidin, Arachidonsäure und Medikamente, die die Rezeptorfunktion beeinflussen.

Sobald Nikotin an der Bindungsstelle am nikotinergen Acetylcholinrezeptor andockt, öffnet sich durch die Konformationsänderung der Rezeptorproteine im Bereich der Acetylcholinbindungsstelle der Ionenkanal. Nach Stimulation des Rezeptors durch körpereigene oder fremde Liganden kommt es zu einem signifikanten Ionenstrom von Kalzium (Haghighi und Cooper, 2000; Rogers und Dani, 1995; Tsuneki et al., 2000). Aus dem Anstieg des intrazellulären Kalziums resultiert nachfolgend die Signalantwort der aktivierten Nervenzelle. Die präsynaptische Aktivierung von nikotinergen Acetylcholinrezeptoren durch Nikotin führt zu einer erhöhten Transmission an nachgeschalteten dopaminergen, glutamatergen und cholinergen Synapsen (McGehee et al., 1995).

Bislang wurden 150 verschiedene Subtypen von nikotinergen Acetylcholinrezeptoren differenziert (Le Novére et al., 2002), die aus unterschiedlichen Proteinketten aufgebaut sind. Beim Menschen werden α- und β-Proteinketten unterschieden, die wiederum mehrere Subtypen aufweisen: Sieben der bekannten neun α-Ketten (α2 – α8) sowie drei der vier bekannten β-Ketten (β2 – β4) werden im zentralen Nervensystem ausgebildet.

Die Zahl der Untereinheiten ist bei wirbellosen Tieren größer als beim Menschen. Vermutlich sind aber bisher noch nicht alle Rezeptorproteine von nikotinergen Acetylcholinrezeptoren spezifiziert worden.

Bis heute wurden elf verschiedene Gene identifiziert, die die Struktur verschiedener Rezeptorproteine im Acetylcholinrezeptor kodieren. Bekannt sind die Gene für die Proteine α2 bis α7, α9 und α10 sowie β2-β4 (Lukas und Bencherif, 1992; Gotti et al., 1997). Die Gene für die Produktion dieser Rezeptorproteine sind auf den Chromosomen 1, 8, 15 und 20 lokalisiert.

Das α7-Rezeptorprotein beispielsweise ist auf dem Chromosom 15 in Abschnitt q13 bis q14 angesiedelt. Dieses ist möglicherweise einer der phylogenetisch ältesten Rezeptorproteine. Aus ihm entwickelten sich vermutlich durch Kombinationen, Genduplikationen und Mutationen weitere

9.1 Acetylcholinrezeptoren

Abb. 24: Nikotin kann am Acetylcholinrezeptor wirksam werden, da die Ladungsverteilung im Molekül der von Acetylcholin entspricht.

strukturverwandte Proteinketten. Die Subtypen α3, α5 und β4 werden ebenfalls auf dem Chromosom 15 kodiert und befinden sich im Chromosomenabschnitt q24. Der Genort für das Rezeptorprotein α4 dagegen wurde auf Chromosom 20 im Abschnitt q13.2 isoliert.

Die Acetylcholinrezeptoren werden in Abhängigkeit von ihrer Zusammensetzung aus den verschiedenen Rezeptorproteinen zu verschiedenen Rezeptorklassen zusammengefasst. Unterschieden werden Rezeptorstrukturen, die aus identischen oder verschiedenen Rezeptorproteinen bestehen. Lediglich mit den α7-, α8- und α9-Subeinheiten ist ein homomerer Aufbau möglich, in allen anderen bekannten Rezeptorklassen bestehen die Rezeptoren aus verschiedenen Subtypen der Rezeptorproteine. Jeder Rezeptor kann also aus verschiedenen Rezeptorproteinen zusammengesetzt sein.

Die „Nikotinrezeptoren" des Gehirns bestehen überwiegend aus α4-, α7- und β2-Untereinheiten. β2-Untereinheiten werden am häufigsten im Caudatum, Putamen und Hippocampus ausgebildet, α3 im Bereich des Thalamus (Gotti et al., 1997), die α4-Proteine im Cortex (Agulhon et al., 1998). Rezeptoren mit α7-Proteinketten kommen dagegen im Bereich des Geniculatum sowie im Thalamus am häufigsten vor (Agulhon et al., 1999; Breese et al., 1997).

Die Funktion der einzelnen Rezeptorklassen der nikotinergen Acetylcholinrezeptoren unterscheidet sich stark. Sie ist abhängig von der Zusammensetzung des Rezeptors aus den verschiedenen Rezeptorproteinen, dem Organgewebe, in dem sie exprimiert sind, und den Verschaltungen der Funktionseinheiten innerhalb des Organs.

Nach Picciotto et al. (1998) vermittelt in erster Linie die β2-Subeinheit die positive verhaltensverstärkende Wirkung von Nikotin. Das Rezeptorprotein β2 hat damit vermutlich eine wesentliche Funktion bei der Ausbildung der Abhängigkeit. Untersuchungen an Knock-out-Mäusen, denen die

Fähigkeit genommen wurde, β2-Ketten zu bilden, zeigten, dass Nikotin bei diesen Tieren eine geringere Verstärkerwirkung ausübt (Picciotto et al., 1998). Die Ausschaltung des β2-Acetylcholinrezeptorgens führt vermutlich zu einem Schwund von Nikotinrezeptorbindungsstellen im zentralen Nervensystem. Damit verbunden ist eine deutlich reduzierte Dopaminausschüttung im Nucleus accumbens bei Nikotinzufuhr. Sie entfällt jedoch nicht gänzlich, was als Hinweis auf eine vielfältige Innervierung des Nucleus accumbens angesehen wird. Durch eine parallele Innervation, in die auch die anderen Rezeptorklassen eingebunden sind, bleibt die positive Verstärkerwirkung des Nikotins erhalten.

Aufgrund der spezifischen Verteilung der α7-Acetylcholinrezeptoren, die aus fünf α7-Proteinketten aufgebaut sind, auf den GABAergen Interneuronen des Hippocampus wird angenommen, dass dieser Rezeptortyp an der Filterung von sensorischen Informationen im Bereich des Hippocampus beteiligt ist.

9.2 Die Rezeptordesensibilisierung

Neuere Befunde weisen darauf hin, dass die unterschiedlichen Rezeptorklassen der nikotinergen Acetylcholinrezeptoren auch unterschiedlich sensibel auf Nikotin reagieren.

Die höchste Affinität für Nikotin hat der α4-β2-Rezeptortyp, der vor allem in den mesolimbischen Arealen sowie im Cortex anzutreffen ist. Die Abhängigkeitsentwicklung ist mit diesem Rezeptorsubtyp assoziiert. Die Affinität des α7-Rezeptortyps für Nikotin hingegen ist deutlich geringer.

Nach der initialen Stimulation durch Nikotin kommt es in Abhängigkeit von der Rezeptorklasse zu einer unterschiedlich starken Desensibilisierung und damit einer Inaktivierung (Takada-Takatori et al. 2009).

Dies bedeutet, dass die initiale Stimulation des Rezeptors durch Nikotin zwar zu einer Öffnung des durch die Rezeptorproteine gebildeten Ionenkanals führt, dass aber der Rezeptor danach für eine definierte Zeit inaktiviert bleibt – länger als dies nach einer Aktivierung mit dem natürlichen Liganden Acetylcholin der Fall gewesen wäre.

Betroffen von der Desensibilisierung sind Rezeptoren mit α2-, α4- und α7-Rezeptorproteinen, während α3- und α6-Subeinheiten keine Inaktivierung zeigen (Olale et al., 1997).

Der „α2-β4-Rezeptor", der aus zwei α4- und drei β2-Rezeptorproteinen besteht, ist zwar hochsensibel für Nikotin, ist aber auch durch eine besonders lange Desensitivierungsphase nach erfolgter Stimulation charakterisiert (Buisson et al., 1996; Govind, 2009), während die Desensitivierung des α7-Rezeptors, der aus fünf α7-Proteinen besteht, relativ rasch nachlässt (Zhang et al., 1994). Der α7-Rezeptor reagiert schneller, allerdings weniger sensitiv und mit einer geringeren Affinität zu Nikotin. α4-β2-Rezeptoren reagieren bereits auf Nikotinkonzentrationen im mikromolaren Bereich. α7-Rezeptoren dagegen sprechen erst auf etwa 450 µMol Acetylcholin oder 40 µMol Nikotin an (Gopalaskrishnan et al., 1995).

Mischtypen wie α3-β4- oder α3-β4-α5-Rezeptoren sind in ihrer Desensitivierungsgeschwindigkeit zwischen den beiden genannten Rezeptortypen einzuordnen.

α4-β2-Rezeptoren werden häufig zusammen mit den α7-Rezeptoren auf der gleichen Zelle ausgebildet. 30 % der Zellen in der ventralen tegmentalen Area (VTA), die in das dopaminerge System projizieren, bildeten beide Rezeptortypen aus (Pidoplichko et al., 1997). Für den raschen Kalzium-Einstrom in die Zelle nach Nikotinapplikation scheint die Aktivierung des weniger sensiblen α7-Rezeptors, der kürzere

Desensibilisierungszeiten aufweist als der α4-β2-Rezeptortyp, erforderlich zu sein (Mansvelder und McGehee, 2000; Monteggia et al., 1995), α4-β2-Rezeptoren mit einer höheren Affinität für Nikotin reagieren langsamer oder verzögert. Die Zelle kann somit initial rasch mit einer geringen Affinität zu Nikotin reagieren, die wesentliche Verstärkerwirkung resultiert aber durch die verzögerte Aktivierung. Bei einer anhaltenden Nikotinzufuhr reagieren nur noch die weniger sensitiven, sich dafür aber rasch erholenden α7-Rezeptoren.

Die Funktionsfähigkeit des cholinergen Systems bleibt durch die Präsenz der nur kurzdauernd desensibilisierten und schnell reagierenden α7-Rezeptoren gewährleistet.

Vermutlich bleibt über die freien α7-Rezeptoren bei einer anhaltenden Nikotinzufuhr eine Stimulation der dopaminergen Neurone garantiert, obgleich die Desensibilisierung und damit Blockade der α4-β2-Rezeptoren die Dopaminantwort deutlich geringer ausfallen lässt.

Auch im Striatum wurden Hinweise auf eine Präsenz zweier verschiedener Nikotinrezeptortypen auf dopaminergen Neuronen gefunden. Hier sind sowohl α3-β2- als auch α4-β2-Rezeptoren bei der Freisetzung von Dopamin involviert (Kaiser et al., 1998). Möglicherweise sind hier auch andere Neurone beteiligt, die primär nicht dem dopaminergen, sondern beispielsweise dem glutamatergen System zuzuordnen sind und α7-Rezeptoren tragen (Mansvelder und McGehee, 2000). Für diese Interpretation der Befunde spricht, dass die Dopaminfreisetzung sowohl durch α7-Rezeptorantagonisten als auch Glutamat-Antagonisten geblockt werden kann (Kaiser und Wonnacott, 2000).

9.3 „Up-Regulation" – Kennzeichen der Abhängigkeit?

Sowohl *in vivo* als auch *in vitro* konnte gezeigt werden, dass eine konstante Gabe von Nikotin in einer Dosierung, die ausreichend hoch gewählt wird, um die nikotinergen Rezeptoren auf den dopaminfreisetzenden Neuronen im mesolimbischen System zu desensitivieren, zu einer **Vermehrung** der Bindungskapazität des Gehirns für Nikotin im Gehirn führt (Govind, 2009; Lester et al. 2009). Die Annahme, diese vermehrte Bindungskapazität gehe auf eine Änderung der Affinität für den Liganden zurück, wurde widerlegt. Tatsächlich ist die vermehrte Bindungskapazität auf eine erhöhte Dichte des Rezeptors zurückzuführen. Die Vermehrung von Nikotinrezeptoren durch die kontinuierliche Gabe von Nikotin wurde von mehreren Arbeitsgruppen beschrieben (Benwell et al., 1988; Breese et al., 1997b). Dieses Phänomen lässt sich sowohl im menschlichen Gehirn als auch auf den peripheren Leukozyten nachweisen (Benhammou et al., 2000).

Aus dem Bemühen des Neurons, die Ausgangssituation wiederherzustellen, resultiert also eine kompensatorische Vermehrung der nikotinergen Acetylcholinrezeptoren (Wonnacott, 1990a). Dieser Prozess, der sowohl in Tier- als auch in Human-Studien (postmortem) bestätigt wurde, wird als Rezeptor-„up-regulation" bezeichnet (Breese et al., 1997). Nicht alle Gehirnareale sind gleichermaßen betroffen. Während die „up-regulation" im Hippocampus, im Gyrus rectus und im Cortex des Kleinhirns sowie im Raphekern nachgewiesen werden konnte, scheint sie im Bereich der Medulla oblongata auszubleiben.

Die Veränderung der Rezeptordensität fällt auch in den genannten Arealen unterschiedlich stark aus. Während die Rezeptordichte im Hippocampus nahezu verdoppelt wird, beträgt die Erhöhung in anderen Bereichen nur etwa 50 % (Benwell et al., 1988; Marks et al., 1983; Schwartz und Kellar, 1983; Watkins et al., 2000).

Der zugrunde liegende Prozess ist noch nicht endgültig geklärt. Die anhaltende Desensitivierung des Rezeptors wird entweder in einem Autoregulationsprozess mit einer Neubildung gleichartiger Rezeptoren beantwortet oder aber der natürliche Abbau des Rezeptors wird verzögert (Marks et al., 1992).

Die Vermehrung von Nikotinrezeptoren erfolgt in Abhängigkeit von der Nikotindosis (Benhammou et al., 2000). Die beschriebene, unterschiedlich stark ausfallende Desensibilisierung der verschiedenen Rezeptortypen macht plausibel, dass vom Phänomen der „up-regulation" vor allem die α4-β2-Rezeptoren betroffen sind. Diese zeigen eine hohe Affinität für Nikotin, werden aber durch die anhaltende Desensibilisierung außer Funktion gesetzt, sodass damit ein relativer Mangel entsteht.

Dennoch betrifft die „up-regulation" nicht nur α4-β2-, sondern, zumindest in vitro, auch α-7-Rezeptoren, wenn die Dosis ausreichend hoch gewählt wird. Die Ergebnisse zum α7-Rezeptor sind allerdings widersprüchlich. Möglicherweise setzt die Rezeptorvermehrung erst bei einer sehr hohen Dosis ein, sodass sie nicht in jedem experimentellen Design reproduziert werden konnte (Court et al., 1998).

Durch die Desensitivierung bleibt also ein Anteil der vermehrt vorhandenen (neu gebildeten oder nicht abgebauten) Rezeptoren, die als prinzipiell funktionsfähig beschrieben wurden (Molinari et al., 1998; Rowell und Wonnacott, 1990), inaktiv. Damit befindet sich der Organismus durch diese autoregulativen Prozesse in einem kompensierten Zustand, solange Nikotin weiterhin regelmäßig dargeboten wird.

Erst das Ausbleiben von Nikotin im Rahmen einer Tabakabstinenz oder eine verzögerte Zufuhr von Nikotin zerstören dieses Gleichgewicht. Mit dem Abbau von Nikotin werden zuvor desensitivierte und inaktive Rezeptoren frei und übernehmen vermutlich wieder ihre natürliche Funktion. Hierdurch kommt es aufgrund der „up-regulation" zu einem vermehrten „Angebot" funktionsfähiger nikotinerger Acetylcholinrezeptoren, das entweder ursächlich für die typische Entzugssymptomatik des Rauchers anzusehen ist oder zumindest mit deren Intensität korreliert. Da die Entzugssymptomatik sehr vielgestaltig ist, muss davon ausgegangen werden, dass nur ein Teil der Symptome durch die „up-regulation" erklärt ist. Hierzu könnten in erster Linie affektive Störungen, Einschränkungen der Vigilanz sowie Konzentrationsfähigkeit und andere Äquivalente der kognitiven Leistungsfähigkeit gehören.

Die erneute Zufuhr von Nikotin, der „Rückfall" des entwöhnungswilligen, vorübergehend abstinenten Rauchers, beseitigt die Entzugssymptomatik – das fortgesetzte Rauchen wird unmittelbar verstärkt: zum einen über die dopaminerge Stimulation durch freie nikotinerge Acetylcholinrezeptoren im Nucleus accumbens und auf den dopaminergen Neuronen der Area tegmentalis ventralis sowie durch eine Deaktivierung der „überschüssigen" nikotinergen Acetylcholinrezeptoren vom α4-β2-Typ.

Die Unterbrechung der einsetzenden Entzugssymptomatik durch eine erneute Besetzung der frei werdenden nikotinergen Acetylcholinrezeptoren kommt lerntheoretisch einer „negativen Verstärkung" gleich – die Beseitigung des aversiven Zustands stabilisiert langfristig das Konsumverhalten.

Das Prinzip der Neuroadaptation im Sinne dieser „up-regulation" (Wonnacott, 1990b) ist ein Mechanismus, der die Nikotinabhängigkeit erklären könnte. Die „Stärke der Nikotinabhängigkeit", die dimensionale Betrachtung der Abhängigkeit des Rauchers, steht möglicherweise mit einem individuell unterschiedlichen Ausmaß der Neuroadaption in Zusammenhang.

Besondere Bedeutung haben diese Befunde auch bei der Erklärung der hohen Komorbidität schizophrener Patienten mit der Nikotinabhängigkeit: Breese et al. (2000) berichten von einer störungsspezifisch veränderten up-regulation der α4-β2-Rezeptoren bei schizophrenen Patienten, die post-mortem festgestellt wurde (Freedman et al., 1995; Breese et al., 2000).

Unklar ist, ob eine Langzeittoleranz ebenfalls auf den eben beschriebenen Prozess der Neuroadaption zurückzuführen ist. Bei starken Rauchern zumindest haben die strukturellen Veränderungen im Nervensystem über einen gewissen Zeitraum Bestand und sind vermutlich erst nach einer etwa einjährigen Nikotinabstinenz rückläufig (Lebargy et al., 1996).

9.4 Wie spezifisch sind diese Befunde?

Neben Nikotin und dem natürlichen körpereigenen Transmitter Acetylcholin sind auch Substanzen wie Cholin oder Substanz P in der Lage, die nikotinergen Acetylcholinrezeptoren zu stimulieren. Zwar sind die cerebral gemessenen Konzentrationen von Cholin relativ gering, es ist jedoch anzunehmen, dass unmittelbar nach der Hydrolyse von Acetylcholin im intersynaptischen Spalt nahe den Rezeptoren kurzfristig messbar erhöhte Konzentrationen von Cholin auftreten.

Auch Substanz P nimmt durch eine Inhibition von α7-Rezeptoren Einfluss auf die Wirkung von Nikotin (Cuevas und Adams, 2000).

Vainio et al. (2001) konnten nachweisen, dass Cotinin, wenn auch in etwas schwächerem Ausmaß als Nikotin, ebenfalls an nikotinerge Acetylcholinrezeptoren im Hippocampus und im frontalen Kortex bindet. Ob auch für Cotinin eine Subspezifität für einen der Rezeptorsubtypen (α4-β2, α7) vorliegt, ist jedoch noch nicht geklärt (Vainio und Tuominen, 2001).

Naltrexon ist *in vitro* in der Lage, α7-Rezeptoren auf Neuronen im Hippocampus vermutlich durch einen nicht kompetitiven Mechanismus zu blockieren und die Aktivität von α4-β2-Rezeptoren in der gleichen Region zu reduzieren, hat aber keinen Einfluss auf GABAerge oder NMDA-Rezeptoren (Almeida et al., 2000). Damit verbunden ist eine Vermehrung funktionsfähiger α7-Nikotinrezeptoren. Zugleich wird die bekannte nikotininduzierte Vermehrung von funktionellen α4-β2-Rezeptoren *in vitro* unterbunden.

Aus diesem Laborbefund lassen sich Hinweise auf einen möglichen Einsatz von Naltrexon in der Raucherentwöhnung ableiten. Zwar gilt nicht automatisch, dass diese Laborergebnisse ohne weiteres auf die Situation im Tierversuch oder den Menschen übertragen werden können, weitere Untersuchungen scheinen jedoch lohnenswert, wenn damit tatsächlich ein wichtiger Prozess im Rahmen der Abhängigkeitsentwicklung, die Vermehrung der α4-β2-Nikotinrezeptoren, unterbunden werden könnte.

Die mit der Gabe von Naltrexon verbundene Steigerung der Densität der α7-nikotinergen Acetylcholinrezeptoren, deren Mangel bei starken Rauchern möglicherweise ein prädisponierendes Defizit für abhängiges Rauchen darstellt, könnte ebenfalls therapeutisch wirkungsvoll sein.

Des Weiteren scheinen einige endogene Neurosteroide ebenfalls eine inhibitorische Funktion gegenüber α4-β2-Rezeptoren aufzuweisen. Progesteron beeinflusst Acetylcholinrezeptoren, die eine α3-Proteinkette enthalten oder dem Subtyp α4-β2 zuzuordnen sind (Bullock et al., 1997). Neben den natürlichen Botenstoffen sind verschiedene Psychopharmaka geeignet, die Wirkung von Nikotin am Acetylcholinrezeptor zu beeinflussen, zu imitieren oder zu verhindern. Antidepressiva, Serotoninwiederaufnahmehemmer wie Fluoxetin oder das Antidepressivum Bupropion inhibieren die Nikotinrezeptorfunktion *in vitro* (Fryer und Lukas 1999).

Galanthamin, ein Medikament, das in der Behandlung der Alzheimer-Demenz zugelassen und u. a. auch auf seine Eignung in der Behandlung der Alkoholabhängigkeit untersucht wurde, hat durch seine spezifische Wirkung auf den Nikotinrezeptor eventuell auch einen therapeutische Effekt bei der Behandlung der Nikotinabhängigkeit. In einer randomisierten, kontrollierten Studie an alkoholabhängigen Patienten mit komorbider Nikotinabhängigkeit führte Galanthamin zu einer signifikanten Reduktion des Nikotinkonsums (Diehl et al., 2006), während sich in einer weiteren Untersuchung an schizophrenen Patienten mit komorbider Nikotinabhängigkeit keine Wirksamkeit bezüglich des Nikotinkonsums zeigen ließ (Kelly et al., 2008).

9.5 Welche klinische Bedeutung haben diese Befunde?

Die Vorgänge am nikotinergen Rezeptor sind vielschichtig. Nicht nur das komplexe Zusammenspiel verschiedener Subtypen in verschiedenen Arealen, sondern auch der Hinweis auf die Potenz anderer Substanzen, den Rezeptor zu aktivieren beziehungsweise zu deaktivieren, erschwert angesichts der Vielzahl der im Tabakrauch enthaltenen Substanzen, von denen neben Nikotin und Cotinin auch noch andere psychotrop wirksam sein könnten, die Beurteilung der direkten Nikotinwirkung.

Die Neuroadaptation im Sinne einer nikotinergen Rezeptorvermehrung wird von vielen Autoren mit der Entzugssymptomatik, insbesondere mit dem Nikotin-Craving und dem unstillbaren Rauchverlangen, gleichgesetzt.

Zu beachten ist allerdings, dass nicht nur die Neuroadaptation der nikotinergen Rezeptoren, sondern auch hypothetisch eine Neuroadaptation der nachgeschalteten Neurotransmittersysteme möglich sein könnte, in deren Zentrum z. B. Dopamin, Serotonin, Noradrenalin, GABA oder Glutamat stehen. Neuroadaptative Vorgänge in diesen Systemen könnten für die Toleranz gegenüber Nikotin sowie die Aufrechterhaltung der Abhängigkeit und das Auftreten von Entzugssymptomen verantwortlich sein. Affektive Störungen, das Empfinden der Anhedonie, Reizbarkeit oder einer unspezifischen Unruhe könnten als Entzugssymptome aufgrund von Veränderungen in nachgeschalteten Transmittersystemen entstehen.

Die Wirksamkeit der Nikotinersatztherapien, die mit einer langfristigen Abstinenzquote von etwa 20 % in der Behandlung von abstinenzmotivierten, starken Rauchern verbunden ist, ist hinreichend bewiesen (Stead et al., 2008). Die relative Wirksamkeit im Vergleich mit Placebopräparaten lässt sich auf der Basis von umfangreichen Metaanalysen mit OR = 1,7 (I:1,66–1,88) beziffern.

Unzweifelhaft hat die Nikotinsubstitution in der Tabakentwöhnung ihre Berechtigung. Zugleich wird aber auch deutlich, dass die Nikotinsubstitution keine kausale Therapie ermöglicht. Neben den psychologischen Faktoren, die die Abhängigkeit begründen, spielt für eine Erklärung dieser geringen Erfolgsquote möglicherweise auch eine Rolle, dass die biologischen Prinzipien bislang nicht ausreichend verstanden und in das therapeutische Vorgehen aufgenommen wurden. Zu Recht kann die Frage gestellt werden, in welchem Ausmaß die derzeit praktizierte Form der Nikotinsubstitution mit Nikotinpflaster beziehungsweise Nikotinkaugummi überhaupt geeignet ist, die Wirkung des Nikotins aus der Zigarette so wirkungsvoll zu imitieren, dass eine rückfallbegünstigende Entzugssymptomatik beim entwöhnungswilligen Raucher ausbleibt.

Der Hinweis auf die mangelnde Effektivität des Behandlungsregimes sowie die Kenntnis der neurobiologischen Befunde geben Anlass zu der Überlegung, ob die medikamentösen Behandlungsansätze, die auf eine Substitution zielen, ohne die Pharmakokinetik zu berücksichtigen, nicht durch eine Kombination von verschiedenen Darreichungsformen erweitert oder abgelöst werden sollten, beispielsweise die gleichzeitige Gabe von Nikotinpflaster und Nikotinnasalspray, das eine raschere Substitution ermöglicht und mit einem schnelleren Anfluten des Nikotins im Gehirn einhergeht. Damit würden positive Verstärkungsprozesse der Nikotinzufuhr durch die Zigarette nachgebildet und zugleich das Auftreten der Entzugssymptome durch die kontinuierliche Substitution mittels Pflaster verhindert.

Künftige Forschungsansätze zur Klärung unterschiedlicher Funktionen der verschiedenen Subtypen nikotinerger Acetylcholinrezeptoren werden sich neuer Forschungsmethoden bedienen: Mithilfe hochsensitiver Rezeptorliganden wird es in naher Zukunft hoffentlich gelingen, in bildgebenden Untersuchungen Aufschluss über die natürliche Verteilung im gesunden Organismus sowie bei bestimmten Störungsbildern zu gewinnen. Aussagen über die Funktionalität zentraler Neurotransmittersysteme sollten durch moderne bildgebende Verfahren oder zentrale histochemische Untersuchungen begründet sein.

Mit der modernen Gentechnik steht daneben die Möglichkeit zur Verfügung, durch Genmanipulationen am Tiermodell spezifische (Kandidaten-)Gene auszuschalten und die klinischen Auswirkungen zu beobachten. Interessante Befunde liegen hierzu bereits für α- und β-Rezeptorproteine vor. Bislang existieren allerdings erst wenige Untersuchungen an Knock-out-Mäusen, bei denen durch die Entfernung der Gene für die Ausbildung von α- und β2-Rezeptorsubeinheiten, bzw. an Versuchstieren, bei denen durch Implantation eines genetisch veränderten Genmaterials für verschiedene Rezeptorproteine die Sensibilität für Nikotin verändert werden konnte (Champtiaux et al., 2002; Lena & Changeux, 1997; Ross et al., 2000). Sichere Zusammenhänge mit der Nikotinabhängigkeit sind bislang noch nicht beschrieben worden.

10 Genetische und Umweltfaktoren in der Disposition und Aufrechterhaltung der Abhängigkeit

Der relative Einfluss von genetischen und Umweltfaktoren auf die Entstehung abhängigen Verhaltens wird durch Zwillings- und Adoptionsstudien bestimmt. Bei Zwillingsuntersuchungen macht man sich zunutze, dass monozygote Zwillinge genetisch identisch sind, während zweieiige Zwillinge nur ca. 50 % ihres Erbguts gemeinsam haben. Allerdings sehen sich eineiige Zwillinge in der Regel ähnlicher, sodass auch die Reaktionen der Umwelt auf eineiige Zwillinge gleichförmiger ausfallen könnten (Scarr und Carter-Salzman, 1979). Deshalb sind Untersuchungen an getrennt aufwachsenden eineiigen Zwillingen oder Adoptionsstudien von besonderem Gewicht, da hier – je nach dem Alter, in dem die Zwillinge bzw. die biologischen Eltern und ihre Kinder getrennt wurden – zumindest zeitweise unterschiedliche Umweltfaktoren Einfluss nehmen konnten.

Eine Vielzahl von Zwillings- und Adoptionsstudien zeigt übereinstimmend, dass genetische Faktoren einen deutlichen Beitrag zur Entwicklung einer Drogen-, Nikotin- und Alkoholabhängigkeit leisten (Cloninger et al., 1981; Johnson et al., 1996; Kendler und Prescott, 1998; True et al., 1999; Kendler et al., 2000). Genetische Faktoren tragen nur wenig zum Auftreten eines nichtsüchtigen Konsums von Drogen, Nikotin und Alkohol bei, da der allgemeine Konsum von Substanzen mit Abhängigkeitspotenzial weitgehend durch kulturelle Faktoren wie die soziale Akzeptanz oder die Verwendung bei Festen oder Ritualen reguliert wird. Hingegen wird die Entwicklung einer eigentlichen Abhängigkeitserkrankung und der damit verbundenen klinischen und neurobiologischen Auffälligkeiten deutlich stärker durch genetische Faktoren beeinflusst (Maes et al., 1999). Gut zeigen lässt sich das am Beispiel des Alkoholkonsums, des schädlichen Gebrauchs und schließlich der Entwicklung einer Alkoholabhängigkeit: Während Umweltfaktoren wie Trinksitten, soziale Akzeptanz des Konsums, Getränkekosten und Verfügbarkeit etc. über 70 % des Auftretens eines Alkoholkonsums erklären (Maes et al., 1999), wird die Entstehung einer Alkoholabhängigkeit zu ca. 50 bis 60 % durch genetische Faktoren bestimmt (Johnson et al., 1996; Heath et al., 1997; True et al., 1999).

Auch beim nichtsüchtigen Gebrauch illegaler Drogen ist die Erblichkeit gegenüber dem Einfluss von Umweltfaktoren eher von zweitrangiger Bedeutung und erklärt weniger als 25 % der Varianz des Drogenkonsums (McGue et al., 2000), während genetische Faktoren das Auftreten eines abhängigen Gebrauchs von Stimulanzien, Kokain, Opiaten und Sedativa zu etwa 60 bis 80 % bedingen (Kendler et al., 2000). Diese Beobachtungen zeigen, dass kulturelle und andere Umweltfaktoren den allgemeinen Grad des Gebrauchs von Substanzen mit Abhängigkeitspotenzial bestimmen, während es einer individuellen, zu großen Teilen genetisch geprägten Vulnerabilität bzw. Disposition bedarf, damit sich aus dem Konsum eine eigentliche Abhängigkeitserkrankung entwickelt. Bei Substanzen wie Nikotin scheint allerdings sowohl der Gebrauch wie die Entwicklung einer Abhängigkeit zu jeweils ca. 50 % durch genetische Faktoren bestimmt zu werden, sodass hier eine genetische Disposition bereits wesentlich an der Ausbildung des Konsums beteiligt zu sein scheint (True et al., 1999; McGue et al., 2000).

Geschlechtsunterschiede fanden sich insbesondere im Hinblick auf die Disposition zum allgemeinen, nichtsüchtigen Alkohol- und Nikotinkonsum, der bei Frauen in weitaus geringerem Grad als bei Männern durch genetische Faktoren bestimmt sein soll (Han et al., 1999). Dagegen wird das Risiko zur Entwicklung einer Alkoholabhängigkeit auch bei Frauen zu über 50 % durch genetische Faktoren bestimmt (Kendler et al., 1994).

Darüber hinaus sind vor dem Hintergrund der hohen psychiatrischen Komorbiditätsraten bei Abhängigkeitserkrankungen auch mögliche gemeinsame genetische Grundlagen zu diskutieren (Compton et al., 2007). Befunde aus großen epidemiologischen Untersuchungen legen nahe, dass das Muster dieser Komorbiditäten in Cluster externalisierender und internalisierender Störungen aufteilbar ist, wobei nach Zwillingsstudien gerade auch genetische Faktoren für das gleichzeitige Auftreten von Störungen beider Cluster verantwortlich zu sein scheinen (Krueger, 1999; Kendler et al., 2003).

10.1 Genetik der Nikotinabhängigkeit

10.1.1 Vererbungsmodus der Nikotinabhängigkeit

Der Beginn des regelmäßigen Substanzmittelkonsums, die Ausformung des Konsummusters und die Abhängigkeitsentwicklung unterliegen Umgebungseinflüssen, der Verfügbarkeit der Substanz, den kognitiven Einstellungen des Individuums sowie seines sozialen Bezugssystems und dem Einfluss der Substanzwirkung selbst (im Fall des Rauchens dem Einfluss von Nikotin, aber auch von Geschmacksstoffen und anderen zum Teil psychoaktiv wirksamen Tabakrauchbestandteilen).

Merkmale der Abhängigkeitsentwicklung wie eine Unfähigkeit zur Abstinenz, ein Kontrollverlust, der starke Tageskonsum und vor allem die spezifische, individuelle psychopharmakologische Wirkung von Nikotin hingegen können wahrscheinlich nicht allein über psychosoziale Faktoren, eine lernpsychologisch begründete Verhaltensfixierung oder neuromodulatorische Prozesse erklärt werden. Hinweise auf die Relevanz genetischer Einflüsse ergaben sich bereits aus epidemiologischen Familien-, Zwillings- und Adoptionsstudien, die in den 60er und 70er Jahren des letzten Jahrhunderts in Skandinavien, Australien und den USA durchgeführt wurden.

Der berechnete Anteil genetischer Faktoren für die Entwicklung einer Nikotinabhängigkeit oder eines starken Tabakkonsums erreicht je nach untersuchter Population und statistischem Modell 31 % bis 75 % (Boomsma et al., 1994; Koopmans et al., 1997; Heath und Martin, 1993; Vink et al., 2005). Das Alter zu Beginn des Rauchens (28–83 %), die Unfähigkeit zur Abstinenz (35–55 %) und das regelmäßige Rauchen (50–71 %) weisen unterschiedlich hohe Beteiligungen genetischer Faktoren auf. Die Befunde sind bei Männern konsistenter als bei Frauen (Kendler et al., 1999; Schnoll et al., 2007), was als Hinweis auf die untergeordnete Bedeutung autosomaler genetischer Determinanten im Vergleich mit hormonellen oder sozialen Faktoren angesehen werden kann.

Schwachpunkt vieler Studien sind die unzureichende Würdigung der hinsichtlich des Rauchverhaltens prädiktiven Variablen Alter und Geschlecht in den untersuchten Populationen. Die meisten Studien beziehen sich nur auf anamnestische Angaben der untersuchten Personen und lassen eine eingeschränkte Validität subjektiver Angaben zu.

10.1.2 Genetische Grundlagen der Nikotinabhängigkeit

Ausgehend von den epidemiologischen Studien, Familien-, Zwillings- sowie Adoptionsstudien, aufgrund derer bereits vor Jahrzehnten eine genetische Mitverursachung der Tabakabhängigkeit angenommen wurde, haben neuere genetische Untersuchungen den Hinweis auf eine hereditäre Komponente bei der Entstehung einer Tabakabhängigkeit bestätigen können. Die Tatsache, dass genetische Untersuchungen mittlerweile in großem Umfang und kostengünstig durchgeführt werden können, hat die Zahl der Forschungsergebnisse auf diesem Gebiet vervielfacht. Ziel der Untersuchungen waren verschiedene Kandidatengene, die im Zusammenhang mit den existierenden Hypothesen zur Entwicklung der Abhängigkeit des Rauchers von besonderem Interesse sind.

Natürlich ist nicht davon auszugehen, dass nur ein einzelnes relevantes Gen isoliert werden kann, sondern vielmehr eine Reihe von Genen, die im Sinne einer polygenetischen Verursachung möglicherweise gemeinsam, im Zusammenspiel oder vielleicht auch in geringem Ausmaß jedes für sich die Wahrscheinlichkeit für die Aufnahme eines frühen, regelmäßigen, starken oder abhängigen Rauchverhaltens begünstigen.

Mit der Veränderung der technischen Möglichkeiten bei genetischen Untersuchungen ging in den letzten Jahren auch eine begrüßenswerte Veränderung in der Diagnostik von Rauchern und der Typisierung wichtiger Rauchermerkmale einher.

Es hat sich zunehmend gezeigt, dass eine unspezifische, verallgemeinernde Betrachtungsweise des „Rauchens" zu wenig aussagekräftigen Studienergebnissen führt. Ein regelmäßiger oder starker Konsum wurde in der Vergangenheit häufig zu Unrecht mit einer Abhängigkeit gleichgesetzt. Um möglichst viele Umgebungseinflüsse auszuschließen, wäre eine Auswahl von Rauchern optimal, die sämtliche Kriterien für eine Abhängigkeit erfüllen, früh begonnen haben, regelmäßig zu konsumieren, unter Entzugssymptomen leiden und dazu möglicherweise auch noch in neuropsychologischen Tests positiv auf die Gabe von Nikotin reagieren, selbst wenn sie nicht im Nikotinentzug sind.

Bei Einengung des Kriteriums auf einige alternative Kriterien wie „Nikotinabhängigkeit", „starken" oder „regelmäßigen" Zigarettenkonsum, „morgendliches Rauchen" oder einen „frühen Einstieg in einen regelmäßigen Zigarettenkonsum" lassen sich mit einer höheren Wahrscheinlichkeit auch biologische Faktoren für die Entwicklung des Rauchverhaltens isolieren. Die genetischen Untersuchungen setzen zunehmend nicht nur das Rauchverhalten, sondern weitere Merkmale mit dem untersuchten Polymorphismus im Kandidatengen in Beziehung. Bei dieser Suche nach Untergruppen wurde in neuen Studien versucht, z. B. eine Assoziation zwischen genetischen Faktoren und dem Ansprechen auf eine Nikotinersatztherapie oder der Entwicklung von somatischen Komplikationen als Folge des Rauchens zu finden.

10.1.3 Molekulargenetische Grundlagen

Die Erforschung der genetischen Determinanten eines Verhaltensmerkmals bedient sich zweier grundsätzlich unterschiedlicher Verfahren.

In **Assoziationsstudien** wird die Häufigkeit von Allelen oder Genotypen in Genmarkern von „Kandidatengenen" (bekannten Genen, deren Lokalisation, Funktion und Varianten bekannt sind) in zwei oder mehr Populationen, die sich durch phänotypische oder Verhaltensmerkmale unterscheiden, miteinander verglichen. Ziel ist die Berechnung der Auftretenswahrscheinlichkeit einer Erkrankung bei Trägern eines Merkmals. Bei der Wahl der Kandidatengene sollte bedacht werden, inwiefern diese zur Ätiopathogenese der Störung beitragen können. Es werden oftmals Gene als Kandidatengene bezeichnet, deren Funktion und tatsächliche Aktivität häufig schwierig bzw. nicht nachprüfbar oder messbar bleibt. Zusätzliche Untersuchungen in der Kette der Proteinbiosynthese (z. B. mRNA-Gehalt, Protein als Genprodukt, Enzymaktivität o. Ä.) sind hier äußerst wertvoll und erstrebenswert.

Diese Untersuchungsmethode erfordert eine ausreichend große Fallzahl. Voraussetzung für die Validität der Ergebnisse ist dabei ebenso eine Homogenität der untersuchten Stichprobe in Bezug auf die ethnische Herkunft, das Geschlecht und das Alter. Von Vorteil ist der vergleichsweise geringere Aufwand in der Labortechnik, da diese nur auf das zu untersuchende Gen fokussiert.

Bei **Kopplungsuntersuchungen** hingegen wird das gesamte Genom bzw. ein ganzer Chromosomenabschnitt systematisch untersucht. Die Kopplungsanalyse vergleicht die untersuchten Genomabschnitte innerhalb von Familien. Genetische Polymorphismen mit bekannter Lokalisation innerhalb des zu untersuchenden Genoms werden innerhalb von Familien in Abhängigkeit von der Erkrankung des Familienmitglieds untersucht und dem pathologischen Merkmal zugeordnet. Resultat ist die Beschreibung einer räumlichen Kopplung, der untersuchten Marker und dem genetischen Ort der Erkrankung. Als Maß für die Wahrscheinlichkeit einer Kopplung wird der „lod-score" (logarithm of the odds) berechnet.

Unter der Annahme, dass bei Suchterkrankungen zwar eine Reihe von Kandidatengenen bekannt sind, deren relative Bedeutung für die Ausprägung der Störung jedoch nicht erfasst und in jedem einzelnen Fall als gering angesehen werden kann, somit ein polygener Erbgang anzunehmen ist, sind Kopplungsanalysen von geringerer Aussagekraft als Assoziationsstudien. In der Vergangenheit durchgeführte Kopplungsstudien mit der klassischen lod-score Methode zeigten die Anfälligkeit dieser Methode für das Problem, den exakten Erkrankungsstatus einzelner Individuen innerhalb der Stammbäume zu erkennen. Im Vergleich zu den häufigen Assoziationsstudien liegen weniger Kopplungsuntersuchungen vor.

Mit den erweiterten Möglichkeiten eines breiten Einsatzes der neuen genetischen Untersuchungstechniken hat die Zahl der Assoziationsuntersuchungen deutlich zugenommen. Angesichts der extrem hohen Anzahl potentieller Kandidatengene besteht die Gefahr, dass sich viele falsch positive Resultate ergeben. So wurden zahlreiche Studien durchgeführt und Ergebnisse publiziert, die zunächst nicht reproduziert werden konnten und vermutlich als zufällige Assoziationen ohne Bedeutung angesehen werden müssen. Endgültige Aussagen sind hierbei erst möglich, wenn weitere Studien durchgeführt worden sind.

Die frühzeitige Interpretation von Befunden, die zum Teil als Zufallsbefunde entstehen, zum Teil eher Nebenvariablen aufgrund von Selektionseffekten der Stichprobe (z. B. Komorbidität) zuzuordnen sind, ist hypothesengenerierend, aber oft auch irreführend.

10.1.4 Ergebnisse von Kopplungsstudien bei der Nikotinabhängigkeit

In einer Screeninguntersuchung des Genoms im Rahmen des COGA-Projekts („Collaborative Study of the Genetics of Alcoholism") wurden im Rahmen einer

Nebenfragestellung zum Rauchverhalten der Probanden einige Regionen auf den Chromosomen 2, 4, 10, 16, 17 und 18 als interessant befunden. Straub und Mitarbeiter (1999) beschreiben eine hochsignifikante Assoziation für Marker auf den Chromosomen 2 (S1326) und 10 an einer Stichprobe von 987 Personen (und 105 Familien). Duggirala et al. (1999) beschreiben einige Kopplungen auf verschiedenen Chromosomen, die mit Ausnahme eines Befundes auf Chromosom 5 (im Bereich 5q D5S1354, lod=3,2), der in Nähe des Genortes für den Dopaminrezeptor D1 angesiedelt ist, keine klinischen Implikationen gestatten. Genannt wurden neben dem Befund auf Chromosom 5 statistisch signifikante Kopplungen auf Chromosom 2 (D2SA1326, lod Score 2,65), Chromosom 4 (zwischen D4S244 und D4S2393, lod Score 2,17), Chromosom 15 (D15S642, lod Score 1,97) und Chromosom 17 (GATA193, lod Score 2,88). Mittlerweile liegen mehrere Kopplungsanalysen vor, welche in unterschiedlichen Populationen durchgeführt wurden. Aus den genomweiten Analysen zeigen sich unabhängig voneinander Hinweise auf eine Kopplung zwischen der Nikotinabhängigkeit und Markern auf Chromosom 9q, Chromosom 10q und Chromosom 11 (Li et al., 2003; Gelernter et al., 2004; Li et al., 2006; Loukola et al., 2008; Li et al., 2008). Diese Befunde könnten insofern relevant sein, da sich in der Nähe der gekoppelten Region auf Chromosom 9 Kandidatengene wie das Gen für die Untereinheit des GABA-B-Rezeptors (GABA-B2) und das Gen für den *neurotrophic tyrosine kinase receptor* Typ 2 (NTRK2) befinden. Ebenso ist interessanterweise die Nähe zwischen der gekoppelten Region auf Chromosom 10 und dem Gen für den Glutamatrezeptor (GRID1) bzw. auf Chromosom 11 und dem Gen für das Neurotrophin *brain-derived neurotrophic factor* (BDNF) beschrieben (Li et al., 2006).

10.1.5 Kandidatengene im Dopaminsystem

In den letzten Jahren wurde der Nikotinkonsum zunehmend als Abhängigkeitserkrankung gesehen, die durch Einwirkung auf dieselben Neurotransmittersysteme entsteht, die auch von anderen Substanzen mit Abhängigkeitspotenzial aktiviert werden (Pontieri et al., 1996; Pich et al., 1997). Besondere Bedeutung wird hier dem sog. dopaminergen Verstärkungssystem zugesprochen, das vom Mittelhirn zum ventralen Striatum und limbischen System zieht und das durch fast alle Substanzen mit Abhängigkeitspotenzial aktiviert wird. Seine Stimulation führt zum verstärkten Auftreten all jener Verhaltensweisen, die die dopaminerge Aktivierung ausgelöst haben, und damit auch zur verstärkten Drogeneinnahme (di Chiara und Imperato, 1988; Wise, 1988; Robbins und Everitt, 1996). Laut Robinson und Berridge (1993) lässt sich diese Verstärkung des Drogenkonsums am ehesten als dopaminerg vermitteltes Verlangen nach der Suchtsubstanz interpretieren. Nikotin und die anderen Inhaltsstoffe des Tabaks wirken über verschiedene Mechanismen auf die zentrale dopaminerge Neurotransmission ein: Sowohl im Tierversuch (Meren et al., 1987) als auch beim Menschen via PET-Bildgebung (Brody et al., 2004; Brody et al., 2009) konnte eine nikotinerge Stimulation der Dopaminfreisetzung im ventralen Striatum nachgewiesen werden. Des Weiteren zeigte sich in bildgebenden Verfahren eine deutliche Reduktion der Aktivität des dopaminabbauenden Enzyms Monoaminooxidase A bei Rauchern (Fowler et al., 1996; Sharna und Brody, 2009). Beide Mechanismen könnten zu einer in Abhängigkeit vom Tabakkonsum verstärkten dopaminergen Neurotransmission und damit zum Nikotinverlangen führen (Berridge und Robinson, 1998).

Neben den Enzymen, die in den Metabolismus von Dopamin involviert sind, spielen auch Dopaminrezeptoren eine bedeutende Rolle. Die Übersicht in **Tabelle 4** stellt die wichtigsten Kandidaten für genetische Untersuchungen zusammen.

Tab. 4: Kandidatengene für die Tabakabhängigkeit im dopaminergen Verstärkungssystem (aus Batra und Köhnke, 2002)

Rezeptoraktivierung	Dopamin-Rezeptoren D1, D2, D3, D4 und D5
Dopaminwiederaufnahmehemmung	Dopamintransporter DAT 1
Metabolisierung von Dopamin	Catechol-o-methyltransferase (COMT), Dopamin beta-hydroxylase, Monoaminooxidase (MAO A und B)
Dopaminsynthese	Tyrosin Hydroxylase

10.1.5.1 Dopamin-D2-Rezeptor

Hinsichtlich der Assoziation des Dopamin-Rezeptorstatus mit einem Suchtverhalten liegen für die Alkoholabhängigkeit die meisten Befunde zum TaqI-A-Polymorphismus vor. Der TaqI-A-Polymorphismus beinhaltet zwei Allele, A1 und A2, die genotypisch in der Region q22-q23 (determiniert durch das Genomfragment lhD2G1) auf dem langen Arm des Chromosoms 11 lokalisiert sind (Grandy et al., 1989). Der Polymorphismus stellt einen SNP im Sinne eines C/T-Austausches dar, erstaunlicherweise liegt der SNP aber in einem nicht-kodierenden Bereich des Genabschnitts. Bei der Interpretation der vorliegenden Befunde hinsichtlich des beschriebenen Zusammenhangs zwischen dem TaqI-A-Polymorphismus und Suchtverhalten sind deshalb zwei Aspekte zu berücksichtigen, die indirekt zu einer möglichen funktionellen Relevanz des Polymorphismus beitragen könnten: Innerhalb des Gens für den Dopaminrezeptor 2 liegen mehrere andere synonyme Polymorphismen, darunter der sog. C957T-Polymorphismus, welcher in starker Kopplung zu dem TaqI-A-Polymorphismus vorliegt und für den ein Einfluss auf die weitere Proteinbiosynthese – nämlich mittels Beeinflussung der mRNA-Stabilität – genauso wie ein Einfluss auf die *in vivo* Verfügbarkeit des DRD2-Rezeptors im Striatum (gemessen mit Hilfe der PET-Bildgebung) nachgewiesen wurde (Duan et al., 2003; Hirvonen et al., 2009). Des Weiteren wurde festgestellt, dass der TaqI-A-Polymorphismus innerhalb einer kodierenden Region des benachbarten Gens *Ankyrin repeat and kinase domain containing 1* (ANKK1) liegt und dort innerhalb des Exons zu einem nicht-synonymen Tausch (Glu713Lys) führt (Neville et al., 2004).

Während das A1-Allel des TaqI-A-Polymorphismus in der Allgemeinbevölkerung mit einer Wahrscheinlichkeit von etwa 20 % nachgewiesen wurde, sind verschiedenen Untersuchungen zufolge mindestens 50 % der alkoholabhängigen Personen mit diesem Allel ausgestattet (Blum et al., 1990; Blum et al., 1995; Noble et al., 1994; Rossing, 1998). Noble (1993) beschrieb zudem einen erhöhten Anteil von Rauchern in der Gruppe der Alkoholabhängigen, die das A1-Allel aufwiesen. Eine Untersuchung an Rauchern von Comings et al. (1996) bestätigte das häufigere Vorkommen des A1-Allels bei Rauchern (48,7 % versus 25,9 % bei Nichtrauchern) und fand zudem eine Beziehung zum Einstiegsalter und der Abstinenzdauer. Auch aktuelle Untersuchungen, die in unterschiedlichen Populationen durchgeführt wurden, geben Hinweise auf eine signifikante Assoziation zwischen dem Polymorphismus und der Diagnose Nikotinabhängigkeit (Radwan et al., 2007; Huang et al., 2009).

Allerdings wurde in einer Meta-Analyse, welche 28 Studien bzw. 34 unabhängige Stichproben beinhaltet, geschlussfolgert, dass sich aus der aktuellen Datenlage kein signifikanter Zusammenhang zwischen dem TaqI-Polymorphismus und dem Rauchverhalten feststellen lässt (Munafò et al., 2009a).

Singleton et al. (1998) und Bierut et al. (2000) konnten diese Ergebnisse in einer großen Stichprobe nicht replizieren, Bierut und Mitarbeiter (2000) fanden jedoch eine positive Assoziation bei der Untersuchung des Lokus STRP.

Auch in einer eigenen Untersuchung zum TaqI-A-Polymorphismus bleiben die vorbeschriebenen Ergebnisse zum TaqI-Polymorphismus unbestätigt (Batra et al., 2000). Allerdings fanden wir einen statistischen Zusammenhang des Allels 1 im Polymorphismus FokI mit der Intensität des Rauchens, definiert über die Zahl täglich konsumierter Zigaretten. Zwar ist nicht bekannt, ob der Polymorphismus FokI phänotypisch mit einer verminderten oder weniger funktionsfähigen Expression des DRD2-Rezeptors verbunden ist, doch weist dieser Befund wie viele andere auch auf eine Beteiligung des dopaminergen Systems im Sinne einer Prädisposition zum starken Rauchen hin.

Weitere Befunde zum DRD2-Rezeptorgen sind ebenfalls widersprüchlich und zum großen Teil nicht repliziert worden. Erwähnenswert ist der Polymorphismus TaqIB mit den Allelen B1 und B2. Dieser war Gegenstand einer Untersuchung zur Assoziation des Genmarkers mit tabakinduzierten Folgeschäden am Beispiel des Lungenkarzinoms. Spitz et al. (1998) fanden bei rauchenden Patienten mit einem Lungenkarzinom den B1B2-Genotyp vermehrt vor. Auch für den Teilaspekt der Nikotinabhängigkeit – die Ausprägung der Entzugssymptome – gibt es Hinweise, dass Patienten mit den Genotypen B1/B1 und B1/B2 im Vergleich zu den Patienten mit dem Genotyp B2/B2 an schwereren Entzugssymptomen leiden (Robinson et al., 2007).

10.1.5.2 Dopamin-D4-Rezeptor

D4-Rezeptoren werden, ähnlich wie D2-Rezeptoren, in der Schale des Nucleus accumbens exprimiert. Im Rezeptorgen des Dopamin-D4-Rezeptors befindet sich eine Reihe von sog. Tandemrepeats im Exon 3 mit üblicherweise 2, 4 oder 7 Wiederholungen von Allelsequenzen („Repeats"). Dieser VNTR-Polymorphismus im DRD4-Rezeptor wird üblicherweise dichotomisiert erfasst: Ein Allel mit weniger als 7 Repeats wird als S-Allel beschrieben, ein Allel mit mehr als 6 Repeats als L-Variante. Das Vorkommen von mehr als 7 Repeats geht im *In-vitro*-Versuch mit einer höheren Sensitivität des Rezeptors für Dopamin einher (Asghari et al., 1995). Die L-Variante des Allels scheint überdies mit einer höheren Wahrscheinlichkeit für ein regelmäßiges und abhängiges Rauchverhalten, einem frühmorgendlichen Rauchbeginn, einem jüngeren Alter bei Rauchbeginn und einem höheren Rückfallrisiko verbunden zu sein (Shields et al., 1998). Auch die Anzahl der durchschnittlich gerauchten Zigaretten pro Tag scheint durch den Polymorphismus und letzten Endes wohl auch das Outcome bei Abstinenzversuchen beeinflusst zu sein (Laucht et al., 2005; Ton et al., 2007; David et al., 2008). Einige Arbeiten konnten die Bedeutung des DRD4-Rezeptors bzw. des Rezeptorgens und des VNTR-Polymorphismus für das Rauchverhalten nachweisen (Lerman et al., 1998; Sabol et al., 1999).

Hutchison und Mitarbeiter (2002) untersuchten den DRD4-VNTR-Polymorphismus und die Reaktivität von Rauchern auf rauchassoziierte Schlüsselreize. Sie gingen von der Beobachtung aus, dass die Präsentation von Schlüsselreizen („cues") geeignet ist, um bei abhängigen Rauchern ein starkes Rauchverlangen auszulösen. Raucher wurden mit typischen Raucher-„cues" konfrontiert, dabei wurden sowohl Veränderungen im Affekt, im Rauchverlangen und in der Vigilanz als auch anschließend, nach der

Präsentation der Schlüsselreize, die Effekte des Rauchens auf die erwähnten Parameter registriert. In einer folgenden Untersuchung der Arbeitsgruppe wurde ein ähnliches Paradigma auch für eine Untersuchung mittels funktioneller Magnetresonanztomographie angewendet (McClernon et al., 2007). Unter der Prämisse, das dopaminerge Transmittersystem sei in das cue-vermittelte Craving involviert, untersuchten die Autoren, ob der VNTR-Polymorphismus im Genort des Dopamin-Rezeptors D4 mit diesem cue-abhängigen Craving verbunden ist. Raucher, die entweder homozygot oder heterozygot für den langen Strang des Allels (7 oder mehr repeats) waren, wurden als DRD4-L charakterisiert, Personen mit einer geringeren Anzahl von repeats als DRD4-S. Die Präsentation von Schlüsselreizen für das Rauchverhalten führte zu einem deutlich verstärkten Craving bei Probanden mit einem DRD4-L-Allel. Zudem berichteten diese Raucher über weniger positive Affekte und zeigten eine höhere Sensibilität für rauchverbundene Außenreize. Auch im Hinblick auf die Aktivierung gemessen mit Hilfe der funktionellen Magnetresonanztomographie zeigten die Probanden mit dem DRD4-L-Allel eine stärkere Aktivierung im Bereich des rechten oberen frontalen Gyrus und der rechten Inselregion im Vergleich zu den Probanden mit dem DRD4-S-Allel. Der erklärende Mechanismus für diesen Zusammenhang ist noch unbekannt. Es wird vermutet, mit dem langen Allel seien die bei Suchtkranken schon in anderen Untersuchungen beobachteten, anhaltend erhöhten Spiegel des freien cAMP verbunden (Slotkin, 1992; 1998).

10.1.5.3 Andere Rezeptoren und Transporter des dopaminergen Systems

Für die Dopamin-Rezeptoren DRD1, DRD3 und DRD5 sowie für den Dopamintransporter SLC6A3 liegen im Verhältnis weniger Studien vor als für die gut untersuchten DRD2- und DRD4-Gene.

Bislang wurden nur wenige Studien in Bezug auf den DRD1-Rezeptor und dessen möglichen Zusammenhang mit dem Rauchverhalten durchgeführt. Innerhalb des DRD1-Gens sind zwei SNPs von Interesse: In einer großen Stichprobe mit n = 2.037 Teilnehmern konnte der A48G- und T1403C-Polymorphismus mit der Diagnose Nikotinabhängigkeit und mit der Schwere des Rauchverhaltens in Verbindung gebracht werden, interessanterweise wurde auch eine A48G-Polymorphismusabhängige Beeinflussung der DRD1-Genexpression auf mRNA-Ebene nachgewiesen (Huang et al., 2008a).

Das für den Dopaminrezeptor DRD3 kodierende Gen beinhaltet einen nicht-synonymen SNP, welcher einen Austausch der Aminosäure Serin/Glycin in der primären Aminosäuresequenz des Proteins zur Folge hat und dadurch wohl auch über eine größere Sensitivität für Dopamin bei Vorliegen der Glycin-Variante funktionell relevant wird (Jeanneteau et al., 2006). In zwei aktuellen Untersuchungen konnte in unterschiedlichen Populationen ein signifikanter Zusammenhang zwischen der sog. „Glycin-Variante" des Polymorphismus und der Höhe des Konsums (Vandenbergh et al., 2007) bzw. der Diagnose Nikotinabhängigkeit (Huang et al., 2008b) hergestellt werden. Interessanterweise konnte in einer Studie, welche die Genexpression des DRD3-Gens im peripheren Blut und deren Zusammenhang mit dem Rauchverhalten zum Inhalt hatte, bei Rauchern im Vergleich zu Nichtrauchern eine 30 %ige Reduktion der DRD3-Expression und eine negative Korrelation der Anzahl der täglich gerauchten Zigaretten mit der Genexpression gezeigt werden (Czermak et al., 2004). Sullivan et al. (2001b) fanden in einer Assoziationsstudie an mehr als 900 Rauchern einen Zusammenhang zwischen dem DRD5-Rezeptortyp und dem Beginn des Rauchens.

Sabol et al. (1999) fanden eine signifikante Beziehung zwischen dem SLC6A3-Allel9 des Dopamintransporters, einem VNTR-Polymorphismus, und der Rauchanamnese: Ein verzögerter Rauchbeginn und die Abstinenzfähigkeit, Kriterien also, die auf eine geringere „Schwere der Abhängigkeit" im dimensionalen Modell der Nikotinabhängigkeit hinweisen, sind mit diesem Allel assoziiert. Durch eine funktionelle Beeinträchtigung des Transporters bei Vorliegen des 9-repeat Allels wird eine verzögerte Clearence des Dopamins aus dem synaptischen Spalt nach dessen Ausschüttung und eine mögliche konsekutive Verlängerung der Dopamin-vermittelten rewards angenommen (Mill et al., 2002; Franklin et al., 2009). Auch hinsichtlich der Reaktion auf Cues unterscheiden sich die SLC6A3-Genotypen voneinander: 9-repeat-Träger berichten über ein stärkeres cue-induziertes Craving (Erblich et al., 2005) und weisen nach der Präsentation von Cues eine stärkere Aktivität im ventralen Striatum und in der orbitofrontalen Cortexregion gemessen mit der funktionellen Magnetresonanztomographie auf (Franklin et al., 2009). Nach einer bildgebenden Untersuchung ist der Polymorphismus mit einer verminderten Verfügbarkeit der striären Dopamintransporter verbunden (Heinz et al., 2000a). Ein genetisch bedingtes Vorliegen verminderter Dopamintransporter bei Menschen, die leichter mit dem Rauchen aufhören können, wäre gerade deshalb interessant, weil eine möglicherweise therapeutisch wirkende Substanz, das Antidepressivum Bupropion, diesen Dopamintransporter blockiert (Stathis et al., 1995) und somit möglicherweise nur bei genetisch definierten Subgruppen der Patienten besonders wirksam sein könnte.

Interessant ist in diesem Zusammenhang auch der Befund, das „novelty seeking" sei bei diesen Rauchern stärker ausgeprägt. Möglicherweise wird hier eine generelle Vulnerabilität für riskantes und damit wenig gesundheitsbewusstes Verhalten erfasst. Genauso könnte damit auch eine geringere Kompetenz, einer unmittelbaren Bedürfnisbefriedigung zu widerstehen, verbunden sein.

10.1.6 Gene des serotonergen Systems und BDNF

Von Interesse ist auch das Serotoninrezeptorgen aufgrund der affektregulierenden Eigenschaften von Nikotin. Bei dem sog. 5-HTTLPR-Polymorphismus des Serotonin-Transporter-Gens liegt entweder das L-Allel, welches mit einer verstärkten Transkription des Transporters, einer verstärkten Wiederaufnahme des Serotonins in Verbindung gebracht wurde oder wiederum das S-Allel, welches mit einer verstärkten Ängstlichkeit einhergehen soll, vor. Es liegen sowohl positive, signifikante Assoziationen zum Rauchverhalten für das L-Allel (Ishikawa et al., 1999; Kremer et al., 2005; Chu et al., 2009) als auch für das S-Allel vor (Lerman et al., 2000), welche jeweils über die oben genannten Mechanismen erklärt wurden. Angesichts mehrerer Studien aus unterschiedlichen Populationen, die keinen Zusammenhang zwischen dem Polymorphismus und dem Rauchverhalten zeigten, ist die Datenlage diesbezüglich am ehesten noch als inkonsistent zu bezeichnen (Trummer et al., 2006; Sieminska et al., 2008; Rasmussen et al., 2009).

Korrelationen des Einstiegsalters mit Markern (**TPH C218A und C779A**) im 7. Intron des Tryptophanhydroxylasegens, die eine weitere, mögliche Einbeziehung des serotonergen Systems in die Entstehung der Nikotinabhängigkeit bestätigen würden, müssen gleichfalls erst repliziert werden, ehe Schlussfolgerungen gezogen werden sollten (Sullivan et al. 2001; Mizuno et al., 2004).

In Bezug auf eine Assoziation des Neurotrophins Brain-Derived-Neurotrophic Factor (BDNF) mit der Nikotinabhängigkeit ist die Studienlage noch uneinheitlich. Das BDNF-Gen ist als Kandidatengen für die Nikotinabhängigkeit deshalb von Interesse, da es auf dem Chromosom 11 liegt und sich hier in Kopplungsuntersuchungen Hinweise auf eine Kopplung dieser Chromosomenregion mit der Nikotinabhängigkeit ergaben (s. auch Kap. 10.1.4.). Ein nicht-synonymer SNP innerhalb des Gens führt zu einem Methionin/Valin-Austausch, der die Struktur des endgültigen BDNFs zwar nicht beeinflusst, jedoch durch eine veränderte Struktur des sog. „pro-BDNF" zu einem veränderten intrazellulären Transport und letzten Endes zu einer unterschiedlichen, genotypabhängigen Sekretion führt (Egan et al., 2003). Die „Methionin-Ausprägung des Polymorphismus wurde in einer Studie mit der Diagnose Nikotinabhängigkeit in Zusammenhang gebracht (Lang et al., 2007). Dieser Befund ließ sich jedoch in einer anderen Stichprobe nicht bestätigen (Montag et al., 2008) bzw. war der Effekt in einer weiteren Studie nach multiplen Testen nicht mehr nachweisbar (Beuten et al., 2005).

10.1.7 Gene des Nikotinrezeptors und neuropsychiatrische Störungsbilder

Durch genetische Variationen bedingte atypische Formen des α4-Proteins im Acetylcholinrezeptor begünstigen das Auftreten einiger neurologischer Erkrankungen. Eine dominant auftretende nächtliche Frontallappenepilepsie ist mit einer Punktmutation auf dem Chromosom 20 im Abschnitt q13.2 assoziiert. Durch den Vergleich von Genotyp und Phänotyp lässt sich zeigen, dass mit der verminderten Aktivität eines α4-Protein-enthaltenden Acetylcholinrezeptors eine relative Gefährdung für diese neurologische Erkrankung einhergeht. Mit einer Mutation im Genort des α7-Rezeptors auf Chromosom 15 im Abschnitt D15q14 scheint eine weitere juvenile Form der myoclonen Epilepsie assoziiert zu sein. Zusammenhänge dieses Krankheitsbilds mit einer Nikotinabhängigkeit wurden nicht beschrieben.

Mehrere Untersuchungen weisen auf eine Assoziation des Allels 2 im Genmarker D15q14 des α7-Rezeptors mit dem Krankheitsbild der Schizophrenie hin. Bei schizophrenen Patienten ist dieses Allel mit einer verringerten Exposition des α7-Rezeptors im Hippocampus sowie im frontalen Kortex verbunden (Freedman et al., 1994; Guan et al., 1999; Breese et al., 2000; Durany et al., 2000). Diese verringerte Rezeptordensität könnte mit einer Filterstörung für akustische Reize bei Patienten mit einer Schizophrenie verbunden sein. Dieser Befund wurde mehrfach bestätigt (Freedman et al., 1997; Stassen et al., 2000). Im Zusammenhang mit der genetisch determinierten, reduzierten Adaptationsleistung gegenüber häufig irrelevanten, akustischen Reizen und der damit einhergehenden Störung der akustischen Informationsverarbeitung scheint Nikotin in der Lage zu sein, dieses Defizit vorübergehend zu beseitigen (Adler et al., 1993). Die hohe Raucherquote der schizophrenen Patienten wird daher mit der beschriebenen genetischen Auffälligkeit in Verbindung gebracht (Leonard et al., 1998). Damit stellt das Rauchen bei den betroffenen Personen gewissermaßen einen Versuch der Selbstmedikation dar.

Aus pathophysiologischer Sicht ist es konsequent, die Nikotinrezeptoren als Kandidatengen für die Nikotinabhängigkeit zu untersuchen, da sich die Wirkung des zugeführten Nikotins primär über diese Rezeptoren entfaltet.

Untersuchungen im Genort des Acetylcholinrezeptorproteins β2 (sog. CHRNB2) waren beim Menschen bislang ohne Hinweis auf eine genetisch determinierte Bedeutung bei der Entstehung der Abhängigkeit, obgleich aus dem Tiermodell Hinweise auf die Bedeutung des β2-Proteins für die Entstehung der Abhängigkeit vorliegen (s.o.). Silverman et al. (2000) fanden im Vergleich von Nichtrauchern (n = 317), leicht abhängigen Rauchern (n = 238) und stark abhängigen Rauchern (n = 317) keinen Zusammenhang zwischen den Haplotypen von vier verschiedenen Polymorphismen mit dem Beginn des Rauchens oder der Nikotinabhängigkeit. Auch in aktuelleren Studien konnte kein Zusammenhang zwischen Polymorphismen des CHRNB2-Gens und dem Rauchverhalten bzw. der Nikotinabhängigkeit festgestellt werden (Lueders et al., 2002; Li et al., 2005). Interessante Hinweise auf eine Assoziation zwischen Nikotinabhängigkeit und dem CHRNB3- und CHRNA5-Gen stammen aus einer großen Untersuchung, welche insgesamt n = 1.050 Raucher und n = 879 gesunde Kontrollen sowie die Analyse von 3.713 SNPs in 348 Kandidatengenen beinhaltete. Nach einer strengen Korrektur für multiples Testen zeigte sich für einen SNP des CHRNB3-Gens die stärkste Assoziation (p = $9.4*10^{-5}$), innerhalb des CHRNA5-Gens war ein nicht-synonymer SNP stark mit der Diagnose Nikotinabhängigkeit assoziiert (p = $6.4*10^{-4}$) (Saccone et al., 2007). Die Bedeutung des CHRNA5-Gens konnte durch eine weitere Studie unterstützt werden, wobei eine Untersuchung von insgesamt rund 6.000 SNPs in rund 2.000 Genen vorgenommen wurde und die Auffälligkeiten mit der Anzahl der täglich konsumierten Zigaretten und nicht mit der Diagnose Nikotinabhängigkeit hergestellt wurde (Berrettini et al., 2008).

Vielversprechend scheinen auch zwei Studien bezüglich des CHRNA4-Gens zu sein: Zwei im Exon 5 des Gens gelegene SNPs waren in einer Stichprobe mit n = 901 Probanden in einer chinesischen Population signifikant mit der Diagnose Nikotinabhängigkeit verknüpft (Feng et al., 2004). Auch in einer anderen Stichprobe an „European American" Probanden konnte einer der genannten SNPs (rs1044396) mit der Nikotinabhängigkeit assoziiert werden, in dieser Studie ergaben sich zudem Hinweise auf den Zusammenhang zu anderen, weiteren SNPs innerhalb des CHRNA4-Gens (Li et al., 2005). Der genannte SNP bedingt wohl unterschiedliche Aufmerksamkeitsleistungen und führt zu einer veränderten genotypabhängigen Aktivierung in der funktionellen Magnetresonanztomographie im anterioren Cingulum und im parietalen Cortex (Winterer et al., 2007).

Zu Polymorphismen des CHRNB1- und CHRNB4-Gens liegen nur einzelne Studien vor (Lou et al., 2006; Liang et al., 2005), Schlussfolgerungen können für diese Rezeptor-Subtypen noch nicht gezogen werden.

10.1.8 Die Genetik des Nikotinmetabolismus

Das Enzym Cytochrom P 450 2A6 (CYP2A6) verstoffwechselt Nikotin über eine C-Oxidation zu Cotinin. Der weitere Metabolismus von Cotinin erfolgt ebenfalls über CYP2A6 zu trans'3-Hydroxycotinin und Cotininglucuronid.

Auch der Abbau von Präcarzinogenen (z. B. Aflatoxin und verschiedener Nitrosamine) erfolgt über dieses Enzym. Mit der Aktivität von CYP2A6 sind somit Cotininserumspiegel als Marker für die Intensität des Tabakkonsums, aber auch die den Organismus belastende Menge an Karzinogenen korrelativ verbunden.

CYP2A6 wird auf Chromosom 19 kodiert. Neben dem Wildtyp des CYP2A6 (CYP2A6*1) zeigt der bekannte Polymorphismus weitere 13 Allele (CYP2A6*2–12), die mit inaktiven oder in ihrer Aktivität reduzierten Ausprägungen des Enzyms einhergehen (Malaiyanda et al., 2005). Liegt das Allel CYP2A6*2 homozygot vor, so ist Studienergebnissen zufolge der Abbau von Nikotin zu Cotinin vollständig behindert (Nakajima et al., 2000). Heterozygote Raucher weisen einen verlangsamten Abbau auf bzw. erreichen höhere Nikotinplasmakonzentrationen. Daraus resultiert möglicherweise ein geringerer Tagesbedarf an Zigaretten (Pianezza et al., 1998; Oscarson et al., 1998; Nakajima et al., 2000). Der bekannte Polymorphismus im Gen des Cytochroms P450 2A6 (Yang et al., 2001) beeinflusst die Korrelation aus der Zahl der Zigaretten, die pro Tag konsumiert wurden, und dem Urinnikotingehalt. Raucher mit dem Wildtyp des Allels (2A6*1) zeigten deutlich höhere Cotininspiegel im Urin.

Die Angaben zur Prävalenz des Wildtyps CYP2A6*1 wurden in der Literatur bislang sehr unterschiedlich wiedergegeben. Die CYP2A6-Allelfrequenzen variieren sehr stark zwischen den unterschiedlichen Ethnien: Innerhalb einer europäisch-stämmigen Population ist mit Anteilen zwischen 80 und 95 % des Wildtyps und der normalen CYP2A6-Aktivität zu rechnen, wohingegen in asiatischen Populationen die mit einer reduzierten Enzymaktivität verbundenen Allelvarianten sehr viel häufiger sind, in japanischen Stichproben fand sich zum Beispiel eine Allelfrequenz des CYP2A6*4-Allels von 24 % bzw. des CYP2A6*9-Allels von 21 % (Kwon et al., 2001; Nakajima et al., 2001). Es kann deshalb davon ausgegangen werden, dass eine normale CYP2A6-Aktivität in dem kleinsten Teil der Bevölkerung erreicht wird und über 80 % der Bevölkerung eine nur 50 %–75 %ige CYP2A6-Aktivität aufweisen (Malaiyandi et al., 2005).

Pianezza et al. publizierten erstmals 1998 einen Zusammenhang zwischen der Prävalenz seltener CYP2A6 Allele (CYP2A6*2 und *3) und der Wahrscheinlichkeit für eine Abhängigkeitsentwicklung (12,3 % versus 19,6 %) sowie der Zahl der pro Tag konsumierten Zigaretten. Träger des Wildtyps rauchten pro Tag etwa 20 % mehr Zigaretten als die Träger mit einem der seltenen Allele. Einige andere Autorengruppen konnten den Zusammenhang des Polymorphismus mit dem Tabakkonsum bestätigen (Nakajima et al., 2000; Malaiyandi et al., 2006; Iwahashi et al., 2004), langsame CYP2A6-Metabolisierer hatten tendenziell ein geringeres Risiko, Raucher zu werden, rauchen weniger Zigaretten, wenn sie abhängig sind und Raucher mit dieser Genotypausstattung haben wohl auch wegen einer geringeren Bildung von Kanzerogenen ein geringeres Risiko, an Lungenkrebs zu erkranken, auch wenn dieser Zusammenhang nur moderat ausgeprägt ist (Fujieda et al., 2004; Rossini et al., 2008). Auch die Chance, wieder mit dem Rauchen aufzuhören, steigt bei Vorliegen von „langsamen" CYP2A6-Varianten an (Goodz et al., 2002; Gu et al., 2000). Interessanterweise zeigen Raucher mit dem „langsamen" CYP2A6-Allelvarianten geringere mittlere und gesamte Inhalationsvolumina während des Rauchens (Strasser et al., 2007).

Andere Arbeitsgruppen konnten allerdings diese positiven Ergebnisse nicht replizieren (Batra et al., 2001, Tiihonen et al., 2000) bzw. sahen die Effekte als sehr gering an (Ando et al., 2003).

Assoziationen mit der Intensität des Nikotinkonsums oder tabakassoziierter Folgeerkrankungen mit weiteren Enzymen aus der CYP450-Familie (CYP 1A1, 1A2, 1B1, 2C9, 2C19, 2E1, 2D6) wurden bislang bis auf eine Studie, welche einen Hinweis auf eine Assoziation einer Variante des CYP2E1-Gens mit der Nikotinabhängigkeit erbrachte (Howard et al., 2003), nicht gefunden (Bartsch et al., 2000; Katoh et al., 1999; Cholerton et al., 1996).

10.1.9 Pharmakogenetik

Das Ziel der pharmakogenetischen Forschung ist es, für den Patienten anhand dessen genetischer Ausstattung eine individualisierte medikamentöse Therapie mit so wenig wie möglichen Nebenwirkungen bei einer optimalen Wirkung zu erreichen.

Entsprechend des primären Wirkortes der unterschiedlichen verfügbaren, zur Unterstützung der Raucherentwöhnung eingesetzten Präparate erfolgt der Versuch der Identifikation von Kandidatengenen für deren Ansprechen gemäß eines pathophysiologisch schlüssigen Konzepts: Vor allem die Polymorphismen der Dopaminrezeptoren bei der Behandlung mit Bupropion bzw. Polymorphismen des Nikotinrezeptors, aber auch nikotinmetabolisierenden Enzyme bei der Nikotinersatztherapie stehen im Fokus der Forschung. In den letzten Jahren wurden auf dem Gebiet der Pharmakogenetik mehrere Studien veröffentlicht, die Ergebnisse sind vielversprechend, jedoch erlaubt die aktuelle Datenlage noch keine Implementierung in die klinische Praxis zum Beispiel im Sinne einer routinemäßigen Genotypisierung vor Beginn der medikamentösen Behandlung zur Raucherentwöhnung.

Ein besseres Ansprechen auf die Nikotinersatztherapie in Abhängigkeit von dem TaqI-A-Polymorphismus konnte in einer Studie nachgewiesen werden (Johnstone et al., 2004), in mehreren anderen Studien konnte das Ergebnis jedoch nicht repliziert werden (Yudkin et al., 2004; Berlin et al., 2005; Munafò et al., 2009b). Im Hinblick auf den VNTR-Polymorphismus innerhalb des Gens für den Dopamintransporter DAT1 (SLC6A3) scheinen Träger der 9-repeat-Variante besser von einer medikamentösen Therapie – sowohl von einer Behandlung mit Bupropion als auch mittels Nikotinersatztherapie – zu profitieren (O'Gara et al., 2007).

Ein signifikanter Zusammenhang zwischen dem 5-HTTLPR-Polymorphismus des Serotonintransporters und dem Ansprechen auf die Behandlung konnte bislang weder für Buporpion, Nikotinersatz oder Plazebo hergestellt werden (David et al., 2007; Munafò et al., 2006).

In einer klinischen Bupropion-Studie unter Berücksichtigung von 1.295 SNPs innerhalb von 58 Genen erwies sich ein Polymorphismus des Nikotinrezeptorgens CHRNB2 mit dem größten Einfluss auf die Abstinenzraten zum Zeitpunkt des Therapieendes und im 6-Monate follow-up-Zeitraum (Conti et al., 2008).

Bisher widmete sich keine Studie direkt dem CYP2A6-Genotyp und dem Ansprechen auf die Nikotinersatztherapie, jedoch wurde in einer Studie ein geringeres Verhältnis von trans-3'-Hydroxycotinin zu Cotinin als Indikator für die in vivo CYP2A6-Aktivität mit einer besseren Wirksamkeit der Nikotinersatztherapie in Verbindung gebracht (Lerman et al., 2006).

Das CYP-Enzym CYP2B6 hat in der genetisch determinierten langsamen Metabolisierungs-Variante bei Patienten, die mit Bupropion behandelt werden, signifikanten Einfluss auf die Abstinenzrate am Ende der Therapie (nach zehn Wochen) sowie auch noch in der sechs monatigen follow-up Phase (Lee et al., 2007).

10.1.10 Probleme bei der Suche nach dem „Nikotingen"

Die zahlreichen, zum Teil widersprüchlichen Befunde weisen auf einen polygenen Erbgang bei der Entstehung einer Nikotinabhängigkeit hin. Von besonderem Interesse ist das dopaminerge System, wenngleich die Befundlage noch uneinheitlich ist und Schlüsse bezüglich einer möglichen therapeutischen Konsequenz aus den bisherigen Ergebnissen noch verfrüht wären.

Noch ist die Befundlage auch zu den verschiedenen Rezeptorproteinen des Acetylcholinrezeptors widersprüchlich, sodass die Wertigkeit der verschiedenen Polymorphismen noch nicht abschließend beurteilt werden kann.

Einige Studien erfüllen nicht die erforderlichen methodischen Ansprüche – das Rauchverhalten geht undifferenziert und gelegentlich ohne ein schlüssiges Konzept der Nikotinabhängigkeit in die Untersuchung ein. Die hohe Komorbidität der Tabak-, Alkohol- und Drogenabhängigkeit erschwert die Interpretation insbesondere dann, wenn die Populationen ursprünglich zur Untersuchung einer Alkohol- oder Drogenabhängigkeit rekrutiert wurden. Die bekanntermaßen hohe Komorbidität sollte Anlass sein, Probanden mit einer Doppeldiagnose aus der Untersuchung auszuschließen, wenn das Augenmerk der Studie auf spezifischen Merkmalen der Nikotinabhängigkeit liegt.

Um weitere, hypothesengenerierende oder -bestätigende Aussagen zu ermöglichen, sollten Studien mit größeren Fallzahlen und klareren Definitionen für Abhängigkeit, Abstinenzunfähigkeit und schädlichen Gebrauch erfolgen. Die Zuhilfenahme eines dimensionalen Konzepts der Abhängigkeit, beispielsweise unter Verwendung des „Fagerström Test für Nikotinabhängigkeit" (FTND, Heatherton et al., 1991), könnte zu schlüssigeren Ergebnissen führen.

Unklar ist bei all diesen Untersuchungsergebnissen, ob mit den untersuchten Kandidatengenen eine biologische Grundlage des Nikotinkonsums verbunden ist, oder ob die Nikotinabhängigkeit nur als Nebenbefund einer anderen genetisch determinierten Störung, einer Persönlichkeitseigenschaft (Neugier, „novelty seeking", extrovertiertes Verhalten) oder eines kognitiven „Defizits" zu verstehen ist.

Noch liegen zu wenige Befunde vor, um therapeutische Konsequenzen zu ziehen. Interessant ist bei der Behandlung abhängiger Raucher der Einsatz von Medikamenten, die die dopaminerge Transmission beeinflussen, sofern weitere genetische Befunde auf eine Beteiligung der Dopaminrezeptoren oder -transporter hinweisen sollten. Mit dem Antidepressivum Bupropion steht eine Substanz zur Verfügung, die durch eine Inhibition der Wiederaufnahme von Dopamin einen Teil der Nikotinwirkung, die dopaminerge Stimulation, imitieren könnte. Ein weiterer Ansatz ergäbe sich durch Substanzen, die eine nikotinvermittelte kognitive Leistungssteigerung oder spezifische cerebrale Wirkungen ersetzten.

Sollten sich die Befunde zur Bedeutung des Polymorphismus des Cytochrom P450 2A6 bestätigen, könnte des Weiteren eine medikamentöse Blockade des Nikotinabbaus eine Abstinenz erleichtern oder zumindest eine temporäre Reduktion des Tabakkonsums ermöglichen.

Von einer „störungsspezifischen" Therapie des Rauchers sind die vorhandenen Behandlungsmöglichkeiten noch weit entfernt, bisherige Therapiekonzepte gehen unspezifisch und ohne differenziertes ätiologisches Modell vor. Genetische Untersuchungen könnten die Entwicklung differenzierter oder störungsspezifisch modifizierter Therapieoptionen fördern.

10.2 Genetik der Alkoholabhängigkeit

10.2.1 Impulsives Verhalten als disponierender Faktor für Abhängigkeitserkrankungen?

Bei alkoholabhängigen Patienten scheint der genetische Beitrag in Subgruppen mit besonders schwerem Krankheitsverlauf am ausgeprägtesten zu sein (Johnson et al., 1996). Patienten mit einem derart schweren Verlauf der Alkoholabhängigkeit erkranken oft bereits vor dem 25. Lebensjahr (Irwin et al., 1990). Cloninger hatte 1987 aufgrund von umfangreichen Adoptionsstudien in Skandinavien postuliert, dass es sich bei diesen Patienten um einen Subtyp, den sog. „Typ 2" der Alkoholabhängigkeit, handelt, der durch eine hohe genetische Disposition zur Abhängigkeit sowie durch

Impulsivität, Aggressivität und antisoziale Persönlichkeitszüge gekennzeichnet sein sollte (Cloninger, 1987). Neuere Studien haben diese Annahme allerdings nicht bestätigen können. So war in Zwillingsstudien das Auftreten aggressiver Handlungen bei Alkoholabhängigen nicht signifikant mit einer genetischen Disposition verbunden (Johnson et al., 1996). Zudem reichten die von Cloninger benannten diagnostischen Kriterien nicht aus, um einen „Typ 2" der Alkoholabhängigkeit klinisch von anderen Subgruppen alkoholabhängiger Patienten abgrenzen zu können (Wiesbeck et al., 1999). Vielmehr scheint die Annahme zuzutreffen, dass das gemeinsame Auftreten einer antisozialen Persönlichkeitsstörung und einer Alkoholabhängigkeit als Komorbidität zu verstehen ist, bei der die Alkoholabhängigkeit nur eines der Probleme darstellt, die in Zusammenhang mit der antisozialen Persönlichkeitsstörung auftreten (Bucholz et al., 2000). Auch kann die antisoziale Persönlichkeitsstörung nicht als einer der erblichen Faktoren gewertet werden, die zur Alkoholabhängigkeit disponieren, da das Auftreten dieser Persönlichkeitsstörung überwiegend von Umweltfaktoren bestimmt wird (Christiansen, 1974; Dalgaard und Kringelen, 1976). Zudem finden sich Hinweise auf eine antisoziale Persönlichkeitsstörung nur bei einer geringen Zahl alkoholabhängiger Patienten (Bucholz et al., 2000); bei der überwiegenden Mehrzahl der Patienten kann die Entwicklung der Alkoholabhängigkeit also nicht als Folge antisozialer Persönlichkeitszüge verstanden werden.

Auch bezüglich der Entwicklung einer Drogenabhängigkeit muss der Einfluss impulsiver und aggressiver Verhaltensweisen differenziert betrachtet werden. In Adoptionsstudien wurden antisoziale Persönlichkeitszüge als Risikofaktor identifiziert, der zum schädlichen Gebrauch von Drogen disponiert (Cadoret et al., 1995). Da das Auftreten einer antisozialen Persönlichkeitsstörung überwiegend durch Umweltfaktoren bestimmt wird (Christiansen, 1974; Dalgaard und Kringelen, 1976), sollten die familiären und sozialen Faktoren beachtet werden, die gegen das Auftreten impulsiven Verhaltens und einen exzessiven Drogenkonsum schützen. Dazu zählen stabile persönliche Beziehungen und Fähigkeiten der Problem- und Stressbewältigung (Hussong und Chassin, 1997), die in suchtpräventiven Programmen gefördert werden können.

10.2.2 Toleranz gegenüber akuten Alkoholwirkungen als disponierender Faktor

Ein unscheinbares Merkmal ist nach Studien von Schuckit und Mitarbeitern entscheidend an der Disposition zur Alkoholabhängigkeit beteiligt: eine teilweise genetisch bedingte Fähigkeit, akut Alkohol konsumieren zu können, ohne unangenehme Wirkungen zu verspüren (Schuckit und Smith, 1996). In diesen Studien wurden junge Männer und Frauen, die am Beginn ihres Alkoholkonsums standen, prospektiv mit der Frage untersucht, welche Charakteristika eine spätere Alkoholabhängigkeit voraussagen würden (Schuckit und Smith, 1996; Schuckit et al., 1999). Als wesentlicher Risikofaktor zeigte sich das Ausmaß der akuten Alkoholwirkungen, beispielsweise der eintretenden Sedierung oder der Ataxie. Dabei waren die Individuen besonders gefährdet, die akut *nur geringe* Auswirkungen des Alkoholkonsums verspürten. Offenbar ruft Alkoholkonsum bei diesen Menschen kaum unangenehme Wirkungen hervor, sodass ein natürliches Warnsignal fehlt, das den Betroffenen anzeigt, wie gefährlich exzessiver Alkoholkonsum für sie ist (Schuckit und Smith, 1996). Genetische Studien weisen darauf hin, dass die erhöhte Alkoholtoleranz zu etwa 60 % durch erbliche Faktoren bestimmt wird (Heath et al., 1999). Neurobiologisch könnte die Alkoholtoleranz die Folge einer Unterfunktion der serotonergen Neurotransmission sein (Heinz et al., 2003; Wrase et al., 2006). Diese serotonerge Funktionsstörung kann genetisch bedingt sein oder als Folge früher sozialer Stressbedingungen auftreten und vermindert offenbar die Reaktion auf sedierende, GABAerg vermittelte Wirkungen des Alkoholkonsums (Doudet et. al., 1995; Heinz et al., 1998a; Hinckers et al., 2006; Schuckit et al., 1999). In eine ähnliche Richtung weist die Untersuchung der Alkoholmetabolisation. Hierbei ließen sich hinsichtlich des genetisch bedingten Risikos der Entwicklung einer Alkoholabhängigkeit die konsistentesten Befunde erbringen. Alkohol wird durch das Enzym Alkoholdehydrogenase (ADH) zu Acetaldehyd und nachfolgend durch das Enzym Aldehyddehydrogenase (ALDH) zu Acetat metabolisiert. Dabei wird die Konversionsrate des jeweiligen Enzyms, d. h. die Geschwindigkeit des Alkoholabbaus, durch genetische Polymorphismen beeinflusst. Das ADH1B*2 Allel kodiert eine ADH-Untereinheit, welche zu einem beschleunigten Abbau von Alkohol zu Acetaldehyd führt und somit eine transiente Konzentrationserhöhung von Acetaldehyd bewirkt (Edenberg, 2007). Hingegen kodiert das ALDH2*2 Allel eine ALDH-Untereinheit, welche funktionell inaktiv ist und somit die Umwandlung von Acetaldehyd zu Acetat behindert (Ball, 2008). Die Akkumulation von Acetaldehyd führt dabei zu unangenehmen Symptomen wie Hautrötungen, Juckreiz und Palpitationen, welche die Betroffenen meist vor einem exzessiven Alkoholkonsum und der Entwicklung einer Alkoholabhängigkeit bewahren (Agarwal und Goedde, 1992). Mehrere Studien konnten einen protektiven Effekt bei Trägern des ADH1B*2 bzw. ALDH2*2 Allels zeigen (Wall, 2005; Köhnke, 2008). Individuen mit eingeschränkter ALDH2-Aktivität besitzen demnach ein um den Faktor 10 reduziertes Risiko, eine Alkoholabhängigkeit zu entwickeln. Die entsprechenden Genotypen finden sich vorwiegend bei Menschen asiatischer Herkunft und könnten regionale Unterschiede in Trinkmustern und der Häufigkeit des Auftretens einer Alkoholabhängigkeit erklären (Reich et al., 1998).

In Untersuchungen von Kandidatengenen konnte wiederholt eine Assoziation zwischen verschiedenen Single-Nucleotid-Polymorphismen (SNPs) des für die α2-Untereinheit des GABA-A-Rezeptors kodierenden Gens (GABRA2) und substanzgebundenen Abhängigkeitserkrankungen gezeigt werden (Lind et al., 2008; Bierut et al., 2010). Die Funktion dieser SNPs ist dabei noch weitestgehend ungeklärt; allerdings werden auch hier Auswirkungen auf die Toleranz gegenüber den Effekten akuten Alkoholkonsums diskutiert (Haughey et al., 2008). Ebenso konnte in einer Untersuchung von SNPs des für die Protein Tyrosin Kinase (PTK) Fyn kodierenden Gens ein erhöhtes Risiko für Träger bestimmter Genvarianten hinsichtlich der Entwicklung einer Alkoholabhängigkeit gezeigt werden (Schumann et al., 2003). Knock-out-Mäuse mit einer Deletion des Fyn-Gens zeigen eine verminderte Toleranz gegenüber den Effekten von Alkohol aufgrund einer verminderten Fyn-abhängigen Phosphorylierung der NMDA-Rezeptor-Untereinheiten 2A und 2B, welche eine entscheidende Rolle bei der Vermittlung der glutamatergen Effekte von Alkohol spielen (Myakawa et al., 1997; Tezuka et al., 1999; Fink und Gothert, 1996; Masood et al., 1994).

Die einzelnen Effekte der jeweiligen Polymorphismen sind dabei jedoch nur moderat (Odds Ratio: 1,1-1,3); dies entspricht somit einem Vulnerabilitätsmodell der Alkoholabhängigkeit, in dem die Summe kleiner Effekte verschiedener Gene das Risiko zur Entwicklung dieser Erkrankung bestimmt.

Gemeinsames Kennzeichen dieser Risikofaktoren ist also, dass sie mit einer geringen Ausprägung unangenehmer Wirkungen akuten Alkoholkonsums verbunden sind. Dies wird von den Betroffenen meist nicht als Gefahr, sondern eher als vermeintliche Stärke erlebt („ich kann andere unter den Tisch trinken"). Gerade jene jungen Menschen, die viel Alkohol vertragen, sind aber besonders gefährdet, auf längere Sicht alkoholabhängig zu werden. Diese wichtige Beobachtung sollte gerade in der schulischen Präventionsarbeit verstärkt Beachtung finden.

10.2.3 Soziale Isolation und die Disposition zur Alkoholabhängigkeit

Rhesusaffen, die ohne Mütter aufwachsen müssen, zeigen als erwachsene Tiere einen exzessiven Alkoholkonsum (Higley et al., 1996). Vor der Pubertät sind die Primaten eher ängstlich und angespannt, während die männlichen Tiere nach der Pubertät aggressiv und gereizt wirken (Heinz et al., 1998a; Higley et al., 1996). Als Folge der frühen sozialen Isolation findet sich bei diesen Tieren eine persistierende serotonerge Funktionsstörung, die mit der Schwere der Aggressivität und dem Alkoholkonsum korreliert (Heinz et al., 1998a). Möglicherweise konsumieren diese Tiere exzessiv Alkohol, weil dessen sedierende Wirkung dem Gefühl der Bedrohung und Angst entgegenwirkt. In weiteren Studien an Primaten konnte ein verminderter Serotonin-Umsatz bei denjenigen Tieren gezeigt werden, welche früher sozialer Isolation ausgesetzt waren und Träger des kurzen Allels (s-Allel) des Serotonin-Transporter-Gens waren, das eine verminderte transkriptionale Aktivität besitzt (Bennett et al., 2002). Niedrigere Konzentrationen des Serotonin-Metaboliten Hydroxyindolessigsäure im Liquor waren wiederum mit einer erhöhten Anzahl von Serotonin-Transportern im Hirnstamm sowie einer verminderten Sensitivität gegenüber der Wirkung akuten Alkoholkonsums verbunden und könnten somit zu einem erhöhten Risiko zur Entwicklung einer Alkoholabhängigkeit beitragen (Heinz et al., 1998b; 2003; Schuckit et al., 1999). Während hier also soziale Stressfaktoren zu einer selektiven Erhöhung der Serotonin-Transporter-Verfügbarkeit führen, können auch genetische Faktoren in diese Richtung wirken. Denn weitere Untersuchungen zeigten auch ein erhöhtes Risiko für exzessiven Alkoholkonsum bei Trägern des langen Allels (l-Allel) (Dick und Foroud, 2003). Interessanterweise fand sich eine erhöhte Anzahl von Serotonin-Transportern sowie eine erhöhte Alkoholtoleranz bei Trägern des l/l-Genotyps, der zu einer gesteigerten Expression und Funktion des Serotonintransportes bei Menschen ohne erfolgte extreme Stressexposition führt (Lesch et al., 1996, Reimold et al., 2007). Diese Befunde zeigen, dass ein und derselbe Phänotyp (erhöhte Anzahl von Serotonintransportern in Verbindung mit verminderter Sensitivität gegenüber der Wirkung akuten Alkoholkonsums) entweder direkt genetisch bedingt sein kann oder aus einem Zusammenspiel von genetisch bedingter Vulnerabilität und erfolgter Stressexposition resultieren kann. Folglich erscheint die Berücksichtigung von Gen-Umwelt-Interaktionen entscheidend, um eine Aussage über die Rolle des Serotonin-Transporter-Gens in der Entstehung der Alkoholabhängigkeit machen zu können. Hierfür sollten sowohl stark belastende Lebensereignisse als auch protektive Faktoren identifiziert und bei der Untersuchung dieser Gen-Umwelt-Interaktionen berücksichtigt werden (Gorwood et al., 2007; Lesch, 2005).

In Adoptionsstudien zeigte sich, dass auch Menschen, die in ihrer frühen Kindheit lange in Heimen leben mussten, als Erwachsene häufig exzessiv Alkohol konsumieren und ein erhöhtes Risiko aufweisen, alkoholabhängig zu werden (Bohmann, 1996; Cloninger et al., 1981). Aus anthropologischer Sicht ist soziale Isolation einer der wichtigsten Stressfaktoren bei Menschen und Primaten (Blakey, 1994). Verschiedene soziopsychologische Theorien verweisen auf die Bedeutung der fehlenden sozialen Integration und gesellschaftlichen Anerkennung (Honneth, 1992) für die Entstehung abhängigen Verhaltens. Eine erhebliche Diskrepanz zwischen Wünschen und sozialen Möglichkeiten kann zum Rückzug in einen exzessiven Alkoholkonsum beitragen und die gesellschaftliche Ablehnung und abwertende Etikettierung abhängigen Verhaltens kann die soziale Isolation weiter verstärken (Schmidt et al., 1999). Auch der Eintritt von Arbeitslosigkeit gilt als sozialer Stressfaktor, der bereits bestehende Alkoholprobleme weiter verschärfen kann (Henkel und Vogt, 1990). Leider liegen fast keine Untersuchungen dazu vor, wie sich derartige Belastungen auf die neurobiologischen Korrelate abhängigen Verhaltens auswirken.

Wenn die unangenehmen Wirkungen des Alkoholkonsums gering sind, könnten sich die angenehmen Wirkungen besonders stark ausprägen. An diesen ist eine alkoholbedingte Stimulation der Endorphine beteiligt, die als hirneigenes Opiatsystem die euphorisierende Wirkung des Alkohols vermitteln (Volpicelli et al., 1995). Auch hier scheint es eine genetisch bedingte verstärkte Stimulierbarkeit dieses Systems durch Alkohol zu geben, die nach Befunden von mehreren Studien an der Entwicklung einer Alkoholabhängigkeit beteiligt ist (Gianoulakis et al., 1996; Froehlich et al., 2000; Modesto-Lowe, 2005).

Es ist gut bekannt und in vielen Studien dokumentiert, dass weitere individuelle, soziale und kulturelle Faktoren entscheidend zur Entwicklung einer Alkoholabhängigkeit beitragen. Zu diesen Faktoren, die hier nicht weiter ausgeführt werden, gehören persönliche Einstellungen, kulturelle Trinkgepflogenheiten und Zwänge, das Konflikterleben und andere aktuelle Belastungen (Henkel und Vogt, 1990; Schmidt et al., 1999; Mann et al., 2000).

10.2.4 Neurobiologische und genetische Korrelate der Aufrechterhaltung abhängigen Verhaltens

In den aktuellen Klassifikationssystemen psychiatrischer Krankheiten der Weltgesundheitsorganisation (ICD-10) und der American Psychiatric Association (DSM-IV) wird der schädliche Gebrauch von Alkohol nicht durch die Menge des konsumierten Alkohols, sondern durch die Folgeschäden definiert. Zu diesen zählen körperliche oder seelische Folgeschäden wie beispielsweise eine depressive Episode nach exzessivem Alkoholkonsum (Heinz et al., 1996a). Einer der wichtigsten Folgeschäden des Alkoholkonsums ist die alkoholassoziierte Hirnatrophie, die die graue und weiße Substanz betrifft und sich als Ventrikelerweiterung und Verbreiterung der Sulci in bildgebenden Verfahren darstellen lässt (Carlen et al., 1978; Kril und Halliday, 1999; Mann et al., 1995). Bei vergleichbarem Alkoholkonsum sind Frauen stärker betroffen als Männer (Mann et al., 2000). Die Hirnatrophie ist im frontalen Kortex und Cerebellum besonders ausgeprägt (Kril und Halliday, 1999), findet sich aber auch im anterioren Hippocampus alkoholabhängiger Patienten, und zwar unabhängig vom Vorliegen eines Wernicke-Korsakow-Syndroms (Sullivan et al., 1995). Das Ausmaß der alkoholassoziierten Hirnatrophie im frontalen und temporalen Kortex ist klinisch besonders wichtig, da eine Störung der genannten Hirnareale die längerfristige Handlungsplanung und das Arbeitsgedächtnis beeinträchtigen und einen auf kurzfristige Belohnung angelegten Alkoholkonsum verstärken kann (Adams et al., 1993; Bardenhagen und Bowden, 1998; d'Esposito et al., 1995). Bei langfristiger Abstinenz bildet sich die Atrophie zumindest partiell zurück (Kril und Halliday, 1999; Agartz et al., 2003). Die alkoholassoziierten Folgeschäden können somit als aufrechterhaltender Faktor abhängigen Verhaltens gesehen werden, wenn sie die Funktion jener frontokortikalen Hirnzentren stören, die mit langfristiger Handlungsplanung in Verbindung gebracht werden und die sich erst im Rahmen einer stabilen, längerfristigen Abstinenz wieder erholen können.

Auch bezüglich der Folgewirkungen chronischen Alkoholkonsums wurden genetische Faktoren als Variable diskutiert, die die unterschiedliche individuelle Vulnerabilität gegenüber den neurotoxischen Wirkungen des Alkohols erklären könnten. So wurde beobachtet, dass es bei langjährigem Alkoholkonsum zu einer Schädigung serotonerger Nervenzellen im Bereich der Raphekerne kommt (Halliday et al., 1993). Damit ist jene Region im Hirnstamm betroffen, die das gesamte Gehirn mit dem Botenstoff Serotonin versorgt (Baumgarten und Grozdanovic, 1995). Klinisch war die Störung der serotonergen Nervenzellen mit Depressivität verbunden (Heinz et al., 1998b), die auf lange Sicht das Rückfallrisiko erhöht (Hartka et al., 1991). Allerdings sind offenbar nicht alle alkoholabhängigen Patienten gleichermaßen betroffen, sondern nur Menschen, die eine bestimmte Variante des Gens für den Serotonintransporter tragen (Heinz et al., 2000b). Diese genetische Variante betrifft den Promotor für das Gen des Serotonintransporters, der die genetisch gesteuerte Produktion der Serotonintransporter reguliert (Lesch et al., 1996). Menschen mit einem bestimmten Genotyp könnten also gegenüber den Wirkungen des Alkoholkonsums besonders empfindlich sein und sich eine Störung ihrer Neurotransmission zuziehen, die über die damit verbundene depressive Stimmung das Rückfallrisiko erhöht und so zur Aufrechterhaltung abhängigen Verhaltens beiträgt.

Die Untersuchung sog. Uhrengene, welche an der Regulation der circadianen Rhythmik beteiligt sind, lieferte auch Hinweise auf Verbindungen zu alkoholkonsumierendem Verhalten bei Mäusen und Menschen (Spanagel et al., 2005). Dabei scheint das Per2-Gen über eine Modulation der glutamatergen Neurotransmission auch an der Regulation des Alkoholkonsums beteiligt zu sein. PER2^{BRDM1}-mutante Mäuse, welche eine Deletion einer bestimmten Domäne des PER2-Proteins besitzen, zeigen Veränderungen der glutamatergen Transmission im Sinne eines hyperglutamatergen Zustandes. Dieser hyperglutamaterger Zustand wiederum wurde mehrfach mit der Entwicklung einer Alkoholabhängigkeit in Verbindung gebracht (Tsai und Coyle, 1998; Pulvirenti und Diana, 2001). Dabei wird davon ausgegangen, dass die alkoholbedingte Blockade z. B. der glutamatergen NMDA-Rezeptoren einen solchen Zustand ausgleichen könnte. Ob es sich bei der vermuteten glutamatergen Regulationsstörung aber um Ursache oder zumindest teilweise auch um die Folge exzessiven Alkoholkonsums handelt, ist derzeit noch offen. PER2^{BRDM1}-mutante Mäuse zeigten einen erhöhten Alkoholkonsum gegenüber Wildtyp-Mäusen. Bei alkoholabhängigen Menschen zeigte sich ein Zusammenhang zwischen bestimmten Varianten des Per2-Gens und einem hohen täglichen Alkoholkonsum (Spanagel et al., 2005). Allerdings müssen diese Befunde erst in größeren Stichproben bestätigt werden.

10.3 Zusammenfassung und Konsequenzen

Abhängiges Verhalten entsteht aus dem Zusammenspiel genetischer (Cloninger et al.,

1981; Johnson et al., 1996; Kendler und Prescott, 1998; True et al., 1999; Kendler et al., 2000) und umweltabhängiger (Henkel und Vogt, 1990; Higley et al., 1996; Heinz et al., 1998a; Schmidt et al., 1999) Faktoren. Die genetischen Faktoren sind wirkungslos, wenn die Substanz mit Abhängigkeitspotenzial in einer Gesellschaft nicht verfügbar ist (Mann et al., 2000). Der sozialen Akzeptanz oder Ablehnung des Suchtmittelkonsums kommt somit eine entscheidende Rolle zu. Zu den genetischen Faktoren gehören an sich „harmlose" Eigenschaften wie die Fähigkeit, viel Alkohol konsumieren zu können, ohne unangenehme Folgewirkungen zu verspüren (Schuckit und Smith, 1996). Bei diesen Patienten fehlt ein natürliches Warnsignal, das den exzessiven Alkoholkonsum einschränkt, sodass das Risiko erhöht ist, dass sich aus dem übermäßigen Konsum eine Abhängigkeitserkrankung entwickelt. Am Beispiel der Nikotinabhängigkeit lässt sich zeigen, dass einigen Allelen in Polymorphismen von Neurotransmittern oder -rezeptoren pathogene Bedeutung zukommt. In diesem Fall gewinnt die Zufuhr von Nikotin eine quasi-therapeutische Bedeutung (Leonard et al., 1988). Varianten der abbauenden Enzyme können eine protektive Wirkung übernehmen, wenn der Suchstoff dadurch längere Zeit im Organismus präsent ist (Pianezza et al., 1998). Weitere wichtige disponierende Faktoren wie ein impulsives, auf kurzfristige Belohnung zielendes oder gereiztes Verhalten sind wahrscheinlich überwiegend umweltbedingt (Christiansen, 1974; Dalgaard und Kringelen, 1976) und entstehen beispielsweise unter dem Stressfaktor sozialer Isolation (Higley et al., 1996; Heinz et al., 1998a).

Für die Prävention ergeben sich damit zwei wichtige Konsequenzen: Erstens gilt in der Bevölkerung und gerade bei jungen Männern und zunehmend auch Frauen die Fähigkeit, andere „unter den Tisch trinken zu können", noch viel zu häufig als Zeichen von Stärke. Hier muss aufgeklärt werden, dass die vermeintlich starken und vom Alkohol wenig beeinflussten Menschen gerade die sind, die ein besonders hohes Risiko haben, alkoholabhängig zu werden. Gerade das an traditionellen Klischees orientierte Bild des trinkfesten „starken Mannes" müsste durch eine rollenkritische Diskussion hinterfragt werden. Zweitens spielen Prozesse der frühen sozialen Isolation und Ausgrenzung eine wichtige Rolle als Stressfaktor beim Menschen (Honneth, 1992), der auch an der Entstehung abhängigen Verhaltens beteiligt ist (Higley et al., 1996; Heinz et al., 1998a). Hier sind frühe Interventionen gefragt, die das Selbstbewusstsein und die soziale Kompetenz (Hussong und Chassin, 1997) zu einem Zeitpunkt stärken, zu dem noch kein regelmäßiger Suchtkonsum stattfindet und sich die Jugendlichen noch nicht über Gruppen Gleichaltriger stabilisiert haben, in denen bereits exzessiv Alkohol, Nikotin und andere Drogen konsumiert werden. Fast alle Jugendlichen mit Drogenkonsum haben zuvor Erfahrungen mit Alkohol und Nikotin gemacht, die somit als Einstiegsdrogen zu bezeichnen sind. Alkohol und Nikotin wirken auf vergleichbare suchtrelevante, neurobiologische Systeme wie die illegalen Drogen (Koob und Le Moal, 1997) und sind für die überwiegende Mehrzahl der Todesfälle bei Substanzabhängigkeit verantwortlich (DHS, 2010). Glücklicherweise nimmt derzeit die Zahl der Raucher bei den Jugendlichen ab (DHS, 2010). Präventive Anstrengungen sollten sich insbesondere auf diesen frühen Beginn des Alkohol- und Nikotinkonsums richten. Dies erscheint besonders wichtig, da Drogenkonsum (z. B. Cannabis) in vulnerablen zentralen Entwicklungsphasen (z. B. Reifung des präfrontalen Kortex in der Adoleszenz) besonders schädlich sein könnte (Schneider, 2008).

11 Konsequenzen für die Praxis

Aus den genannten Kenntnissen zur Neurobiologie der Abhängigkeit ergeben sich praktische Konsequenzen, die die Prävention und Behandlung der Suchterkrankungen sowie den gesellschaftlichen Umgang mit den erkrankten Menschen betreffen. Die Alkohol- und Nikotinabhängigkeit sind am besten untersucht, sie eignen sich aber auch als Modelle für andere Suchterkrankungen – viele der hier vorgestellten Befunde und Konsequenzen lassen sich generalisieren und auf Medikamenten- oder Drogenabhängigkeit gleichermaßen übertragen.

Gerade bezüglich der sozialen Konsequenzen ist es wichtig, sich die immer noch weit verbreiteten Vorbehalte gegenüber abhängig kranken Menschen zu vergegenwärtigen, denen ihre Erkrankung oft zum Vorwurf gemacht wird, die als willensschwach gelten und denen eine Erstattung der Behandlungskosten im Rahmen der Solidargemeinschaft der Versicherten oft implizit deshalb verweigert wird, weil sie an ihrem Zustand vermeintlich „selbst schuld" seien.

Die Untersuchung der neurobiologischen Grundlagen der Abhängigkeit zeigt dagegen, dass es sich um alltägliche Faktoren wie die „Trinkfestigkeit", aber auch soziale Faktoren wie die Akzeptanz des Konsums genauso wie die Verfügbarkeit von Substanzen handelt, die zur Erkrankung disponieren (Schuckit und Smith, 1996), dass neuroadaptive Mechanismen zur Aufrechterhaltung des Suchtmittelkonsums beitragen (Wonnacott, 1990b; Mann et al., 2000) und dass die bewusste, willentliche Verhaltenskontrolle durch die mit der Abhängigkeitserkrankung verbundenen Veränderungen im zentralen Nervensystem oft beeinträchtigt wird (Nicolas et al., 1997). Zudem gibt es Befunde, die auf eine genetische Komponente, gleichbedeutend mit einer biologischen Prädisposition, hinweisen oder gar eine „quasitherapeutische" Funktion in der Zufuhr von Nikotin und Alkohol erkennen lassen, die den betroffenen Personen die Kompensation „höherwertiger", drängenderer Störungsbilder ermöglicht. Verständnis für unsere Patienten, die trotz willentlicher Abstinenzentscheidungen rückfällig werden, ist also notwendig, um ihre Fähigkeit zur selbstbewussten und verantwortlichen Lebensgestaltung zu stärken.

11.1 Argumente gegen die Stigmatisierung abhängig kranker Patienten

Eine Übersicht der einschlägigen Studien zeigt, dass sowohl eine Alkoholabhängigkeit als auch eine Nikotinabhängigkeit wie auch andere Abhängigkeitserkrankungen bei den verschiedensten Menschen auftreten können und dass sie weder durch „Willensschwäche", „Charakterlosigkeit" noch durch andere besondere Persönlichkeitsmerkmale charakterisiert sind.

Was ist dann aber mit den sog. „Typ 2"-Alkoholabhängigen, die ja durch Aggressivität, antisoziale Persönlichkeitszüge und Impulsivität gekennzeichnet sein sollen (Cloninger, 1987b)? Eine nähere Untersuchung des vermuteten neurobiologischen Korrelats dieser Untergruppe alkoholabhängiger Patienten, der serotonergen Funktionsstörung, zeigt gerade, dass diese beim Menschen überwiegend durch Umwelteinflüsse gesteuert wird (Oxenstierna et al., 1986). Dabei entwickelt sich die Aggressivität offenbar sekundär aus Gefühlen der Ängstlichkeit und Bedrohung, die unter der Erfahrung sozialer Isolation entstehen können (Knutson et al., 1998; Heinz et al., 1998a). So unangenehm solche Menschen im Einzelfall sein können, so wenig kann man ihnen ihr Verhalten als eigene Schuld vorwerfen, was im Übrigen natürlich auch dann gelten würde, wenn es – entgegen dem aktuellen Stand unseres Wissens – überwiegend genetisch bedingt wäre. Zudem ist ein entscheidender, genetisch zur Alkoholabhängigkeit disponierender Faktor sogar mit gesellschaftlich anerkannten Verhaltenseigenschaften wie einer hohen „Trinkfestigkeit" verbunden (Schuckit und Smith, 1996).

Persönlichkeitstypologien spielen bei der Erklärung der Nikotinabhängigkeit eine geringere Rolle – allenfalls Charakterisierungen des abhängigen Rauchers als überdurchschnittlich „extrovertiert" weisen auf Unterschiede in der Psychophysiologie von Rauchern und Nichtrauchern hin. Dennoch könnten bei der Nikotinabhängigkeit – wie bei der Alkoholabhängigkeit – genetische Komponenten zu einem riskanten, wenig risikovermeidenden Verhalten, Neugier und einer erhöhten Sensibilität für biologisch wirksame Verstärker beitragen und zur Entwicklung einer Abhängigkeit disponieren.

Einen eigenen Stellenwert haben bei der Entwicklung der Nikotinabhängigkeit offenbar psychopathologische Merkmale, die durch eine Nikotinzufuhr oder allgemein den Vorgang des Rauchens und die damit verbundene Aufnahme verschiedener psychoaktiver Substanzen (Glassman et al., 1990) eine Verbesserung erfahren. Dies gilt für Angst, depressive Verstimmungen, Konzentrationsstörungen und Aufmerksamkeitsdefizite genauso wie für einige Symptome psychotischer Erkrankungen, z. B. für Störungen des Antriebs, der Aufmerksamkeitslenkung oder der Informationsverarbeitung. Obgleich diese Befunde nicht auf die Situation aller Raucher übertragbar sind, weisen sie doch auf die potenzielle Vulnerabilität des menschlichen Gehirns als Grundlage des Geistes hin und machen deutlich, dass einige Anteile unseres Handlungsrepertoires keineswegs allein der personalen Selbstbestimmung unterliegen. Diese Erkenntnis hat immerhin insoweit Eingang in die gesellschaftlichen Normen gefunden, als im Bereich der Rechtsprechung gilt, dass eine Abhängigkeit mit einer Einschränkung der elementaren Dimensionen unserer Selbstbestimmung, der Steuerungs- und Einsichtsfähigkeit, einhergehen kann. Sie wird jedoch noch nicht konsequent auf das Gesundheitswesen übertragen – zumindest im Bereich der Nikotinabhängigkeit wird die zwangsläufige und offensichtliche Schlussfolgerung, dass therapeutische Angebote in unsere soziale Fürsorge aufgenommen werden müssten, nicht gezogen.

Die neurobiologische Forschung kann die Verbindungen zwischen Persönlichkeitseigenschaften oder psychopathologischen Merkmalen und der Entstehung abhängigen Verhaltens erklären helfen und so dazu beitragen, potenziell diskriminierenden Mythen von der Willensschwäche oder persönlichen Schuld abhängig kranker Menschen entgegenzutreten.

11.2 Erkenntnisse für die Prävention der Alkohol- und Nikotinabhängigkeit

Nikotin ist die „Einstiegsdroge" Nummer eins. Das heißt, dass immer jüngere Menschen zu rauchen beginnen, dass Nikotin meist die erste Droge ist, die konsumiert wird, und dass dem Missbrauch der illegalen Drogen und des Alkohols fast immer ein Nikotinkonsum vorausgeht. Aufgrund der genannten Wirkungen des Nikotinkonsums beispielsweise auf die dopaminerge Neurotransmission im Belohnungssystem (Mereu et al., 1987; Fowler et al., 1996) ist zu vermuten, dass Nikotin bestimmte neuronale Schaltkreise stimuliert, die dann auch verstärkt auf andere Drogen mit Abhängigkeitspotenzial reagieren und deren Einnahme verstärken. Natürlich können die Ergebnisse der epidemiologischen Untersuchung auch so gedeutet werden, als wäre Nikotin nicht die Einstiegsdroge und eine mögliche Ursache für den weiteren Drogenkonsum, sondern das Rauchen im Kindes- und Jugendalter sei nichts anderes als das erste sichtbare Merkmal einer schwelenden Psychopathologie, die sich später in einer Suchterkrankung oder einer anderen psychiatrischen Störung äußert. Dagegen spricht allerdings die Art der bekannten, zur Alkoholabhängigkeit disponierenden Faktoren, die – wie beispielsweise eine geringe Empfindlichkeit gegenüber den Alkoholwirkungen – oft kaum mit einer ausgeprägteren Psychopathologie oder gar Suchtpersönlichkeit verbunden sind. Dagegen sprechen möglicherweise auch die Wirkungen des Nikotins auf das dopaminerge Verstärkungssystem, die ein System beeinflussen, das zur weiteren Drogeneinnahme disponieren könnte. Doch auch die Annahme einer gemeinsamen Psychopathologie, die durch den Nikotinkonsum lediglich demonstriert wird, gibt Anlass, besonders sensibel mit der Problematik des frühen Einstiegs in den Tabakkonsum umzugehen.

Eine gezielte Suchtprävention, aber auch eine präventive Gesundheitspolitik, die das Auftreten anderer psychischer Störungen beeinflussen möchte, müsste also vordringlich das Rauchen angehen.

Bezüglich der Prävention des Tabak- und des Alkoholkonsums könnte vordringlich der weit verbreitete Irrglauben angegangen werden, dass es ein Zeichen von Stärke ist, Tabak oder viel Alkohol konsumieren zu können.

Denn nach den Untersuchungen von Schuckit und Mitarbeitern sind es ja gerade diese Menschen, die besonders gefährdet sind, zu viel Alkohol zu trinken (Schuckit und Smith, 1996; Schuckit et al., 1999). Leider scheint die Emanzipation nicht dazu zu führen, dass dieses traditionelle Bild der Trinkfestigkeit als (männliche) Stärke aus der Mode kommt; vielmehr gibt es Hinweise darauf, dass eine geringe Empfindlichkeit gegenüber den unangenehmen Wirkungen des Alkohols auch Frauen zum exzessiven Alkoholkonsum disponiert. Präventive Ansätze sollten also die Trinkfestigkeit als Risikofaktor benennen und vor dem irrigen Gefühl der Sicherheit warnen, das sich bei großer „Trinkfestigkeit" im Umgang mit dem Alkohol einstellt.

Erste Versuche, im Bereich der Primärprävention des Rauchens das attraktive Bild der Raucher zu modifizieren und in ein Bild des „uncoolen", unselbstständigen, angepassten Menschen zu verwandeln, zeigen möglicherweise erste Erfolge. Die Konsumzahlen in der sensiblen Gruppe der 12- bis 17-Jährigen sind derzeit rückläufig (DHS, 2010). Psychoedukative Ansätze scheitern allerdings oft aufgrund des Images, das der Konsum von Tabak, Alkohol und Drogen in den Subkulturen der Kinder und Jugendlichen innehat. Schulische Präventionsprogramme greifen vermutlich zu spät und scheitern in der Konkurrenz mit ausgefeilterer Werbestrategien oder Verstärkern innerhalb der „peer-groups" betroffener Bevölkerungsgruppen.

Ein weiterer, der Prävention möglicherweise zugänglicher Faktor, der insbesondere zur Alkoholabhängigkeit disponieren kann, ist die soziale Isolation. In neurobiologischen Studien zeigte sich, dass Rhesusaffen, die ohne Mütter aufwachsen müssen, als erwachsene Tiere einen exzessiven Alkoholkonsum betreiben (Higley et al., 1996). In Adoptionsstudien konsumierten auch Menschen, die in ihrer frühen Kindheit lange in Heimen leben mussten, als Erwachsene häufig exzessiv Alkohol und wurden häufig alkoholabhängig (Cloninger et al., 1981). Diese Studien zur Bedeutung der frühen sozialen Isolation für die Entstehung abhängigen Verhaltens lassen sich möglicherweise auch auf andere Situationen sozialer Ausschließung übertragen. Besteht eine erhebliche Diskrepanz zwischen Wünschen und sozialen Möglichkeiten, können sich die Menschen in Alkohol- oder Drogenkonsum flüchten und die gesellschaftliche Ablehnung abhängigen Verhaltens kann die soziale Isolation weiter verstärken (Schmidt et al., 1999). Arbeitslosigkeit ist ein weiterer sozialer Stressfaktor, der bestehende Alkoholprobleme verschärfen kann (Henkel und Vogt, 1990). Derzeit fehlen weitgehend epidemiologische Untersuchungen dazu, wie sich beispielsweise Diskriminierungserfahrungen bei Migranten auf den Drogenkonsum auswirken. Es scheint aber dringend geboten, spezielle Hilfsangebote für Migranten zu etablieren, die sensibel mit kulturellen und sprachlichen Differenzen umgehen und sich bemühen, westliche schulmedizinische Konzepte verständlich zu vermitteln.

11.3 Konsequenzen für die Therapie der Nikotin- und Alkoholabhängigkeit

Die alkoholbedingte, besonders im Bereich des frontalen Kortex ausgeprägte Hirnatrophie beeinträchtigt die bewusste Handlungsplanung und Bewertung (Nicolas et al., 1997). Da der Suchtmittelkonsum weitgehend automatisiert abläuft (Tiffany und Carter, 1998) und durch subkortikale Prozesse im dopaminergen Verstärkungssystem motiviert wird (Robinson und Berridge, 1993), kommt der bewussten Handlungsplanung und Bewertung eine besondere Rolle für die Aufrechterhaltung der Abstinenz zu. Ist also diese Handlungsplanung durch die schädlichen Wirkungen des Alkoholkonsums auf relevante Hirnzentren wie den frontalen Kortex beeinträchtigt, könnte sich die durch alkoholassoziierte Reize oder Situationen ausgelöste Motivation zum Alkoholkonsum umso stärker auswirken. Einem sensitivierten dopaminergen Belohnungssystem, das verstärkt auf Nikotin- oder alkoholassoziierte Reize reagiert (Balfour, 1989; Heinz, 2000), steht dann eine verminderte Fähigkeit zur bewussten Verhaltenskontrolle gegenüber. Möglicherweise ist also das Rückfallrisiko zu Beginn der Abstinenz nicht nur deshalb so hoch, weil sich die cholinergen, monoaminergen und motivationalen Funktionsstörungen nur verzögert zurückbilden, sondern auch aufgrund der zu diesem Zeitpunkt noch ausgeprägten frontalen Funktionsstörung, die sich erst im weiteren Verlauf der Abstinenz wieder zurückbildet (Mann et al., 1995; Wonnacott, 1990b). Allerdings fehlen derzeit noch aussagekräftige Studien zur Verbindung zwischen der frontalen Hirnatrophie bzw. den neuroadaptiven Vorgängen, einer spezifischen Beeinträchtigung der

Handlungsplanung und dem Rückfallrisiko.

Es ist derzeit nicht möglich, die frontale neuronale Regeneration medikamentös zu beeinflussen. Auch die Gabe von Substanzen, die direkt mit dem dopaminergen Verstärkungssystem interagieren, erscheint wenig Erfolg versprechend (Schmidt et al., 1997). Denn eine weitere Stimulation dieses durch Alkohol bereits sensitivierten Systems würde Prozesse wie das reizinduzierte Alkoholverlangen eher verstärken. Auch eine Blockade dieses Systems erscheint wenig Erfolg versprechend, da sie auch die Fähigkeit beeinträchtigen würde, auf neue Situationen zu reagieren (Schultz et al., 1997) und beispielsweise an anderen Vergnügungen als dem Alkoholkonsum selbst Freude zu finden.

Demgegenüber reduzierte die Gabe von Acamprosat und Naltrexon in einigen Studien das Rückfallrisiko in der frühen Abstinenz (O'Malley et al., 1992; Sass et al., 1996). Naltrexon bindet an µ-Opiatrezeptoren und blockiert damit die Stimulation des körpereigenen Opioidsystems durch Alkohol, die subjektiv mit angenehmen Gefühlen verbunden sein soll (Volpicelli et al., 1995). Beim Rückfall kann der Alkoholkonsum dann als weniger belohnend erlebt werden und die Patienten können den erneuten Konsum so gegebenenfalls eher unterbrechen. Acamprosat interagiert mit glutamatergen NMDA-Rezeptoren, deren Funktion durch Alkohol beeinträchtigt wird und die bei chronischem Alkoholkonsum kompensatorisch hochreguliert werden (Tsai et al., 1995). NMDA-Rezeptoren tragen vermittels des Mechanismus der sog. Long Term Potentiation (LTP) zur Gedächtnisfunktion bei (Bliss und Collingridge, 1993) und können eine Dopaminfreisetzung im Bereich des ventralen Striatums auslösen (Taber et al., 1995). Acamprosat reduziert möglicherweise das Rückfallrisiko alkoholabhängiger Patienten, weil es mit der Dopaminfreisetzung durch alkoholassoziierte Reize und so mit dem konditionierten Alkoholverlangen interferiert (Kalivas und Stewart, 1991). Acamprosat und Naltrexon ist also gemeinsam, dass sie auf das subkortikale Verstärkungssystem einwirken und automatisierte Prozesse des Alkoholverlangens und Konsums (Tiffany und Carter, 1998) zu Beginn der Abstinenz und damit zu einem Zeitpunkt vermindern können, zu dem die bewusste Kontrolle über die Handlungsplanung nur unzureichend ausgebildet ist. Wird ein früher Rückfall vermieden, bildet sich die frontale Hirnatrophie ebenso wie die meisten kognitiven Funktionseinschränkungen in den ersten Wochen der Abstinenz wieder zurück (Kril und Halliday, 1999; Mann et al., 1999). Die rückfallreduzierenden Medikamente haben also eine besondere Bedeutung in der frühen Abstinenz, in der monoaminerge Funktionsstörungen fortbestehen und sich die frontale Funktionsstörung erst langsam erholt.

Allerdings wirken Naltrexon und Acamprosat nur etwa bei einem Fünftel der Alkoholabhängigen, d. h. sie reduzieren das Rückfallrisiko von ca. 80 % unter Placebomedikation auf ca. 60 %. Es ist die Aufgabe der neurobiologischen Forschung der nächsten Jahre, Kriterien zu liefern, nach denen vorhergesagt werden kann, welche Patienten besonders gut auf die Medikation mit einer der beiden Substanzen ansprechen. Ebenso dringend ist angesichts der hohen Rückfallraten die Entwicklung weiterer Medikamente. Alle diese pharmakologischen Behandlungsmöglichkeiten machen selbstverständlich nur im Rahmen einer ganzheitlichen Therapie der Alkoholabhängigkeit Sinn, die die sozialen und individuellen Probleme der Patienten ernst nimmt und bearbeitet und die diesbezüglich den Kontakt zu Beratungsstellen und Selbsthilfegruppen vermittelt. Eine additive Pharmakotherapie ist dann keine Alternative, sondern eine Ergänzung der klassischen Behandlungsprogramme, die den Kontakt zum Hausarzt oder Suchtmediziner verstärkt und dazu beitragen kann, die Patienten länger und intensiver in psychotherapeutische Programme einzubinden.

Die geringe langfristige Abstinenzwahrscheinlichkeit des nikotinabhängigen Rauchers auch bei Teilnahme an einer professionell geleiteten, nach allen Erkenntnissen der Lerntheorien gestalteten verhaltenstherapeutischen Behandlung in Verbindung mit medikamentöser Unterstützung, sei es in Form einer Nikotinersatztherapie wie Varenidin oder einer Gabe von Bupropion, spricht dafür, das bestehende Modell der Nikotinabhängigkeit und den praktizierten Ansatz in der Tabakentwöhnung zu überdenken.

Die zahlreichen Hinweise aus der neurobiologischen Forschung sind allerdings noch sehr widersprüchlich und daher wenig hilfreich in der Ausarbeitung neuer Therapiekonzepte. Diese Widersprüchlichkeit und Vielfalt an Befunden bildet allerdings weniger den Mangel an Forschungsfertigkeiten oder adäquaten Hypothesen als vielmehr die Komplexität der Nikotinwirkung im menschlichen Gehirn ab. Nicht allein die dopaminerge Verstärkung, sondern auch affektive Regulation durch den Tabakkonsum, die Beeinflussung des endogenen Opioidsystems und insbesondere auch die Beeinflussung kognitiver Prozesse bestimmen die Substanzeffekte und die Substanzerwartungen des Konsumenten.

Erschwerend kommt hinzu, dass Nikotin zwar die wichtigste, nicht aber die alleinige verhaltensmodulierende Substanz im Tabakrauch ist. Interaktionen von Nikotin mit anderen, eventuell Antrieb und Affekt regulierenden Substanzen können in den vorliegenden Untersuchungsdesigns kaum abgebildet und berücksichtigt werden.

Aus den vorliegenden Ergebnissen bezüglich neuroadaptiver Prozesse am nikotinergen Acetylcholinrezeptor und dem Wissen um die Verstärkerfunktion des Nikotins im dopaminergen System sowie die affektregulierenden Eigenschaften des Rauchens lässt sich zumindest ableiten, dass neue Strategien zur Behandlung abhängiger Raucher in verschiedenen Bereichen gesucht werden sollten. Dazu könnten gehören:

Antidepressiv wirksame, stimmungsregulierende Medikamente, die serotonerge und dopaminerge Wirkweisen des Nikotins und der Zigarette imitieren, wie das bereits zur Tabakentwöhnung eingeführte Medikament Bupropion. Selektive Serotoninwiederaufnahmehemmer (Fluoxetin u. a.) oder Monoaminoxidasehemmer (z. B. Moclobemid) waren in klinischen Untersuchungen noch zu wenig erfolgreich.

Medikamente mit gemischten Rezeptorprofilen, die das noradrenerge und serotonerge Transmittersystem gleichermaßen tangieren, sind noch nicht erprobt, könnten aber für einen Teil der „depressiven" Raucher eine Entwöhnungshilfe darstellen.

Unter der Hypothese, dass die nikotinerge Neuromodulation eine natürliche „kognitive Einschränkung" beispielsweise bei schizophrenen Patienten abdeckt, könnten therapeutische Prinzipien wirksam sein, die auf eine Dauersubstitution mit Nikotin zielen. Die Kombination verschiedener Darreichungsformen (z. B. Dauersubstitution mit Nikotinpflaster und zusätzliche intermittierende Gabe von Nikotinnasalspray), aber auch der Einsatz alternativer Substanzen, die wie Varenidin noch spezifischer als Nikotin auf die α4-β2-Rezeptoren oder α7-Rezeptoren zielen, können die therapeutischen Möglichkeiten verbessern. Dieses therapeutische Prinzip käme einer „kausalen Behandlung" gleich.

Letztlich weist die Vielfalt der neurobiologischen Verstärkermechanismen darauf hin, dass die Therapie des Nikotinabhängigen in Zukunft „störungsspezifischer" gestaltet werden sollte. Noch fehlen Hinweise auf prädiktive Faktoren, die auf der Basis von Erkenntnissen aus der neurobiologischen Forschung den Therapieerfolg oder das beste therapeutische Regime vorhersagen lassen. Künftige Forschungsprojekte sollten also nicht allein versorgungsorientiert sein, sondern biologische Prädiktoren des Therapieerfolgs untersuchen.

11.4 Konsequenzen für die Therapie der Opiatabhängigkeit

Der µ-Rezeptor des körpereigenen Opiatsystems spielt eine zentrale Rolle bei der Entstehung und Aufrechterhaltung der Opiatabhängigkeit. Der µ-Rezeptor ist auch der wesentliche Angriffspunkt für die pharmakologische Behandlung der Opiatabhängigkeit. Mit µ-Rezeptor-Agonisten wie Methadon oder Buprenorphin wird die Substitutionsbehandlung durchgeführt, mit Hilfe des Opiatblockers Naltrexon (Nemexin®) die abstinenzorientierte medikamentös gestützte Behandlung.

Das klinische Prinzip der Substitutionsbehandlung ist die kontrollierte Abhängigkeit (Scherbaum, 2007). Anstelle des mehrfach täglichen Konsums illegal besorgten und hygienisch dubiosen Heroins nimmt der Patient einmal täglich ein Substitut ein. Bei angemessener Dosis unterdrückt ein Opiatsubstitut Entzugsbeschwerden und Heroinverlangen. Der Heroinkonsum wird insofern entbehrlich. Der Tag des Abhängigen wird nicht mehr durch den Erwerb des Suchtmittels bzw. durch das Beschaffen der dafür notwendigen Geldmittel geprägt, sondern der Patient gewinnt in der Substitution den Freiraum, um überhaupt Schritte der sozialen Rehabilitation aufzunehmen. Auch die Behandlungsfähigkeit bei komorbiden psychischen und somatischen Erkrankungen wird so oft erst hergestellt. Als Ausdruck der Toleranzentwicklung bei Opiatabhängigkeit wird die durchschnittlich wirksame Dosis in Substitutionsbehandlung nach AWMF-Leitlinien mit 100 bis 120mg/d Methadon Razemat angegeben (Havemann-Reinecke et al., 2006). Solche Dosen bedeuten für einen opiatnaiven Menschen eine vitale Gefährdung. Erstaunlicherweise scheint es aber nur eine geringe Toleranzentwicklung in Substitutionsbehandlung zu geben; Indiz hierfür ist, dass viele Patienten über Jahre bei stabilen Substitutionsdosen verharren.

Die Opiatblockerbehandlung mit Naltrexon (O'Brien und Kampman, 2008) ist dem Prinzip nach eine lerntheoretisch fundierte Behandlung mit Hilfe eines Medikamentes. Lerntheoretisch wird davon ausgegangen, dass ein Verhalten fortgesetzt wird, wenn es durch das Auftreten eines Verstärkers belohnt wird. Im Falle der Heroinabhängigkeit besteht die Handlung in Beschaffen, Zubereiten und Einnahme des Heroins, die Verstärkung in den Wirkungen des Heroins wie der Linderung von Entzugsbeschwerden oder den vom Abhängigen als angenehm bewerteten psychotropen Effekten. Durch die Blockade werden die verstärkenden Effekte des Heroins aufgehoben, so dass die Hoffnung besteht, dass bei Ausbleiben der Verstärkung die vorausliegende Handlung unterbleibt. Auch die Gefahren einer Naltrexonbehandlung sind neurobiologisch verständlich. Bei anhaltender Abstinenz ist die Toleranzentwicklung rückläufig. Wird ein Patient nach Beendigung einer Naltrexonbehandlung rückfällig, besteht daher das Risiko, dass seine vor der Behandlung übliche Dosis an Heroin jetzt eine Überdosis darstellt. Zum anderen besteht die Gefahr, dass Patienten versuchen, die Blockade des µ-Rezeptors durch die Einnahme ungewöhnlich hoher Dosen von Opiaten zu überwinden. Hierbei droht dann eine akute und schwerwiegende Opiatintoxikation. Der Einsatz von Naltrexon auch bei anderen Abhängigkeiten, z. B. der Alkoholabhängigkeit, oder dem pathologischen Spielen verweist auf die generelle Bedeutung des opioidergen Systems bei süchtigem Verhalten.

Die Haltequote der Naltrexonbehandlung ist bei sozial nicht stabilen Patienten niedrig. Die langfristige Abstinenzquote Opiatabhängiger liegt bei ca. 20 % (Hser et al., 2001). Für die Mehrheit der Patienten dürfte daher die Substitutionsbehandlung die klinisch indizierte Behandlungsform sein. Nichts desto weniger besteht in der Substitutionsbehandlung die Abhängigkeit weiter. Bei Beendigung der Substitution treten daher in der Regel die typischen Opiatentzugssymptome auf. Wegen der langen Halbwertszeit von Substituten, z. B. bei Methadon ca. 24 Stunden, dauert das Entzugssyndrom deutlich länger als bei einer Entgiftung von Heroin mit einer Halbwertszeit von ca. sechs Stunden.

Angesichts der Verbreitung komorbider psychischer Störungen erfordert die Behandlung Opiatabhängiger auch oftmals eine psychopharmakologische Behandlung, z. B. begleitender depressiver Störungen oder Angststörungen. Ob eine erfolgreiche Behandlung komorbider psychischer Störungen auch zu einer relevanten Reduktion des Suchtmittelkonsums führt, ist allerdings noch ungeklärt.

11.5 Prävention und Therapie von Störungen durch Cannabis und Stimulanzien

Fast ein Drittel der Jugendlichen und jungen Erwachsenen haben in ihrem Leben wenigstens einmal Cannabis probiert (BZgA, 2008). Die Mehrheit betreibt einen sporadischen bzw. kontrollierten Konsum, dem in der Regel keine klinische Bedeutung zukommt und der nach dem frühen Erwachsenenalter häufig deutlich eingeschränkt oder gar eingestellt wird. Dementsprechend ist es weit verbreitet, Cannabis als eine „weiche" Droge zu betrachten, und es war lange umstritten, ob Cannabis überhaupt „süchtig macht". Inzwischen herrscht Einigkeit darüber, dass bei ca. 10–15 % der Konsumenten klinisch relevante Konsummuster eines schädlichen Gebrauchs oder gar einer Abhängigkeit bis hin zur körperlichen Gewöhnung mit einem typischen Entzugssyndrom bei Abstinenz zu finden sind (Perkonigg et al., 2008).

Auch Stimulanzien und andere Partydrogen wie Ecstasy und Halluzinogene gelten in der Szene als deutlich weniger gefährlich im Vergleich zu den sog. „harten" Drogen. Zumindest bei den Stimulanzien ist jedoch das Abhängigkeitspotenzial beträchtlich. Darüber hinaus bestehen erhebliche Risiken hinsichtlich drogeninduzierter Psychosen, neurotoxischer Folgeschäden und somatischer Komplikationen (Gouzoulis-Mayfrank und Thomasius, 2011).

Im Rahmen von Präventionsprogrammen ist es wichtig, auf das Suchtpotenzial und die möglichen Komplikationen durch Cannabis und Partydrogen hinzuweisen. Spezifische pharmakotherapeutische Ansätze liegen bislang nicht vor bzw. sie können auf Basis der aktuellen Studienlage (noch) nicht allgemein empfohlen werden. Insbesondere wurden die Erwartungen an den Cannabinoidrezeptor-CB1-Antagonisten Rimonabant enttäuscht. Bei schwerer Cannabisabhängigkeit kommt theoretisch der Substitutionsansatz in Frage. Nach positiven Fallberichten mit Dronabinol (Levin et al., 2008) wurde dieser Ansatz unlängst in einer größeren randomisierten Studie geprüft, allerdings mit nur mäßigem Erfolg (Levin et al., 2011). Nach präklinischen Daten könnte künftig ein weiterer pharmakotherapeutischer Ansatz in der Inhibition des Abbauenzyms für Endocannabinoide (FAAH: fatty acid amide hydrolase) liegen (Clapper et al., 2009).

Auch in Fällen einer schweren Abhängigkeit von Stimulanzien könnte grundsätzlich eine Substitution in Frage kommen. Erste kleinere Studien mit Amphetamin und Methylphenidat waren ermutigend (Tiihonen et al., 2007; Longo et al., 2010), dieser Ansatz kann jedoch zum jetzigen Zeitpunkt (noch) nicht generell empfohlen werden (Karila et al., 2010).

Neben den präventiven Bemühungen stehen somit bislang psychosoziale Therapieansätze, insbesondere motivationsfördernde und kognitiv-verhaltenstherapeutische Verfahren im Vordergrund (Gouzoulis-Mayfrank und Thomasius, 2011).

Literatur

Abi-Dargham A, Krystal JH, Anjilvel S et al.: Alterations of benzodiazepine receptors in type II alcoholic subjects measured with SPECT and [123I]iomazenil. Am J Psychiatry 1998; 155:1550–1555

Adams KM, Gilman S, Koeppe RA, Kluin KJ, Brunberg JA, Dede D, Berent S, Kroll PD: Neuropsychological deficits are correlated with frontal hypometabolism in positron emission tomography studies of older alcoholic patients. Alcohol Clin Exp Res 1993; 17:205–210

Addolorato G, Leggio L, Ferrulli A, Cardone S, Vonghia L, Mirijello A, Abenavoli L, D'Angelo C, Caputo F, Zambon A, Haber PS, Gasbarrini G: Effectiveness and safety of baclofen for maintenance of alcohol abstinence in alcohol-dependent patients with liver cirrhosis: randomised, double-blind controlled study. Lancet 2007; 370:1915–1922

Ajdacic-Gross V, Lauber C, Warnke I, Haker H, Murray RM, Rössler W: Changing incidence of psychotic disorders among the young in Zurich. Schizophr Res 2007; 95:9–18.

Adler LE, Hoffer LD, Griffith J, Waldo MC, Freedman R: Normalization by nicotine of deficient auditory sensory gating in the relatives of schizophrenics. Biol Psychiatry 1992; 32:607–616

Adler LE, Hoffer LD, Wiser A, Freedman R: Normalization of auditory physiology by cigarette smoking in schizophrenic patients. Am J Psychiatry 1993; 150:1856–1861

Agartz I, Brag S, Franck J, Hammarberg A, Okugawa G, Svinhufvud K, Bergman H: MR Volumetry during acute alcohol withdrawal and abstinence: a descriptive study. Alcohol Alcohol 2003; 38(1):71–78

Agartz I, Moneman R, Rawlings RR, Kerich MJ, Hommer DW: Hippocampal volume in patients with alcohol dependence. Arch Gen Psychiatry 1999; 56:356–363

Agartz I, Saaf J, Wahlund LO, Wetterberg L: T1 and T2 relaxation time estimates and brain measures during withdrawal in alcoholic men. Drug Alcohol Depend 1991; 29:157–169

Agarwal DP, Goedde HW: Pharmacogenetics of alcohol metabolism and alcoholism. Pharmacogenetics 1992; 2:48–62

Agulhon C, Abitbol M, Bertrand D, Malafosse A: Localization of MRNA for CHRNA7 in human fetal brain. Neuroreport 1999; 10:2223–2227

Agulhon C, Charnay Y, Vallet P, Abitbol M, Kobetz A, Bertrand D, Malafosse A: Distribution of mRNA for the alpha4 subunit of the nicotinic acetylcholine receptor in the human fetal brain. Brain Research 1998; 58:123–131

Ait-Daud N, Johnson BA, Prihoda TJ, Hargita ID: Combining ondansetron and naltrexone reduces craving among biologically predisposed alcoholics: preminary clinical evidence. Psychopharmacol 2001; 154:23–27

Ajdacic-Gross V, Lauber C, Warnke I, Haker H, Murray RM, Rössler W: Changing incidence of psychotic disorders among the young in Zurich. Schizophr Res 2007; 95: 9–18.

Allan LM, Williams JH, Wellman NA, Tonin J, Taylor E, Rawlins JNP: Effects of tobacco smoking, schizotypy and number of pre-exposures on latent inhibition in healthy subjects. Pers Individ Dif 1995; 19:893–902

Alleweireldt AT, Kirschner KF, Blake CB, Neisewander JL: D1-receptor drugs and cocaine-seeking behavior: investigation of receptor mediation and behavioral disruption in rats. Psychopharmacology (Berl) 2003; 168(1–2):109–117

Almeida OP, Hulse GK, Lawrence D, Flicker L: Smoking as a risk factor for Alzheimer's disease: contrasting evidence from a systematic review of case-control and cohort studies. Addiction 2002; 97:15–28

Almeida LEF, Pereira EFR, Alkondon M, Fawcett WP, Randall WR, Albuquerque EX: The opioid antagonist naltrexone inhibits activity and alters expression of alpha7 and alpha4–beta2 nicotinic receptors in hippocampal neurons: implications for smoking cessation programs. Neuropharmacol 2000; 39:2740–2755

Anda RF, Williamson DF, Escobedo LG, Mast EE, Giovino GA, Remington PL: Depression

Literatur

and the dynamics of smoking. JAMA 1990; 264:1541–1545

Anderson JM, Balfour DJK, Benwell MEM: Evidence that smoking exerts regionally-selective effects on 5-HT systems in human brain. Br J Pharmacol 1987; 91–336

Ando M, Hamajima N, Ariyoshi N, Kamataki T, Matsuo K, Ohno Y: Association of CYP2A6 gene deletion with cigarette smoking status in Japanese adults. J Epidemiol 2003; 13:176–181

Andreasson S, Allebeck P, Engstrom A, Rydberg U: Cannabis and schizophrenia. A longitudinal study of Swedish conscripts. Lancet 1987; 2:1483–1486.

Angrist BM, Gershon S: The phenomenology of experimentally induced amphetamine psychosis–preliminary observations. Biol Psychiatry 1970; 2:95–107.

Anton RF, Moak DH, Latham P: The obsessive compulsive drinking scale: A self-rated instrument for the quantification of thoughts about alcohol and drinking behavior. Alc Clin Exp Res 1995; 19:92–99

Anton RF, O'Malley SS, Ciraulo DA, Cisler RA, Couper D, Donovan DM, Gastfriend DR, Hosking JD, Johnson BA, LoCastro JS, Longabaugh R, Mason BJ, Mattson ME, Miller WR, Pettinati HM, Randall CL, Swift R, Weiss RD, Williams LD, Zweben A; COMBINE Study Research Group: Combined pharmacotherapies and behavioral interventions for alcohol dependence: the COMBINE study: a randomized controlled trial. JAMA 2006; 295(17):2003–2017

APA (American Psychiatric Association): Diagnostic and statistical manual of mental disorders, fourth edition (DSM-IV). American Psychiatric Press, Washington, DC

APA (American Psychiatric Association): Diagnostisches und Statistisches Manual psychischer Störungen DSM-IV. Deutsche Bearbeitung und Einleitung von Sass H, Wittchen H-U, Zaudig M. Hogrefe, Göttingen, Bern, Toronto, Seattle 1996

Arbeitsgemeinschaft für Methodik und Dokumentation in der Psychiatrie: Das AMDP-System. Manual zur Dokumentation psychiatrischer Befunde. Springer, Berlin, Heidelberg, New York. 1981

Ariwodola OJ, Weiner JL: Ethanol potentiation of GABAergic synaptic transmission may be self-limiting: role of presynaptic GABA(B) receptors. J Neurosci 2004; 24:10679–10686

Arseneault L, Cannon M, Poulton R, Murray R, Caspi A, Moffitt TE: Cannabis use in adolescence and risk for adult psychosis: longitudinal prospective study. BMJ 325: 1212–1213.

Arseneault L, Cannon M, Witton J, Murray RM: Causal association between cannabis and psychosis: examination of the evidence. Br J Psychiatry 2004; 184:110–117.

Artigas F: Pindolol, 5-hydroxytryptamine, and antidepressant augmentation. Arch Gen Psychiatry 1995; 52:969–971

Asghari V, Sanyal S, Buchwaldt S, Paterson A, Jovanovic V, Van Tol HH: Modulation of intracellular cyclic AMP levels by different human dopamine D4-Receptor variants. J Neurochem 1995; 65:1157–1165

Balfour DJK, Benwell ME, Birrell CE, Kelly RJ, Al-Aloul M: Sensitization of the mesoaccumbens dopamine response to nicotine. Pharmacology, Biochemistry & Behavior 1998; 59:1021–1030

Balfour DJK, Birrell CE, Moran RJ, Benwell ME: Effects of acute D-CPPene on mesoaccumbens dopamine responses to nicotine in the rat. Eur J Pharmacol 1996; 316:153–156

Balfour DJK, Fagerström KO: Pharmacology of nicotine and its therapeutic use in smoking cessation and neurodegenerative disorders. Pharmacol Ther 1996; 72:51–81

Balfour DJK, Wright AE, Benwell ME, Birrell CE: The putative role of extra-synaptic mesolimbic dopamine in the neurobiology of nicotine dependence. Behav Brain Res 2000; 113:73–83

Balfour DJK: Influence of nicotine on the release of monoamines in the brain. Prog Brain Res 1989; 79:165–172

Balfour DJK: Neural mechanisms underlying nicotine dependence. Addiction 1994; 89:1419–1423

Balfour DJK: The Neurobiology of Nicotine Addiction: A Brief Overview. CVD Prevention 1999; 2:140–144

Ball D: Addiction science and its genetics. Addiction 2008; 103:260–367

Balldin JI, Berggren UC, Lindstedt G: Neuroendocrine evidence for reduced dopamine receptor sensitivity in alcoholism. Alc Clin Exp Res 1992; 16:71–74

Balldin J, Berggren U, Lindsted G, Sundkler A: Further neuroendocrine evidence for reduced D2 dopamine receptor function in alcoholism. Drug Alc Dep 1993; 32:159–162

Bardenhagen FJ, Bowden SC: Cognitive components in perseverative and nonperseverative errors on the object alternation task. Brain Cogn 1998; 37:224–236

Barr LC, Goodman WK, McDougle CJ, Delgado PL, Heninger GR, Charney DS, Price LH:

Tryptophan depletion in patients with obsessive-compulsive disorder who respond to serotonin reuptake inhibitors. Arch Gen Psychiatry 1994; 51:309–317

Bartsch AJ, Homola G, Biller A, Smith SM, Weijers HG, Wiesbeck GA, Jenkinson M, De Stefano N, Solymosi L, Bendszus M: Manifestations of early brain recovery associated with abstinence from alcoholism. Brain 2007; 130:36–47

Bartsch H, Nair U, Risch A, Rojas M, Wikman H, Alexandrov K: Genetic Polymorphism of CYP Genes, Alone or in Combination, as a Risk Modifier of Tobacco-related Cancers. Cancer Epidemiology, Biomarkers and Prevention 2000; 9:3–28

Batra A, Buchkremer G: Beziehungen von Alkoholismus, Drogen- und Tabakkonsum. Dt Ärztebl 2001; 98:A2590–2593

Batra A, Esser D, Riess O, Köhnke M: Is nicotine dependence related with CYP2A6 polymorphism? 3rd SRNT European Conference, Paris, 19.–22. September 2001

Batra A, Gelfort G, Bartels M, Smoltczyk H, Buchkremer G, Riess O, Schöls L: The dopamine D2-Receptor (DRD2) gene – a genetic risk factor in heavy smoking? Addiction Biology 2000; 5:431–438

Batra A, Köhnke M: Suchterkrankungen. In: Riess O, Schöls L (Hrsg.): Neurogenetik. Kohlhammer, Stuttgart 2002, 581–594

Batra A: Tabakabhängigkeit – Biologische und psychosoziale Entstehungsbedingungen und Therapiemöglichkeiten. Monographien aus dem Gesamtgebiet der Psychiatrie, Band 97. Steinkopff, Darmstadt 2000a

Batra A: Tabakabhängigkeit und Raucherentwöhnung bei psychiatrischen Patienten. Fortschr Neurol Psychiatr 2000b; 68:80–92

Baumgarten HG, Grozdanovic Z: Anatomy of central serotoninergic projection systems. In: Handbook of experimental pharmacology, Vol. 129. Serotoninergic neurons and 5-HT receptors in the CNS (Baumgarten HG, Göthert M eds.) Springer, Berlin, Heidelberg 1997; 41–89

Baumgarten HG, Grozdanovic Z: Psychopharmacology of central serotonergic systems. Pharmacopsychiatry 1995; 28:73–79

Baxter LR, Phleps ME, Mazziotta JC, Guze BH, Schwartz JM, Selin CE: Local cerebral glucose metabolic rates in obsessive-compulsive disorder. Arch Gen Psychiatry 1987; 44:211–218

Baxter LR, Schwartz JM, Bergman KS, Szuba MP, Guze BH, Mazziotta JC, Akazraju A, Selin CE, Ferng HK, Munford P, Phleps ME: Caudate glucose metabolic rate changes with both drug and behavior therapy for obsessive-compulsive disorder. Arch Gen Psychiatry 1992; 49:681–689

Bechara A, Damasio H, Tranel D, Anderson SW: Dissociation of working memory from decision making within the human prefrontal cortex. J Neurosci 1998; 18:428–437

Beck O, Borg S, Edman G, Fyrö B, Oxenstierna G, Sedvall G: 5-Hydroxytryptophol in human cerebrospinal fluid: conjugation, concentration gradient, relationship to 5-hydroxyindoleacetic acid, and influence of hereditary factors. J Neurochem 1984; 43:58–61

Bell DS (1965): Comparison of amphetamine psychosis and schizophrenia. Br J Psychiatry 2002; 111:701–707

Bendszus M, Weijers HG, Wiesbeck G, Warmuth-Metz M, Bartsch AJ, Engels S, Böning J, Solymosi L: Sequential MR imaging and proton MR spectroscopy in patients who underwent recent detoxification for chronic alcoholism: correlation with clinical and neuropsychological data. AJNR Am J Neuroradiol 2001; 22:1926–1932

Benhammou K, Lee MJ, Strook M, Sullivan B, Logel J, Raschen K, Gotti C, Leonard S: [3H] Nicotine binding in peripheral blood cells of smokers is correlated with the number of cigarets smoked per day. Neuropharmacol 2000; 39:2818–2829

Beninger RJ, Ranaldi R: Dopaminergic agents with different mechanisms of action differentially affect responding for conditioned reward. In: Palomo T, Trevor A: Strategies for studying brain disorders. Vol. 1. Depressive, anxiety and drug abuse disorders. Farrand Press, London 1994; 411–428

Benkert O, Hippius H: Kompendium der Psychiatrischen Pharmakotherapie. Springer, Berlin, Heidelberg, New York, Barcelona, Hongkong, Mailand, Paris, Singapur, Tokio 2000

Bennett AJ, Lesch KP, Heils A, Long JC, Lorenz JG, Shoaf SE, Champoux M, Suomi SJ, Linnoila MV, Higley JD: Early experience and serotonin transporter gene variation interact to influence primate CNS function. Mol Psychiatry 2002; 7:118–122

Benninghoff A: Makroskopische und mikroskopische Anatomie des Menschen. 3. Band: Nervensystem, Haut und Sinnesorgane. Urban & Schwarzenberg, München, Wien, Baltimore 1985; 353–362 & 410–411

Benowitz NL, Jacob P III: Nicotine and cotinine elimination pharmacokinetics in smokers and nonsmokers. Clin Pharmacol Ther 1993; 53:316–323

Literatur

Benowitz NL: Pharmacology of Nicotine: addiction and therapeutics. Annual review of Pharmacology and Toxicology 1996; 36:597–613

Benwell MEM, Balfour DJK, Anderson JM: Evidence that smoking increases the density of nicotine binding sites in human brain. J Neurochem 1988; 50:1243–1247

Benwell MEM, Balfour DJK, Anderson JM: Smoking-associated changes in serotonergic systems of discrete regions of human brain. Psychopharmacology 1990; 102:68–72

Benwell MEM, Balfour DJK: Effects of nicotine administration and its withdrawal on plasma corticosterone and brain 5-hydroxindoles. Psychopharmacology 1979; 63:7–11

Benwell MEM, Balfour DJK: Regional variation in the effects of nicotine on catecholamine overflow in rat brain. Eur J Pharmacol 1996; 325:13–20

Benwell MEM, Balfour DJK: The effects of nicotine administration on 5-HT uptake and biosynthesis in rat brain. Eur J Pharmacol 1982; 84:71–77

Benwell MEM, Balfour DJK: The effects of acute and repated nicotine treatment on nucleus accumbens dopamine and locomotor activity. Br J Pharmacol 1992; 105:849–856

Berger SP, Hall S, Mickalian JD, Reid MS, Crawford CA, Delucchi K, Carr K, Hall S: Haloperidol antagonism of cue-elicited Kokaine craving. Lancet 1996; 347:504–508

Berlin I, Said S, Spreux-Varoquaux O, Launay J, Olivares R, Millet V, Lecrubier Y, Puech AJ: A reversible monoamine oxidase A inhibitor (moclobemide) facilitates smoking cessation and abstinence in heavy, dependent smokers. Clin Pharmacol Ther 1995a; 58:444–452

Berlin I, Said S, Spreux-Varoquaux O, Olivares R, Launay J, Puech AJ: Monoamine oxidase A and B activities in heavy smokers. Biol Psychiatry 1995b; 38:756–761

Berlin I, Spreux-Varoquaux O, Said S, Launay JM: Effects of past history of major depression on smoking characteristics, monoamine oxidase-A and -B activities and withdrawal symptoms in dependent smokers. Drug Alcohol Depend 1997; 45:31–37

Berlin I, Spreux-Varoquaux O, Launay JM: Platelet monoamine oxidase VB activity is inversely associated with plasma cotinine concentration. Nicotine & Tobacco Research 2000; 2:243–246

Berlin I, Covey LS, Jiang H, Hamer D: Lack of effect of D2 dopamine receptor TaqI A polymorphism on smoking cessation. Nicotine Tob Res 2005; 7:725–728.

Berrettini W, Yuan X, Tozzi F, Song K, Francks C, Chilcoat H, Waterworth D, Muglia P, Mooser V: Alpha-5/alpha-3 nicotinic receptor subunit alleles increase risk for heavy smoking. Mol Psychiatry 2008; 13:368–373

Bermpohl F, Pascual-Leone A, Amedi A, Merabet LB, Fregni F, Wrase J, Schlagenhauf F, Bauer M, Heinz A, Schlaug G, Northoff G: Novelty seeking modulates medial prefrontal activity during the anticipation of emotional stimuli. Psychiatry Res 2008; 164(1):81–85

Berridge KC, Robinson TE: What is the role of dopamine in reward: hedonic impact, reward learning, or incentive salience? Brain Res Rev 1998; 28:309–369

Besson JAO, Crawford JR, Parker DM, Smith FW: magnetic resonance imaging in Alzheimer's disease, multi-infarct dementia, alcoholic dementia and Korsakow's psychosis. Acta Psychiatr Scand 1989; 80:451–458

Besson JAO, Geln AIM, Foreman EI, MacDonald A, Smith FW, Hutchinson JSM, Mallard JR, Ashcroft GW: Nuclear magnetic resonance observations in alcoholic cerebral disorder and the role of vasopression. Lancet 1981; 11:923–924

Beuten J, Ma JZ, Payne TJ, Dupont RT, Quezada P, Huang W, Crews KM, Li MD: Significant association of BDNF haplotypes in European-American male smokers but not in European-American female or African-American smokers. Am J Med Genet B Neuropsychiatr Genet 2005; 139B:73–80

Bierut LJ, Agrawal A, Bucholz KK, Doheny KF, Laurie C, Pugh E, Fisher S, Fox L, Howells W, Bertelsen S, Hinrichs AL, Almasy L, Breslau N, Culverhouse RC, Dick DM, Edenberg HJ, Foroud T, Grucza RA, Hatsukami D, Hesselbrock V, Johnson EO, Kramer J, Krueger RF, Kuperman S, Lynskey M, Mann K, Neuman RJ, Nöthen MM, Nurnberger JI Jr, Porjesz B, Ridinger M, Saccone NL, Saccone SF, Schuckit MA, Tischfield JA, Wang JC, Rietschel M, Goate AM, Rice JP: Gene, Environment Association Studies Consortium: A genom-wide association study of alcohol dependence. Proc Natl Acad Sci USA 2010; 107(11):5082–5087

Blakey M: Psychophysiological stress and disorders of industrial society: a critical theoretical formulation for biocultural research. In: Forman S: Diagnosing America. Anthropology and public engagement. Ann Arbor, University of Michigan Press 1994; 149–192

Blanchard JJ, Brown SA, Horan WP, Sherwood AR: Substance use disorders in schizophrenia:

review, integration, and a proposed model. Clin Psychol Rev 2000; 20:207–234
Blanchard JJ, Squires D, Henry T, Horan WP, Bogenschutz M, Lauriello J et al.: Examining an affect regulation model of substance abuse in schizophrenia. The role of traits and coping. J Nerv Ment Dis 1999; 187:72–79.
Bleich S, Bandelow B, Javaheripour K, Muller A, Degner D, Willhelm J, Havemann-Reinecke U, Sperling W, Ruther E, Kornhuber J: Hyperhomocysteinemia as a new risk factor for brain shrinkage in patients with alcoholism. Neurosci Lett 2003; 335:179–182
Bleuler E: Lehrbuch der Psychiatrie. Umgearbeitet von Bleuler M. 7. Auflage. Springer, Berlin 1943; 28
Bliss TVP, Collingridge GL: A synaptic model of memory: long-term potentiation in the hippocampus. Nature 1993; 361:31–39
Blum K, Noble EP, Sheridan PJ, Montgomery A, Ritchie T, Jagadeeswaran P, Nagomi H, Briggs AH, Cohn JB: Allelic association of human dopamine D2-Receptor gene in alcoholism. JAMA 1990; 263:2055–2060
Blum K, Sheridan PJ, Wood RC, Braverman ER, Chen TJ, Comings DE: Dopamine D2-Receptor gene variants: association and linkage studies in impulsive-addictive-compulsive behaviour. Pharmacogenetics 1995; 5:121–141
Bohman M: Predisposition to criminality: Swedish adoption studies in retrospect. Ciba Found Symp 1996; 194:99–109
Bohmann M, Cloninger CR, Sigvardsson S, von Knorring AL: Predisposition to petty criminality in Swedish adoptees. I. Genetic and environmental heterogeneity. Arch Gen Psychiatry 1982; 39:1233–1241
Böning J: Zur Neurobiologie und Phänomenologie eines „Suchtgedächtnisses". Sucht 1992; 38:105–106
Bonnet U, Gastpar M: Opiate. In: Gastpar M, Mann K, Rommelspacher H (Hrsg): Lehrbuch der Suchterkrankungen. Thieme, Stuttgart, New York 1999; 237–262
Boomsma DI, Koopmans JR, van Doornen LJP, Orlebeke JF: Genetic and social influences on starting to smoke: A study of Dutch adoleszent twins and their parents. Addict 1994; 89:219–226
Boorse C: What a theory of mental health should be. J Theory Social Behav 1987; 6:61–84
Boydell J, van OJ, Caspi A, Kennedy N, Giouroukou E, Fearon P et al.: Trends in cannabis use prior to first presentation with schizophrenia, in South-East London between 1965 and 1999. Psychol Med 2006; 36:1441–1446

Boydell J, van OJ, Lambri M, Castle D, Allardyce J, McCreadie RG et al.: Incidence of schizophrenia in south-east London between 1965 and 1997. Br J Psychiatry 2003; 182:45–49
Braddon-Mitchell D, Jackson F: Philosophy of mind and cognition. Blackwell, Oxford 1996
Braus DF, Wrase J, Grüsser S, Hermann D, Ruf M, Flor H, Mann K, Heinz A: Alcohol-associated stimuli activate the ventral striatum in abstinent alcoholics. J Neural Transm 2001; 108:887–894
Breese CR, Adams C, Logel J, Drebing C, Rollins Y, Barnhart M, Sullivan B, Demasters BK, Freedman R, Leonard S: Comparison of the regional expression of nicotinic acetylcholine receptor alpha7 mRNA and [125I]-alpha-bungarotoxin binding in human postmortem brain. J Comp Neurol 1997; 387:385–398
Breese CR, Lee MJ, Adams CE, Bullivan B, Logel J, Gillen KM, Marks MJ, Collins AC, Leonard S: Abnormal regulation of the high affinity nicotinic receptors in subjects with schizophrenia. Neuropsychopharmacology 2000; 23:351–364
Breese CR, Marks MJ, Logel J, Adams CE, Sullivan B, Collins AC, Leonard S: Effect of smoking history on [3H]nicotine binding in human postmortem brain. J Pharmacol Exp Ther 1997b; 282:7–13
Breier MJ, Stritzke WG, Lang AR: Approaching avoidance. A step essential to the understanding of craving. Alc Res Health 1999; 23:197–206
Brennan PA, Mednick SA: Genetic perspectives on crime. Acta Psychiat Scand 370 (Suppl): 1993; 19–26
Breslau N, Kilbey MM, Andreski P: Vulnerability to psychopathology in nicotine-dependent smokers: An epidemiologic study of young adults. Am J Psychiatry 1993; 150:941–946
Brioni DJ, O'Neil AB, Kim DJB, Buckley MJ, Decker MW, Arneric SP: Anxiolytic-like effects of the novel cholinergic channel activator ABT-418. J Pharmacol Exp Ther 1994; 271:352–361
Brody AL, Olmstead RE, London ED, Farahi J, Meyer JH, Grossman P, Lee GS, Huang J, Hahn EL, Mandelkern MA: Smoking induced ventral striatum dopamine release. Am J Psychiatry 2004; 161:1211–1218
Brody AL, Mandelkern MA, Olmstead RE, Allen-Martinez Z, Scheibal D, Abrams AL, Costello MR, Farahi J, Saxena S, Monterosso J, London ED: Ventral striatal dopamine release in response to smoking a regular vs. a de-

Literatur

nicotinized cigarette. Neuropsychopharmacology 2009; 34:282–289

Bucholz KK, Hesselbrock VM, Heath AC, Kramer JR, Schuckit MA: A latent class analysis of antisocial personality disorder symptom data from a multi-centre family study of alcoholism. Addiction 2000; 95:553–567

Buisson B, Gopalakrishnan M, Arneric SP, Sullivan JP, Bertrand D: Human alpha4beta2 neuronal nicotinic acetylcholine receptor in HEK 293 cells: A patch-clamp study. J Neurosci 1996; 16:7880–7891

Bullock AE, Clark AL, Grady SR, Robinson SF, Slobe BS, Marks MJ, Collins AC: Neurosteroids modulate nicotinic receptor function in mouse strial and thalamic synaptosomes. J Neurochem 1997; 68:2412–2423

Bumke O: Lehrbuch der Geisteskrankheiten. 5. Auflage, Bergmann, München 1942

Bundesamt für Gesundheit (BfG): Zahlen zur Rauschgiftkriminalität und zu den Drogentoten 2009 in Deutschland veröffentlicht. Pressemitteilung 25.03.2010, Berlin 2010a

Bundesamt für Gesundheit (BfG): Broschüre der Drogenbeauftragten 2010, Moderne Drogen- und Suchtpolitik – Der Mensch im Mittelpunkt, Berlin 2010b

BZgA: Cannabiskonsum der Jugendlichen und jungen Erwachsenen in Deutschland, 2007

Cadoret RJ, Yates WR, Troughton E, Woodworth G, Stewart MA: Adoption study demonstrating two genetic pathways to drug abuse. Arch Gen Psychiatry 1995; 52:42–52

Carboni E, Acquas E, Leone P, Perezzani L, di Chiara G: Differential inhibitory effects of a 5-HT3 antagonist on drug-induced stimulation of dopamine release. Eur J Pharmacol 1989; 164–515

Carey G: Family and genetic epidemiology of aggressive and antisocial behavior. In: Stoff DM, Cairns RB: Aggression and violence: genetic, neurobiological, and biosocial perspectives. Mahwah NJ, Lawrence Erlabaum Associates 1996; 3–21

Carlen PL, Wortzman G, Holgate RC, Wilkinson DA, Rankin JG: Reversible cerebral atrophy in recently abstinent chronic alcoholics measured by computed tomography scans. Science 1978; 200:1076–1078

Carr LA, Rowell PP, Pierce WM: Effects of subchronic nicotine administration on central dopaminergic mechanisms in the rat. Neurochem Res 1989; 14:511–515

Carter CS, Braver TS, Barch DM, Botvinick MM, Noll D; Cohen JD: Anterior cingulate, error detection, and the online monitoring of performance. Science 1998; 280:747–749

Caspi A, Moffitt TE, Cannon M, McClay J, Murray R, Harrington H et al.: Moderation of the effect of adolescent-onset cannabis use on adult psychosis by a functional polymorphism in the catechol-O-methyltransferase gene: longitudinal evidence of a gene X environment interaction. Biol Psychiatry 2005; 57:1117–1127

Chambers RA, Krystal JH, Self DW: A neurobiological basis for substance abuse comorbidity in schizophrenia. Biol Psychiatry 2001; 50:71–83

Chambers RA, Self DW: Motivational responses to natural and drug rewards in rats with neonatal ventral hippocampal lesions: an animal model of dual diagnosis schizophrenia. Neuropsychopharmacology 2002; 27:889–905

Chambers RA, Taylor JR: Animal modeling dual diagnosis schizophrenia: sensitization to cocaine in rats with neonatal ventral hippocampal lesions. Biol Psychiatry 2004; 56:308–316

Champtiaux N, Han ZY, Bessis A, Rossi FM, Zoli M, Marubio L, McIntosh JM, Changeux JP: Distribution and pharmacology of alpha 6-containing nicotinic acetylcholine receptors analyzed with mutant mice. J Neurosci 2002; 22:1208–1217

Chanraud S, Martelli C, Delain F, Kostogianni N, Douaud G, Aubin HJ, Reynaud M, Martinot JL: Brain morphometry and cognitive performance in detoxified alcohol-dependents with preserved psychosocial functioning. Neuropsychopharmacology 2007; 32:429–438

Chick JD, Smith MA, Engleman HM, Kean DM, Mander AJ, Douglas RHB, Best JJK: Magnetic resonance imaging of the brain in alcoholics: cerebral atrophy, lifetime alcohol consumption and cognitive deficits. Alc Clin Exp Res 1989; 13:512–518

Cholerton S, Boustead C, Taber H, Arpanahi A, Idle JR: CYP2D6 genotypes in cigarette smokers and non-tobacco users. Pharmacogenetics 1996; 6:261–263

Christiansen KO: The genesis of aggressive criminality. Implications of a study of crime in a Danish twin study. In: DeWit J, Hartup WW (eds.): Determinants and origin of aggressive behavior. The Hague Mouton 1974

Chu B, Kelley AE: Potentiation of reward-related responding by psychostimulation infusion into nucleus accumbens: role of dopamine receptor subtypes. Psychobiol 1992; 20:153–162

Chu SL, Xiao D, Wang C, Jing H: Association between 5-hydroxytryptamine transporter gene-linked polymorphic region and smoking behavior in Chinese males. Chin Med J 2009; 122:1365–1368

Clapper JR, Mangieri RA, Piomelli D: The endocannabinoid system as a target for the treatment of cannabis dependence. Neuropharmacology 2009; 56, S1:235–243

Clarke AS, Hedeker DR, Ebert MH, Schmidt DE, McKinney WT, Kraemer GW: Rearing experiments and biogenic amine activity in infant rhesus monkeys. Biol Psychiatry 1996; 40:338–352

Clarke PBS, Pert A: Autoradiographic evidence of nicotine receptors on nigrostriatal and mesolimbic dopaminergic neurons. Brain Res 1985; 348:355–358

Clarke PBS: Nicotine and smoking: A perspective from animal studies. Psychopharmacology 1987; 92:135–143

Cloninger CR, Bohman M, Sigvardsson S: Inheritance of alcohol abuse. Cross-fostering analysis of adopted men. Arch Gen Psychiatry 1981; 38:861–868

Cloninger CR: A systematic method for clinical description and classification of personality variants: a proposal. Arch Gen Psychiatry 1987a; 44:573–588

Cloninger CR: Neurogenetic adaptive mechanisms in alcoholism. Science 1987b; 236:410–416

Coccaro EF, Siever LJ, Klar HM, Maurer G, Cochrane K, Cooper TB, Mohs RC, Davis KL: Serotonergic studies in patients with affective and personality disorders. Arch Gen Psychiatry 1989; 46:587–599

Cohen JD, Servan-Schreiber D: Context, cortex, and dopamine: a connectionist approach to behavior and biology in schizophrenia. Psychol Rev 1992; 99:45–77

Colombo G, Addolorato G, Agabio R, Carai MA, Pibiri F, Serra S, Vacca G, Gessa GL: Role of GABA(B) receptor in alcohol dependence: reducing effect of baclofen on alcohol intake and alcohol motivational properties in rats and amelioration of alcohol withdrawal syndrome and alcohol craving in human alcoholics. Neurotox Res 2004; 6:403–414

Comings DE, Ferry I, Bradshaw-Robinson S, Burchette R, Chiu C, Muhleman D: The dopamine D2-Receptor (DRD2) gene – a genetic risk factor in smoking. Pharmacogenetics 1996; 6:73–79

Comings DE, Gonzalez N, Wu S, Saucier G, Johnson P, Verde R, MacMurray JP: Homozygosity at the dopamine DRD3 receptor gene in cocaine dependence. Mol Psychiatry 1999; 4(5):484–487

Compton WM, Thomas YF, Stinson FS, Grant BF: Prevalence, correlates, disability, and comorbidity of DSM-IV drug abuse and dependence In the United States: results from the national epidemiologic survey on alcohol and related conditions. Arch Gen Psychiatry 2007; 64(5):566–576

Connell PH: Amphetamine psychosis. Maudsley Monographs 1958, Chapman & Hall, London

Conners CK: The Continuous Performance Test. Multi-Health Systems, Toronto 1995

Conti DV, Lee W, Li D, Liu J, Van Den Berg D, Thomas PD, Bergen AW, Swan GE, Tyndale RF, Benowitz NL, Lerman C: Pharmacogenetics of Nicotine Addiction and Treatment Consortium: Nicotinic acetylcholine receptor beta2 subunit gene implicated in a systems-based candidate gene study of smoking cessation. Hum Mol Genet 2008; 17:2834–2848

Corrigall WA, Franklin KBJ, Adamson KL: Self-administered nicotine activates the mesolimbic dopamine system through the ventral tegmental area. Brain Res 1994; 653:278–284

Corrigall WA, Franklin KBJ, Coen KM, Clarke PBS: The mesolimbic dopamine system is implicated in the reinforcing effects of nicotine. Psychopharmacology 1992; 33:197–203

Court JA, Lloyd S, Thomas N, Piggott MA, Marshall EF, Morris CM, Lamb H, Perry RH, Johnson M, Perry EK: Dopamine and nicotinic receptor binding and the levels of dopamine and homovanillic acid in human brain related to tobacco use. Neuroscience 1998; 87:63–78

Cowen MS, Lawrence AJ: The role of opioid-dopamine interactions in the induction and maintenance of ethanol consumption. Prog Neuropsychopharmacol Biol Psychiatry 1999; 23:1171–1212

Crabbe JC, Phillips TJ, Feller DJ, Hen R, Wenger CD, Lessov CN, Schafer GL: Elevated alcohol consumption in null mutant mice lacking 5-HT1B serotonin receptors. Nat Genet 1996; 14:98–101

Cuevas J, Adams DJ: Substance P preferentially inhibits large conductance nicotinic ACh receptor channels in rat intracardiac ganglion neurons. J Neurophysiol 2000; 84:1961–1970

Culver C, Gert B: Philosophy in medicine. Oxford, 1982

Cummings JL: Frontal-subcortical circuits and human behavior. Arch Neurol 1993; 50:873–880

Cunnigham CL, Malott DH, Dickinson SD, Risinger FO: Haloperidol does not alter expres-

*sion of ethanol-induced conditioned place preference. Behav Brain Res 1992; 50:1–5
Czermak C, Lehofer M, Wagner EM, Prietl B, Gorkiewicz G, Lemonis L, Rohrhofer A, Legl T, Schauenstein K, Liebmann PM:* Reduced dopamine D3 receptor expression in blood lymphocytes of smokers is negatively correlated with daily number of smoked cigarettes: a peripheral correlate of dopaminergic alterations in smokers. Nicotine Tob Res 2004; 6:49–54
d'Esposito M, Detre JA, Alsop DC, Shin RK, Atlas S, Grossman M: The neural basis of the central executive system of working memory. Nature 1995; 378:279–281
Dahlström A, Fuxe K: Evidence for the existence of monoamine neurons in the central nervous system. I. Demonstratios of monamines in the cell bodies of brain stem neurons. Acta Physiol Scand 62 (Suppl 232) 1964; 1–55
Dalack GW, Glassman AH, Rivelli S, Covey L, Stetner F: Mood, major depression, and fluoxetin response in cigarette smokers. Am J Psychiatry 1995; 152:398–403
Dalgaard OS, Kringelen E: A Norwegian study of criminality. British Journal of Criminology 1976; 16:213–232
Dalmau A, Bergman B, Brismar B: Psychotic disorders among inpatients with abuse of cannabis, amphetamine and opiates. Do dopaminergic stimulants facilitate psychiatric illness? Eur Psychiatry 1999; 14:366–371
Damsma G, Day J, Fibiger HC: Lack of tolerance to nicotine-induced dopamine release in the nucleus accumbens. Eur J Pharmacol 1989; 168:363–368
Dani JA, Heinemann S: Molecular and cellular aspects of nicotine abuse. Neuron 1996; 16:905–908
Daniel DG, Weinberger DR, Jones DW, Zigun JR, Coppola R, Handel S, Bigelow LB, Goldberg TE, Berman KF, Kleinman JE: The effect of amphetamine on regional cerebral blood flow during cognitive activation in schizophrenia. J Neurosci 1991; 11:1907–1917
David SP, Lancaster T, Stead LF, Evins AE, Cahill K: Opioid antagonists for smoking cessation (Review). Cochraine Library 2009, Issue 4
David SP, Munafò MR, Murphy MF, Proctor M, Walton RT, Johnstone EC: Genetic varition in the dopamine D4 receptor (DRD4) gene and smoking cessation: follow-up of a randomised clinical trial of transdermal nicotine patch. Pharmacogenomics J 2008; 8:122–128
David SP, Munafò MR, Murphy MF, Walton RT, Johnstone EC: The serotonin transporter 5-HTTLPR polymorphism and treatment response to nicotine patch: follow-up of a randomized controlled trial. Nicotine Tob Res 2007; 9:225–231
Davis KL, Kahn RS, Ko G, Davidson M: Dopamine in schizophrenia: a review and reconceptualization. Am J Psychiatry 1991; 148:1474–1486
Delgado PL, Charney DS, Price LH, Aghajanian GK, Ladis H, Henninger GR: Serotonin function and the mechanisms of antidepressant action. Reversal of antidepressant induced remission by rapid depletion of plasma tryptophan. Arch Gen Psychiatry 1990; 47:411–418
Desimone R: Is dopamine a missing link? Nature 1995; 376:549–550
d'Esposito M, Detre JA, Alsop DC, Shin RK, Atlas S, Grossman M: The neural basis of the central executive system of working memory. Nature 1995; 378:279–281
Dettling M, Heinz A, Dufeu P, Rommelspacher H, Gräf KJ, Schmidt LG: Dopaminergic responsivity in alcoholism: trait-, state- or residual marker? Am J Psychiatry 1995; 152:1317–1321
DHS (Deutsche Hauptstelle gegen die Suchtgefahren): Jahrbuch Sucht 2010. Neuland, Gesthacht 2010
di Chiara G, Acquas E, Tanda G: Ethanol as a neurochemical surrogate of conventional reinforcers: the dopamine-opioid link. Alcohol 1996; 13:13–17
di Chiara G, Bassareo V: Reward system and addiction: what dopamine does and doesn't do. Curr Opin Pharmacol 2007; 7(1):69–76
di Chiara G, Imperato A: Ethanol preferentially stimulates dopamine release in the nucleus accumbens of freely moving rats. Eur J Pharmacol 1985; 115–131
di Chiara G, Imperato A: Drugs abused by humans preferentially increase synaptic dopamine concentrations in the mesolimbic system of freely moving rats. Proc Natl Acad Sci 1988; 85:5274–5278
di Chiara G: Role of dopamine in the behavioural actions of nicotine related to addiction. Eur J Pharmacol 2000; 393:295–314
di Chiara G: The role of dopamine in drug abuse viewed from the perspective of its role in motivation. Drug Alc Dependence 1995; 38:95–137
Diana M, Rossetti ZL, Gessa G: Rewarding and aversive effects of ethanol: interplay of GABA, glutamate and dopamine. Alcohol Alcohol 2 (Suppl) 1993; 315–319
Dick DM, Foroud T: Candidate genes for alcohol dependence: a review of genetic evidence

from human studies. Alcohol Clin Exp Res 2003; 27; 868–879

Diehl A, Nakovics H, Croissant B, Smolka MN, Batra A, Mann K: Galantamine reduces smoking in alcohol-dependent patients: a randomized, placebo-controlled trial. Int J Clin Pharmacol Ther. 2006 Dec; 44(12):614–622

Dilling H, Mombour W, Schmidt MH (Hrsg.): Internationale Klassifikation psychischer Störungen: ICD-10, Kapitel V (F). Huber, Göttingen 1991

Doudet D, Hommer D, Higley JD, Andreason PJ, Moneman R, Suomi SS, Linnoila M: Cerebral glucose metabolism, CSF 5-HIAA levels, and aggressive behavior in rhesus monkeys. Am J Psychiatry 1995; 152:1782–1787

Drake RE, Mueser KT: Psychosocial approaches to dual diagnosis. Schizophr Bull 2000; 26:105–118

Drake RE, Osher FC, Noordsy DL, Hurlbut SC, Teague GB, Beaudett MS: Diagnosis of alcohol use disorders in schizophrenia. Schizophr Bull 1990; 16:57–67

Drake RE, Osher FC, Wallach MA: Alcohol use and abuse in schizophrenia. A prospective community study. J Nerv Ment Dis 1989; 177:408–414

D'Souza DC, Perry E, Macdougall L, Ammerman Y, Cooper T, Wu YT, Braley G, Gueorguieva R, Krystal JH: The psychotomimetic effects of intravenous delta-9-tetrahydrocannabinol in healthy individuals: implications for psychosis. Neuropsychopharmacology 2004; 29:1558–1572

D'Souza DC, Abi-Saab WM, Madonick S, Forselius-Bielen K, Doersch A, Braley G, Gueorguieva R, Cooper TB, Krystal JH: Delta-9-tetrahydrocannabinol effects in schizophrenia: implications for cognition, psychosis, and addiction. Biol Psychiatry 2005; 57:594–608

Duan J, Wainwright MS, Comeron JM, Saitou N, Sanders AR, Gelernter J, Gejman PV: Synonymous mutations in the human dopamine receptor D2 (DRD2) affect mRNA stability and synthesis of the receptor. Hum Mol Genet 2003; 12:205–216

Duaux E, Gorwood P, Griffon N, Bourdel MC, Sautel F, Sokoloff P, Schwartz JC, Ades J, Lôo H, Poirier MF: Homozygosity at the dopamine D3 receptor gene is associated with opiate dependence. Mol Psychiatry 1998; 3(4):333–336

Duggirala R, Almasy L, Blangero J: Smoking behavior is under the influence of a major quantitative trait locus on human chromosome 5q. Genet Epidemiol 1999; 17 Suppl 1, 139–144

Durany N, Zochling R, Boissl KW, Paulus W, Ransmayr G, Tatschner T, Danielczyk W, Jellinger K, Deckert J, Riederer P: Human postmortem striatal alpha4beta2 nicotinic acetylcholine receptor density in schizophrenia and Parkinsons's syndrome. Neurosci Lett 2000; 287:109–112

Durazzo TC, Gazdzinski S, Rothlind JC, Banys P, Meyerhoff DJ: Brain metabolite concentrations and neurocognition during short-term recovery from alcohol dependence: preliminary evidence of the effects of concurrent chronic cigarette smoking. Alcohol Clin Exp Res 2006; 30:539–551

Dursun SM, Reveley MA: The efficacy of a dose-escalated application of transdermal nicotine plus sulpiride in Tourette's syndrome. Eur Psychiatry 1996; 11:204–206

Dursun SM, Revely MA, Bord R, Stirton F: Long lasting improvement of Tourette's syndrome with transdermal nicotine. Lancet 1994; 344:1577

Dwoskin LP, Teng L, Buxton ST, Crooks PA: S-(-)-cotinine, the major brain metabolite of nicotine, stimulates nicotinic receptors to evoke [^{3}H]dopamine release from rat strial slices in a Kalzium dependent manner. J Pharmacol Exp Ther 1999; 282:445–451

Edenberg HJ: The genetics of alcohol metabolism – role of alcohol dehydrogenase and aldehyddehydrogenase variants. Alcohol Res Health 2007; 30:5–13

Edenberg HJ, Reynolds J, Koller DL, Begleiter H, Bucholz KK, Conneally PM, Crowe R, Goate A, Hesselbrock V, Li TK, Nurnberger JI Jr, Porjesz B, Reich T, Rice JP, Schuckit M, Tischfield JA, Foround T: A family-based analysis of whether the functional promoter alleles of the serotonin transporter gene HTT affect the risk for alcohol dependence. Alc Clin Exp Res 1998; 22:1080–1085

Edwards G: Withdrawal symptoms and alcohol dependence: fruitful mysteries. Br J Addict 1990; 85:447–461

Egan MF, Kojima M, Callicott JH, Goldberg TE, Kolachana BS, Bertolino A, Zaitsev E, Gold B, Goldman D, Dean M, Lu B, Weinberger DR: The BDNF val66met polymorphism affects activity-dependent secretion of BDNF and human memory and hippocampal function. Cell 2003; 112:257–269.

Ende G, Welzel H, Walter S, Weber-Fahr W, Diehl A, Hermann D, Heinz A, Mann K: Monitoring the effects of chronic alcohol consumption and abstinence on brain metabolism: a longitudinal proton magnetic resonance spectroscopy study. Biol Psychiatry 2005; 58(12):974–980

Engbert G, Hajos M: Alcohol withdrawal reaction as a result of adaptive changes of excitatory amino acid receptors. Naunyn-Schmiedeberg's Arch Pharmacol 1992; 346:437–441

Erblich J, Lerman C, Self DW, Diaz GA, Bovbjerg DH: Effects of dopamine D2 receptor (DRD2) and transporter (SLC6A3) polymorphisms on smoking cue-induced cigarette craving among African-American smokers. Mol Psychiatry 2005; 10:407–414

Estruch R, Nicolas JM, Salamero M, Aragon C, Sacanella E, Fernandez-Sola J, Urbano-Marquez A: Atrophy of the corpus callosum in chronic alcoholism. J Neurol Sci 1997; 146:145–151

Eysenck HJ: The biological basis of personality. Thomas, Springfield 1967

Fagerström KO, Heatherton TF, Kozlowski LT: Nicotine addiction and its assessment. Ear Nose Throat J 1990; 69:763–768

Farrell M, Boys A, Bebbington P, Brugha T, Coid J, Jenkins R, Lewis G, Meltzer H, Marsden J, Singleton N, Taylor C: Psychosis and drug dependence: results from a national survey of prisoners. Br J Psychiatry 2002; 181:393–398

Fein G, Meyerhoff DJ, Di Scafalani V, Ezekiel F, Poole N, MacKay S, Dillon WP, Constans JM, Weiner MW: 1H magnetic resonance spectroscopic imaging separates neuronal from glial changes in alcohol-related brain atrophy. In: Alcohol and Glial Cells Research Monography 27. Bethesda, MD. National Institutes of Health, 1994; 227–241

Ferdinand RF, van der EJ, Bongers I, Selten JP, Huizink A, Verhulst FC: Cannabis-psychosis pathway independent of other types of psychopathology. Schizophr Res 2005a; 79:289–295

Feng Y, Niu T, Xing H, Xu X, Chen C, Peng S, Wang L, Laird N, Xu X: A common haplotype of the nicotine acetylcholine receptor alpha 4 subunit gene is associated with vulnerability to nicotine addiction in men. Am J Hum Genet 2004; 75:112–121

Ferdinand RF, Sondeijker F, van der EJ, Selten JP, Huizink A, Verhulst FC: Cannabis use predicts future psychotic symptoms, and vice versa. Addiction 2005b; 100:612–618

Fergusson DM, Horwood LJ, Ridder EM: Tests of causal linkages between cannabis use and psychotic symptoms. Addiction 2005; 100: 354–366

Fergusson DM, Poulton R, Smith PF, Boden JM: Cannabis and psychosis. BMJ 2006; 332:172–175

Fergusson DM, Horwood LJ, Swain-Campbell NR: Cannabis dependence and psychotic symptoms in young people. Psychological Medicine 2003; 33:15–21

Fils-Aime ML, Eckhardt MJ, George DT, Brown GL, Mefford I, Linnoila M: Early-onset alcoholics have lower cerebrospinal fluid 5-hydroxyindoleacetic acid levels than late-onset alcoholics. Arch Gen Psychiatry 1996; 53:211–216

Fink K, Gothert M: Both ethanol and ifenprodil inhibit NMDA-evoked release of various neurotransmitters at different, yet proportional potency: Potential relation to NMDA receptor subunit composition. Naunyn Schmiedebergs Arch Pharmacol 1996; 354:312–319

Fischman MW, Foltin RW: Self-administration of Kokaine in humans: a laboratory perspective. In: Bock JR, Whelan J: Kokaine, scientific and social dimensions. CIBA foundation symposium No. 166, Wiley, Chichester 1992; 165–180

Fleminger S: The relationship between the occupancy of the D-1 dopamine receptor by [H-3] pifluxitol and the activity of dopamine-sensitive adenylate cyclase in rat striatal membranes. Biochem Pharmacol 1991; 42:229–237

Fletcher PJ, Lê AD, Higgins GA: Serotonin rectors as potential targets for modulation of nicotine use and dependence. Prog Brain Res 2008; 172:361–383

Foulds J, Toone B: A case of nicotine psychosis? Addiction 1995; 90:435–437

Fowler JS, Volkow ND, Logan J, Pappas N, King P, MacGregor RR, Shea C, Garza V, Gatley SJ: An acute dose of nicotine does not inhibit MAO B in baboon brain in vivo. Life Sci 1998; 63:PL19–23

Fowler JS, Volkow ND, Wang GJ, Pappas N, Logan J, MacGregor RR, Alexoff D, Shea C, Wolf AP, Warner D, Zezulkova I, Cilento R: Inhibition of monoamine oxidase in the brains of smokers. Nature 1996; 379:733–736

Fowler JS, Wang GJ, Volkow ND, Franceschi D, Logan J, Pappas N, Shea C, MacGregor RR, Garza V: Smoking a single cigarette does not produce a measurable reduction in brain MAO B in non smokers. Nicotine & Tobacco Research 1999; 1:325–329

Franklin TR, Lohoff FW, Wang Z, Sciortino N, Harper D, Li Y, Jens W, Cruz J, Kampman K, Ehrman R, Berrettini W, Detre JA, O'Brien CP, Childress AR: DT Genotype modulates *brain and behavioral responses elicited by cigarette cues.* Neuropsychopharmacology 2009; 34:717–728

Freedman R, Adler LE, Blackford P, Byerl W, Coon H, Cullum CM, Griffith JM, Harris JC, Leonard S, Miller C, Myles-Worsley M, Nagamoto HT, Rose G, Waldo M: Schizophrenia and nicotine receptors. Harv Rev Psychiatry 1994; 2:179–192

Freedman R, Coon H, Myles-Worsley M, Orr-Urtreger A, Olincy A, Davis A, Polymeropoulos M, Holik J, Hopkins J, Hoff M, Rosenthal J, Waldo MC, Reimherr F, Wender P, Yaw J, Young DA, Breese CR, Adams C, Patterson D, Adler LE, Kruglyak L, Leonard S, Byerley W: Linkage of a neurophysiological deficit in schizophrenia to a chromosome 15 locus. Proc Natl Acad Sci USA 1997; 94:587–592

Freedman R, Hall M, Adler LE, Leonard S: Evidence in postmortem brain tissue for decreased numbers of hippocampal nicotinic receptors in schizophrenia. Biol Psychiatry 1995; 38:22–33

Friederich HM, Batra A: Auditory evoked response p50 in schizophrenics, heavy smokers, and normal subjects. 11th World Conference on Tobacco or Health, Chicago 6.–11.8.2000

Froehlich JC, Zink RW, Li TK, Christian JC: Analysis of heritability of hormonal responses to alcohol in twins: beta-endorphin as a potential biomarker of genetic risk for alcoholism. Alcohol Clin Exp Res 2000; 24:265–277

Fryer JD, Lukas RL: Antidepressants noncompetitively inhibit niconic acetylcholine receptor function. J Neurochem 1999; 72:1117–1124

Fu Y, Tanaka K, Nishimura S: Evaluation of brain edema using magnetic resonance proton relaxation times. In: Long D (ed.): Advances in Neurology. Brain edema. Vol. 52. Raven, New York 1990; 165–176

Fujieda M, Yamazaki H, Saito T, Kiyotani K, Gyamfi MA, Sakurai M, Dosaka-Akita H, Sawamura Y, Yokota J, Kunitoh H, Kamataki T: Evaluation of CYP2A6 genetic polymorphisms as determinants of smoking behavior and tobacco-related lung cancer risk in male Japanese smokers. Carcinogenesis 2004; 25:2451–2458

Gelernter J, Kranzler HR: Genetics of addiction. In: Galanter M, Kleber HD (Hrsg.): Textbook of Substance Abused Treatment. 4th edition, American Psychiatric Publishing, Washington, London 2008; 17–27

Gelernter J, Kranzler J, Cubells H: Serotonin transporter protein (SCL6A4) allele and haplotype frequencies and linkage disequilibria in African- and European-American populations and alcohol-dependent subjects. Hum Genet 1997; 101:243–264

Gelernter J, Liu X, Hesselbrock V, Page GP, Goddard A, Zhang H: Results of a genome-wide linkage scan: support for chromosomes 9 and 11 loci increasing risk for cigarette smoking. Am J Med Genet B Neuropsychiatr Genet 2004; 128:94–101

George DT, Lindquist T, Rawlings RR, Eckhardt MJ, Moss H, Mathis C, Martin PR, Linnoila M: Pharmacologic maintenance of abstinence in patients with alcoholism. Clin Pharmacol Ther 1992; 52:553–560

George DT, Rawlings R, Eckhardt MJ, Phillips MJ, Shoaf S, Linnoila M: Buspirone treatment of alcoholism: age of onset, and cerebrospinal fluid 5-hydroxyindoleacatic acid and homovanillic acid concentrations, but not medication treatment, predict return to drinking. Alc Clin Exp Res 1998; 23:272–278

Gerfen CR: The neostriatal mosaic: Multiple levels of compartmental organization. J Neural Transm 36 (Suppl.) 1992; 43–59

Gerra G, Garofano L, Zaimovic A, Moi G, Branchi B, Bussandri M, Brambilla F, Donnini C: Association of the serotonin transporter promoter polymorphism with smoking behavior among adolescents. Am J Med Genet B Neuropsychiatr Genet. 2005 May 5; 135B(1): 73–78

Geschwinde Th: Rauschdrogen. 5. Auflage Springer, Berlin, Heidelberg, New York 2003

Gessa GL, Muntoni F, Collu M, Vargiu L, Mereu G: Low doses of ethanol activate dopaminergic neurons in the ventral tegmental area. Brain Res 1985; 384:201–203

Giancola PR, Moss HB: Executive cognitive functioning in alcohol use disorders. In: Galanter (ed.): Recent developments in alcoholism. Vol. 14: The consequences of alcoholism. Plenum Press, New York 1998; 227–251

Gianoulakis C, Krishnan B, Thavundayil J: Enhanced sensitivity of pituitary beta-endorphin to ethanol in subjects at high risk of alcoholism. Arch Gen Psychiatry 1996; 53:250–257

Giros B, Jaber M, Jones SR, Wightman RM, Caron MC: Hyperlocomotion and indifference to Kokaine and amphetamine in mice lacking the dopamine transporter. Nature 1996; 379:606–612

Glassman AH, Helzer JE, Covey LS, Cottler LB, Stetner F, Tipp JE, Johnson J: Smoking, smoking cessation, and major depression. JAMA 1990; 246:1546–1549

Glenn SW, Parsons OA: Prediction of resumption of drinking in posttreatment alcoholics. Int J Addict 1991; 26:237–254

Literatur

Glue P, Nutt D: Overexcitement and disinhibition. Dynamic neurotransmitter interactions in alcohol withdrawal, Br J Psychiatry 1990; 157:491–499

Goff DC, Henderson DC, Amico D: Cigarette smoking in schizophrenia: Relationship to psychopathology and medication side effects. Am J Psychiatry 1992; 149:1189–1194

Goodz S, Alhuwalia, Harris K, Xu C, Rao YS, Xu B: CYP2A6 genetic variants among African-Americans. Proceedings of the Eighth Annual Meeting of the Society for Research on Nicotine and Tobacco; 2002 Feb 20–23; Savannah, Georgia

Gopalakrishnan M, Buisson B, Touma E, Giordano T, Campbell JE, Hu IC, Donnelly-Roberts D, Arneric SP, Bertrand D, Sullivan JP: Stable expression and pharmacological properties of the human alpha 7 nicotinic acetylcholine receptor. Eur J Pharmacol 1995; 290:237–246

Gorwood P, Limosin F, Batel P, Duaux E, Gouya L, Adès J: The genetics of addiction: alcohol-dependence and D3 dopamine receptor gene. Pathol Biol (Paris) 2001; 49(9):710–717

Gorwood P, Martres MP, Ades J, Sokoloff P, Noble EP, Geijer T, Blum K, Neiman J, Jonsson E, Feingold J: Lack of association between alcohol-dependence and D3 dopamine receptor gene in three independent samples. Am J Med Genet 1995; 60:529–531

Gorwood P, Wohl M, Le Strat Y, Rouillon F: Gen-environment interactions in addictive disorders: epidemiological and methodological aspects. C R Biol 2007; 330:329–338

Goto Y, Grace AA: Dopaminergic modulation of limbic and cortical drive of nucleus accumbens in goal-directed behavior. Nat Neurosci 2005; 8(6):805–812

Gotti C, Fornasari D, Clementi F: Human neuronal nicotinic receptors. Progress Neurobiol 1997; 53:199–237

Gould TJ, Collins AC, Wehner JM: Nicotine enhances latent inhibition and ameliorates ethanol-induced deficits in latent inhibition. Nicotine & Tobacco Research 2001; 3:17–24

Gouzoulis-Mayfrank E, unter Mitarbeit von Schnell T (2007): Komorbidität Psychose und Sucht – Grundlagen und Praxis. Mit Manualen für die Psychoedukation und Verhaltenstherapie. 2., erweiterte Auflage. Steinkopff, Darmstadt 2007

Gouzoulis-Mayfrank E: Komorbidität Psychose und Sucht – Grundlagen und Praxis. 2., erweiterte Auflage, Steinkopff, Darmstadt 2007

Gouzoulis-Mayfrank E: Halluzinogene. In: Gründer G, Benkert O: Handbuch der Psychopharmakotherapie. 2. Auflage, Springer 2011a; 913–918

Gouzoulis-Mayfrank E: MDMA und andere moderne Designerdrogen (Ecstasy). In: Gründer G, Benkert O: Handbuch der Psychopharmakotherapie. 2. Auflage, Springer, 2011b; 919–924

Gouzoulis-Mayfrank E, Scherbaum N: Drogenabhängigkeit. In: Vorderholzer U, Hohagen F (Hrsg): Therapie psychischer Erkrankungen, State of the Art. 6. Auflage. Urban & Fischer, München, Jena 2011; 33–46

Govind AP, Vezina P, Green WN: Nicotine-induced upregulation of nicotinic receptors: underlying mechanisms and relevance to nicotine addiction. Biochem Pharmacol 2009; 78:756–765

Grandinetti A, Morens DM, Reed D, MacEachern D: Prospektive study of cigarette smoking and the risk of developing idiopathic Parkinson's disease. Am J Epidemiol 1994; 139:1129–1138

Grandy DK, Litt N, Allen L, Bunzow JR, Marchionni M, Makam H, Reed L, Magenis E, Civelli O: The human dopamine D2-Receptor gene is located on chromosome 11 at q22-q23 and identifies at TayI RFLP. Am J Hum Genet 1989; 45:778–785

Graves AB, Mortimer JA: Does smoking reduce the risks of Parkinson's and Alzheimer's diseases? J Smoking-Related Dis 1994; 5 Suppl, 1:79–90

Gray JA: The neuropsychology of anxiety. An inquiry into the function of the septo-hippocampal system. Oxford University Press, New York 1982

Gray NS, Pickering AD, Hemsley DR, Dawling S, Gray JA: Abolition of latent inhibition by a single 5 mg dose of d-amphetamine in man. Psychopharmacology 1992; 107:425–430

Griffith JD, Cavanaugh J, Held J, Oates JA: Dextroamphetamine. Evaluation of psychomimetic properties in man. Arch Gen Psychiatry 1972; 26:97–100

Grove G, Coplan JD, Hollander E: The neuroanatomy of 5-HT dysregulation and panic disorder. J Neuropsychiatry Clin Neurosci 1997; 9:198–207

Grüsser SM, Wrase J, Klein S, Hermann D, Smolka MN, Ruf M, Weber-Fahr W, Flor H, Mann K, Braus DF, Heinz A: Cue-induced activation of the striatum and medial prefrontal cortex is associated with subsequent relapse in abstinent alcoholics. Psychopharmacology (Berl) 2004; 175(3):296–302

Gu DF, Hinks LJ, Morton NE, Day IN: The use of long PCR to confirm three common alleles at the CYP2A6 locus and the relationship between genotype and smoking habit. Ann Hum Genet 2000; 64:383–390

Guan ZZ, Zhang X, Blennow K, Nordberg A: Decreased protein level of nicotinic receptor alpha 7 subunit in the frontal cortex from schizophrenic brain. Neuroreport 1999; 1779-1782

Gunne LM, Änggard E, Jönson LE: Clinical trails with amphetamine-blocking drugs. Psychiat Neurol Neurochir (Amst) 1972; 75:225–226Gupta S, Hendricks S, Kenkel AM, Bhatia SC, Haffke EA: Relapse in schizophrenia: is there a relationship to substance abuse? Schizophr Res 1996; 20:153–156

Haghighi AP, Cooper E: A molecular link between inward rectification and Kalzium permeability of neuronal nicotinic acetylcholine alpha3beta4 and alpha4beta2 receptors. J Neurosci 2000; 20:529–541

Halliday G, Ellis J, Heard R, Caine D, Harper C: Brainstem serotonergic neurons in chronic alcoholics with and without the memory impairment of Korsakoff's psychosis. J Neuropathol Exp Neurol 1993; 52:567–579

Han C, McGue MK, Iacono WG: Lifetime tobacco, alcohol and other substance use in adolescent Minnesota twins: univariate and multivariate behavioral genetic analyses. Addiction 1999; 94:981–993

Harper CG, Kril JJ: Brain atrophy in chronic alcoholic patients: A quantitative pathological study. J Neurol Neurosurg Psychiatry 1988; 48:211–217

Harper C, Matsumoto I: Ethanol and brain damage. Curr Opin Pharmacol 2005; 5(1):73–78

Hartka E, Johnstone B, Leino EV, Motoyoshi M, Temple MT, Fillmore KM: The collaborative alcohol-related longitudinal project: a meta-analysis of depressive symptomatology and alcohol consumption over time. Br J Addict 1991; 86:1283–1298

Hatsukami D, Fletcher L, Morgan S, Keenan R, Amble P: The effects of varying cigarette deprivation duration on cognitive and performance tasks. J Subst Abuse Treat 1989; 1:407–416

Hatsukami D, Skoog K, Allen S, Bliss R: Gender and the effects of different doses of nicotine gum on tobacco withdrawal symptoms. Exp Clin Psychopharmacol 1995; 3:163–173

Haughey HM, Ray LA, Finan P, Vilaanueva R, Niculescu M, Hutchison KE: Human gamma-aminobutyric acid A receptor alpha2 gene moderates the acute effects of alcohol and brain mRNA expression. Genes Brain Behav. 2008; 7(4):447–454

Havemann-Reinecke U, Küfner H, Schneider U, Günthner A, Schalast N, Vollmer HC: Postakutbehandlung bei Störungen durch Opioide. In: Schmidt LG, Gastpar M, Falkai P, Gaebel W (Hrsg.): Evidenzbasierte Suchtmedizin – Behandlungsleitlinie Substanzbezogene Störungen. Deutscher Ärzteverlag, Köln 2006; 193–239

Heath AC, Bucholz KK, Madden PA, Dinwiddie SH, Slutske WS, Bierut LJ, Statham DJ, Dunne MP, Whitfield JB, Martin NG: Genetic and environmental contributions to alcohol dependence risk in a national twin sample: consistency of findings in women and men. Psychol Med 1997; 27:1381–1396

Heath AC, Madden PA, Bucholz KK, Dinwiddie SH, Slutske WS, Bierut LJ, Rohrbaugh: Genetic differences in alcohol sensitivity and the inheritance of alcoholism risk. Psychol Med 1999; 29:1069–1081

Heath AC, Martin NG: Genetic models for the natural history of smoking: Evidence for a genetic influence on smoking persistence. Addict Behav 1993; 18:19–34

Heatherton TF, Kozlowski LT, Frecker RC, Fagerström KO. The Fagerström Test for Nicotine Dependence: A revision of the Fagerström Tolerance Questionnaire. Br J Addict 1991; 86:1119–1127

Hebb DO: The organization of behaviour. Wiley, New York 1949Heinz A, Beck A, Grüsser SM, Grace AA, Wrase J: Identifying the neural circuitry of alcohol craving and relapse vulnerability. Addiction Biology 2009a; 14:108–118

Heinz A, Beck A, Wrase J, Mohr J, Obermayer K, Gallinat J, Puls I: Neurotransmitter systems in alcohol dependence. Pharmacopsychiatry 2009c; 42 Suppl; 1:S95–S101

Heinz A, Dettling M, Kuhn S, Graef KJ, Kuerten I, Rommelspacher H, Schmidt LG: Blunted growth hormone response is associated with early relapse in alcohol-dependent patients. Alc Clin Exp Res 1995a; 19:62–65

Heinz A, Dufeu P, Kuhn S, Dettling M, Graef KJ, Kuerten I, Rommelspacher H, Schmidt LG: Psychopathological and behavioral correlates of dopaminergic sensitivity in alcohol-dependent patients. Arch Gen Psychiatry 1996a; 53:1123–1128

Heinz A, Goldman D: Genotype effects on neurodegeneration and neuroadaptation in mono aminergic neurotransmitter systems. Neurochem Int 2000; 37:425–432

Literatur

Heinz A, Goldman D, Jones DW, Palmour R, Hommer D, Gorey JG, Lee KS, Linnoila M, Weinberger DR: Striatal dopamine transporter availability and genotype in abstinent alcohol-dependent patients and control subjects. Neuropsychopharmacol 2000b; 22:132–139

Heinz A, Grace AA, Beck A: The intricacies of dopamine neuron modulation. Biol Psychiatry 2009b; 65(2):101–102

Heinz A, Higley JD, Gorey JG, Saunders RC, Jones DW, Hommer D, Zajicek K, Suomi SJ, Lesch KP, Weinberger DR, Linnoila M: In vivo association between alcohol intoxication, aggression, and serotonin transporter availability in nonhuman primates. Am J Psychiatry 1998a; 155:1023–1028

Heinz A, Jones DW, Gorey JG, Bennet A, Suomi SJ, Weinberger DR, Higley JD: Serotonin transporter availability correlates with alcohol intake in non-human primates. Mol Psychiatry 2003; 8:231–234

Heinz A, Jones DW, Mazzanti C, Goldman D, Ragan P, Hommer D, Linnoila M, Weinberger DR: A relationship between serotonin transporter genotype and in vivo protein expression and alcohol neurotoxicity. Biol Psychiatry 2000a; 47:643–649

Heinz A, Knable M, Coppola R, Gorey J, Jones D, Lee KS, Weinberger DR: Psychomotor slowing, negative symptoms, and dopamine receptor availability – an IBZM SPECT study in neuroleptically treated and drug-free schizophrenic patients. Schizophr Res 1998c; 31:19–26

Heinz A, Lichtenberg-Kraag B, Sällström Baum S, Gräf K, Krüger F, Dettling M, Rommelspacher H: Evidence for prolonged recovery of dopaminergic transmission in alcoholics with poor treatment outcome. J Neural Transm 1995b; 102:149–158

Heinz A, Ragan P, Jones DW, Hommer D, Williams W, Knable MB, Gorey JG, Doty L, Geyer C, Lee KS, Coppola R, Weinberger DR, Linnoila M: Reduced serotonin transporters in alcoholism. Am J Psychiatry 1998b; 155:1544–1549

Heinz A, Reimold M, Wrase J, Hermann D, Croissant B, Mundle G, Dohmen BM, Braus DF, Schumann G, Machulla HJ, Bares R, Mann K: Correlation of stable elevations in striatal µ-opioid receptor availability in detoxified alcoholic patients with alcohol craving: a positron emission tomography study using carbon 11-labeled carfentanil. Arch Gen Psychiatry 2005b; 62(1):57–64

Heinz A, Sander T, Harms H, Finckh U, Kuhn S, Dufeu P, Dettling M, Gräf K, Rolfs A, Rommelspacher H, Schmidt LG: Lack of allelic association of dopamine D1 and D2 (TaqA1) receptor gene polymorphism with reduced dopaminergic sensitivity in alcoholism. Alc Clin Exp Res 1996b; 20:1109–1113

Heinz A, Saunders RC, Kolachana BS, Bertolino A, Jones DW, Gorey JG, Bachevalier J, Lee KS, Knable MB, Saunders RC, Weinberger DR: Disinhibition of subcortical dopaminergic neurotransmission in rhesus monkeys with neonatal mesial temporal lesions. Synapse 1999; 32:71–79

Heinz A, Schäfer M, Higley JD, Krystal JH, Goldman D: Neurobiological Correlates of the Disposition and Maintenance of Alcoholism. Pharmacopsychiatry 2003; Suppl3; 36:S255-S258

Heinz A, Schmidt LG, Reischies FM: Anhedonia in schizophrenic, depressed, or alcohol-dependent patients – neurobiological correlates. Pharmacopsychiat 1994; Suppl; 27:7–10

Heinz A, Siessmeier T, Wrase J, Buchholz HG, Gründer G, Kumakura Y, Cumming P, Schreckenberger M, Smolka MN, Rösch F, Mann K, Bartenstein P: Correlation of alcohol craving with striatal dopamine synthesis capacity and D2/3 receptor availability: a combined [18F]DOPA and [18F]DMFP PET study in detoxified alcoholic patients. Am J Psychiatry 2005a; 162(8):1515–1520

Heinz A, Siessmeier T, Wrase J, Hermann D, Klein S, Grüsser SM, Flor H, Braus DF, Buchholz HG, Gründer G, Schreckenberger M, Smolka MN, Rösch F, Mann K, Bartenstein P: Correlation between dopamine D(2) receptors in the ventral striatum and central processing of alcohol cues and craving. Am J Psychiatry 2004; 161(10):1783–1789

Heinz A, Weinberger DR: Schizophrenie: Die neurobiologische Entwicklungshypothese. Psychiatrie der Gegenwart 5 2000; 4:89–105

Heinz A: Anhedonie – nosologieübergreifendes Korrelat einer Dysfunktion des dopaminergen Verstärkungssystems? Nervenarzt 1999b; 70:391–398

Heinz A: Anthropological and neurobiological aspects of compulsions and rituals. Pharmacopsychiatry 1999a; 32:223–229

Heinz A: Das dopaminerge Verstärkungssystem: Funktion, Interaktion mit anderen Neurotransmittersystemen und psychopathologische Korrelate. Steinkopff, Darmstadt 2000

Heinz A: Der Begriff psychischer Gesundheit. FB Philosophie Sozialwiss, FU Berlin 1994

Heinz A: Neurobiological and anthropological aspects of compulsions and rituals. Pharmacopsychiatry 1999; 32:1–7

Heinz A: Psychotherapie des Parkinson-Syndroms. In: Przuntek H, Müller T (Hrsg): Nicht-medikamentöse Therapie des Parkinson-Syndroms. Thieme, Stuttgart 1999; 37–41

Hellhammer D: Wenn der Körper mit der Seele spricht. Ansätze zu einer Neuroimmunopsychologie. Mannheim Forum 1993; 92/93:5–52

Henkel D, Vogt I: Sucht und Armut. Leske und Budrich, Opladen 1990; 13–79 & 101–136

Henquet C, Krabbendam L, Spauwen J, Kaplan C, Lieb R, Wittchen HU et al.: Prospective cohort study of cannabis use, predisposition for psychosis, and psychotic symptoms in young people. BMJ 2005; 330:11

Henquet C, Rosa A, Krabbendam L, Papiol S, Fananas L, Drukker M et al.: An experimental study of catechol-o-methyltransferase Val158-Met moderation of delta-9-tetrahydrocannabinol-induced effects on psychosis and cognition. Neuropsychopharmacology 2006; 31:2748–2757

Herz A: Neurobiologische Grundlagen des Suchtgeschehens. Dargestellt am Beispiel der Opioide und der Psychostimulantien. Nervenarzt 1995; 66:3–14 Hickmann M, Vickerman P, Macleod J, Kirkbride J, Jones P: Cannabis and schizophrenia: model projections of the impact of the rise in cannabis use on historical and future trends in schizophrenia in England and Wales. Addiction 2007; 10:597–606

Higley JD, Linnoila M: A nonhuman primate model of excessive alcohol intake. Personality and neurobiological parallels of type I- and type II-like alcoholism. In: Galanter M (ed.): Recent Developments in Alcoholism. Vol. 13: Alcoholism and Violence. Plenum Press, New York 1997; 191–219

Higley JD, Suomi SJ, Linnoila M: CSF monoamine metabolite concentrations vary according to age, rearing, and sex, and are influenced by the stressor of social separation in rhesus monkeys. Psychopharmacology 1991; 103:551–556

Higley JD, Suomi SS, Linnoila M: A non-human primate model of type II excessive alcohol consumption. Part 1 & 2. Alc Clin Exp Res 1996; 20:629–651

Higley JD, Thompson WW, Champoux M, Goldman D, Hasert MF, Kraemer GW, Scanlan JM, Suomi SS, Linnoila M: Paternal and maternal genetic and environmental contributions to cerebrospinal fluid monoamine metabolites in rhesus monkeys (Macaca mulatta). Arch Gen Psychiatry 1993; 50:615–623

Higuchi S, Muramatsu T, Matsushita S, Murayama M: No evidence of association between structural polymorphism at the dopamine D3-Receptor locus and alcoholism in the Japanese. Am J Med Gen 1996; 26:412–414

Hildebrand BE, Panagis G, Svensson TH, Nomikos GG: Behavioral and biochemical manifestations of mecamylamine-precipitated nicotine withdrawal syndrome. Brain Res 1999; 779:214–225

Hill SY, Wang S, Kostelnik B, Carter H, Holmes B, McDermott M, Zezza N, Stiffler S, Keshavan MS: Disruption of orbitofrontal cortex laterality in offspring from multiplex alcohol dependence families. Biol Psychiatry 2009; 65(2):129–136

Hinckers AS, Laucht M, Schmidt MH, Mann KF, Schumann G, Schuckit MA, Heinz A: Low level of response to alcohol is associated with serotonin transporter genotype and high alcohol intake in adolescents. Biol Psychiatry 2006; 60:282–287

Hirvonen MM, Laakso A, Nagren K, Rinne JO, Pohjalainen T, Hietala J: C957T Polymorphism of dopamine D2 receptor gene affects striatal DRD2 in vivo availability by changing the receptor affinity. Synapse 2009; 63: 907–912

Hommer D, Monoman R, Kaiser E, Rawlings R: Evidence for a gender-related effect of alcoholism on brain volumes. Am J Psychiatry 2001; 158:198–204

Hommer D, Monoman R, Rawlings R, Ragan P, Williams W, Rio D, Eckardt M: Decreased corpus callosum size among alcoholic women. Arch Neurol 1996; 53:359–363

Honneth A: Kampf um Anerkennung. Zur moralischen Grammatik sozialer Kämpfe. Suhrkamp, Frankfurt/M 1992

Howard LA, Ahluwalia JS, Lin SK, Sellers EM, Tyndale RF: CYP2E1*1D regulatory polymorphism: association with alcohol and nicotine dependence. Pharmacogenetics 2003; 13:321–328

Hser YI, Hoffman V, Grella CE, Anglin MD: A 33-year follow-up of narcotics addicts. Arch Gen Psychiatry 2001; 58:503–508

Huang W, Ma JZ, Payne TJ, Beuten J, Dupont RT, Li MD: Signifikant association of DRD1 with nicotine dependence. Hum Genet 2008a; 123:133–140

Huang W, Payne TJ, Ma JZ, Li MD: A functional polymorphism, rs6280, in DRD3 is significantly associated with nicotine dependence in European-American smokers. Am J Med Genet Part B 2008b; 147B: 1109–1115

Huang W, Payne TJ, Ma JZ, Beuten J, Dupont RT, Inohara N, Li MD: Significant association of ANKK1 and detection of a functional polymorphism with nicotine dependence in an

African-American sample. Neuropsychopharmacology 2009; 34:319–330

Huether G, Zhou D, Rüther E: Causes and consequences of the loss of serotonergic presynapses elicited by the consumption of 3,4-methylenedioxymtamphetamine (MDMA, „ecstasy") and its congeners. J Neural Transm 1997; 104:771–794

Hughes JR, Helzer JE, Lindberg S: Prevalence of DSM/ICD-defined nicotine dependence. Drug and Alcohol Dependence 2006; 85(2):91–102

Hughes JR, Stead LF, Lancaster T: Antidepressants for smoking cessation: Cochrane Database of Systematic Reviews 2007 Issue 1. John Wiley & Sons, Ltd. Chichester, UK DOI: 10.1002/14651858.CD000031.pub3

Hunt SP, Schmidt J: The electron microscopic autoradiographic localization of alpha-bungarotoxin binding sites within the central nervous system of the rat. Brain Res 1978; 142:152–159

Hurt RD, Sachs D, Glover ED, Offord KP, Johnston JA, Dale LC, Khayrallah MA, Schroeder DR, Glover PN, Sullivan CR, Croghan IT, Sullivan PM: A comparison of sustained-release Bupropion and Placebo for smoking cessation. N Engl J Med 1997; 337:1195–1202

Hussong AM, Chassin L: Substance use initiation among adolescent children of alcoholics: testing protective factors. J Stud Alcohol 1997; 58:272–279

Hutchison KE, LaChance H, Niaura R, Bryan A, Smolen A: The DRD4 VNTR Polymorphism Influences Reactivity to Smoking Cues. J Abnorm Psychol 2002; 1:134–143

Hutchison KE, Monti PM, Rohsenow DJ, Swift RM, Colby SM, Gyns M, Niaura RS, Sirota AD: Effects of naltrexone with nicotine replacement on smoking cue reactivity: preliminary results. Psychopharmacology 1999; 142:139–143

Imperato A, di Chiara G: Preferential stimulation of dopamine release in the nucleus accumbens of freely moving rats by ethanol. J Pharmacol Exp Ther 1986; 239:219–228

Imperato A, Honoré T, Jensen LH: Dopamine release in the nucleus caudatus and in the nucleus accumbens is under glutamatergic control through non-NMDA receptors: a study in freely moving rats. Brain Res 1990; 530:223–228

Irwin M, Schuckit M, Smith TL: Clinical importance of age at onset in type 1 and type 2 primary alcoholics. Arch Gen Psychiatry 1990; 47:320–324

Ishikawa H, Ohtsuki T, Ishiguro H, Yamakawa-Kobayashi K, Endo K, Lin YL, Yanagi H, Tsuchiya S, Kawata K, Hamaguchi H, Arinami T: Association between serotonin transporter gene polymorphism and smoking among Japanese males. Cancer Epidemiol Biomarkers Prev 1999; 8:831–833

Iwahashi K, Waga C, Takimoto T: Whole deletion of CYP2A6 gene (CYP2A6AST;4C) and smoking behavior. Neuropsychobiology 2004; 49:101–104

Jackobson ME, Moghaddam B: Amygdala regulation of nucleus accumbens dopamine output is governed by the prefrontal cortex. J Neurosci 2001; 21:676–681

Jagannathan NR, Desai NG, Raghanathan P: Brain metabolic changes in alcoholism: an in vivo proton magnetic resonance spectroscopy (MRS) study. Magn Res Imaging 1996; 14:553–557

Jaspers K: Allgemeine Psychopathologie. Springer, Berlin 1920

Jellinek EM: The disease concept of alcoholism. Hillhouse Press, New Haven 1960

Jenkins RL, Parsons OA: Recovery of cognitive abilities in male alcoholics. Curr Alcohol 1979; 7:229–237

Johns A: Psychiatric effects of cannabis. Br J Psychiatry 2001; 178:116–122

Johnson EO, van den Bree MB, Pickens RW: Subtypes of alcohol-dependent men: a typology based on relative genetic and environmental loading. Alcohol Clin Exp Res 1996; 20:1472–1480

Johnstone EC, Yudkin P, Hey K, Roberts SJ, Welch SJ, Murphy MF, Griffiths SE, Walton RT: Genetic variation in dopaminergic pathways and short-term effectiveness of the nicotine patch. Pharmacogenetics 2004; 14:83–90

Jones DW, Gorey JG, Zajicek K, Das S, Urbina R, Lee KS, Heinz A, Knable MB, Higley DR, Weinberger D, Linnoila M: Depletion-restoration studies reveal the impact of endogenous dopamine and serotonin on [I-123]β-CIT SPECT imaging in primate brain. J Nucl Med 1998; Suppl; 39:42

Jones GH, Hernandez TD, Kendall DA, Marsden CA, Robbins TW: Dopaminergic and serotonergic function following isolation rearing in rats: study of behavioral responses and postmortem and in vivo neurochemistry. Pharmacol Biochem Behav 1992; 43:17–35

Jones GMM, Sahakian BJ, Levy R, Warburton DM, Gray JA: Effects of acute subcutaneous nicotine on attention, information processing and short-term memory in Alzheimer's disease. Psychopharmacol 1992; 108:485–494

Jorenby DE, Leischow SJ, Nides MA, Rennard SI, Johnston JA, Hughes AR, Smith SS, Muramoto ML, Daughton DM, Doan K, Fiore MC, Baker TB: A controlled trial of sustained-release bupropion, a nicotine patch, or both for smoking cessation. N Engl J Med 1999; 340:685–689

Joseph MH, Young AM, Gray JA: Are neurochemistry and reinforcement enough – Can the abuse potenzial of drugs be explained by common actions on a dopamine reward system in the brain? Hum Psychopharmacol 1996; 11:55–63

Junge B, Thamm M: Tabak – Zahlen und Fakten zum Konsum. In: Deutsche Hauptstelle gegen die Suchtgefahren. Jahrbuch Sucht 2003. Neuland, Geesthacht 2002; 34–61

Kaiser SA, Soliakov L, Harvey SC, Luetje CW, Wonnacott S: Differential inhibition by alpha-conotoxin-MII of the nicotinic stimulation of [3H]dopamine release from rat striatal synaptosomes and slices. J Neurochem 1998; 70:1069–1976

Kaiser S, Wonnacott S: alpha-bungarotoxine-sensitive nicotinic receptors indirectly modulate [(3)H]dopamine release in rat striatal slices via glutamate release. Mol Pharmacol 2000; 58:312–318

Kalivas PW: Interactions between dopamine and excitatory amino acids in behavioral sensitization to psychostimulants. Drug Alcohol Dependen 1995; 37:95–100

Kalivas PW, Stewart J: Dopamine transmission in the initiation and expression of drug- and stress-induced sensitization of motor activity. Brain Res Brain Res Rev 1991; 16:223–44

Kaplan JR, Martin LJ, Comuzzie AG, Manuck SB, Mann JJ, Rogers J: Heritability of monoaminergic metabolites measured in the cerebrospinal fluid of baboons. Soc Neurosci Abstr 2000; 26:1439

Kaspar P: Relevanz eines Polymorphismus im Gen des alpha7-Acetylcholinrezeptors für die Expression des Rauchverhaltens bei schizophrenen Patienten, starken Rauchern und Nichtrauchern. Inauguaral-Dissertation, Universität Tübingen 2003

Karila L, Weinstein A, Aubin HJ, Benyamina A, Reynaud M, Batki S: Pharmacological approaches to methamphetamine dependence: a focused review. Br J Clin Pharmacol 2010; 69:578–592

Katoh, T, Kaneko S, Kohshi K, Munaka M, Kitagawa K, Kunugita N, Ikemura, K, Kawamoto T: Genetic polymorphisms of tobacco- and alcohol-related metabolizing enzymes and oral cavity cancer. Int J Cancer 1999; 83:606–609

Keenan RM, Hatsukami DK, Pentel PR, Thompson TN, Grillo MA: Pharmacodynamic effects of cotinine in abstinent cigarette smokers. Clin Pharmacol Ther 1994; 55:581–590

Kelly DL, McMahon RP, Weiner E, Boggs DL, Dickinson D, Conley RR, Buchanan RW: Lack of beneficial galantamine effect for smoking behavior: a double-blind randomized trial in people with schizophrenia. Schizophr Res. 2008 Aug; 103(1–3):161–168

Kendler KS: A twin study of individuals with both schizophrenia and alcoholism. Br J Psychiatry 1985; 147:48–53

Kendler KS, Gardner CO: The risk for psychiatric disorders in relatives of schizophrenic and control probands: a comparison of three independent studies. Psychol Med 1997; 27:411–419

Kendler KS, Karkowski LM, Neale MC, Prescott CA: Illicit psychoactive substance use, heavy use, abuse, and dependence in a US population-based sample of male twins. Arch Gen Psychiatry 2000; 57:261–269

Kendler KS, Neale MC, Heath AC, Kessler RC, Eaves LJ: A twin-family study of alcoholism in women. Am J Psychiatry 1994; 151:707–715

Kendler KS, Neale MC, MacLean CJ, Heath AC, Eaves LJ, Kessler RC: Smoking and major depression: A causal analysis. Arch Gen Psychiatry 1993; 50:36–43

Kendler KS, Neale MC, Sullivan P, Corey LA, Gardner CO, Prescott CA: A population-based twin study in women of smoking initiation and nicotine dependence. Psychol Med 1999; 29:299–308

Kendler KS, Prescott CA: Cannabis use, abuse, and dependence in a population-based sample of female twins. Am J Psychiatry 1998; 155:1016–1022

Kendler KS, Prescott CA, Myers J, Neale MC: The structure of genetic and environmental risk factors for common psychiatric and substance use disorders in men and women. Arch Gen Psych 2003; 60:929–937

Kerr DI, Ong J: GABAB receptors. Pharmacol Ther 1995; 67:187–246

Khantzian EJ: The self-medication hypothesis of substance use disorders: a reconsideration and recent applications. Harv Rev Psychiatry 1997; 4:231–244

Khantzian EJ: The self-medication hypothesis of addictive disorders: focus on heroin and cocaine dependence. Am J Psychiatry 1985; 142:1259–1264

*Kienast T, Hariri AR, Schlagenhauf F, Wrase J, Sterzer P, Buchholz HG, Smolka MN, Grün-

Literatur

der G, Cumming P, Kumakura Y, Bartenstein P, Dolan RJ, Heinz A: Dopamine in amygdala gates limbic processing of aversive stimuli in humans. Nat Neurosci 2008; 11(12):1381–1382

Kilts CD: The dopamine receptor family and schizophrenia. Curr Opinion Neurosc 1991; 4:81–85

Kirkbride JB, Fearon P, Morgan C, Dazzan P, Morgan K, Tarrant J et al.: Heterogeneity in incidence rates of schizophrenia and other psychotic syndromes: findings from the 3-center AeSOP study. Arch Gen Psychiatry 2006; 63:250–258

Knudsen P, Vilmar T: Cannabis and neuroleptic agents in schizophrenia. Acta Psychiatr Scand 1984; 69:162–174

Knutson B, Panksepp J, Narayanana TK, Rossi J: Early central serotonin damage increases „anxious" behaviors in juvenile rats. Abs. Soc Neurosc 1996b; 22 (1):446

Knutson B, Panksepp J, Pruitt D: Effects of fluoxetine on play dominance in juvenile rats. Aggr Behav 1996a; 22:297–307

Knutson B, Wolkowitz OM, Cole SW, Moore EA, Johnson RC, Terpstra J, Turner RA, Reus VI: Selective alteration of personality and social behavior by serotonergic intervention. Am J Psychiatry 1998; 155:373–379

Köhnke MD: Approach to the genetics of alcoholism: a review based pathophysiology. Biochem Pharmacol 2008; 75:160–177

Kolachana BS, Saunders RC, Weinberger DR: Augmentation of prefrontal cortical monoaminergic activity inhibits dopamine release in the caudate nucleus: an In-vivo-neurochemical assessment in the rhesus monkey. Neurosci 1995; 69:859–868

Konorski J: Conditioned reflexes and neuron organisation. Cambridge University Press, Cambridge 1948

Koob GF, Le Moal M: Drug abuse: hedonic homeostatic dysregulation. Science 1997; 278:52–58

Koopmans JR, van Doornen LJP, Boomsma DI: Association between alcohol use and smoking in adolescent and young adult twins: A bivariate genetic analysis. Alcoholism 1997; 21:537–546

Kostowski W, Trzaskowska E: Effects of lesion of the locus coeruleus and clonidine treatment on ethanol withdrawal syndrome in rats. Pol J Pharmacol Pharm 1980; 32:617–623

Kotler M, Cohen H, Kremer I, Mel H, Horowitz R, Ohel N, Gritsenko I, Nemanov L, Katz M, Ebstein R: No association between the serotonin transporter promoter region (5-HTTLPR) and the dopamine D3-Receptor (BalI D3DR) polymorphisms and heroin addiction. Mol Psychiatry 1999; 4:313–314

Kraemer GW, McKinney WT: Interactions of pharmacological agents which alter biogenic amine metabolism and depression. J Affect Disord 1979; 1:33–54

Kraus L, Augustin R: Repräsentativerhebung zum Gebrauch psychoaktiver Substanzen bei Erwachsenen in Deutschland 1999. Sucht 2000; 46, Sonderheft 1

Kraus L, Augustin R, Orth B: Illegale Drogen, Einstiegsalter und Trends. Ergebnisse des Epidemiologischen Suchtsurvey 2003. Sucht 2005; Sonderheft 1; 51:19–28

Kraus L, Pfeiffer-Gerschel T, Pabst A: Cannabis und andere illegale Drogen: Prävalenz, Konsummuster und Trends. Ergebnisse des Epidemiologischen Suchtsurveys 2006. Sucht 2008; Sonderheft 1; 54:16–25

Krebs RM, Schott BH, Düzel E: Personality traits are differentially associated with patterns of reward and novelty processing in the human substantia nigra/ventral tegmental area. Biol Psychiatry 2009; 65(2):103–110

Kreek MJ: Neurobiology of Opiats and Opioids. In: Galanter M, Kleber HD (Hrsg.): Textbook of Substance Abused Treatment. 4th edition, American Psychiatric Publishing, Washington, London, 2008; 247–264

Kreiss DS, Lucki I: Effects of acute and repeated administration of antidepressant drugs on extracellular levels of 5-hydroxytryptamine measured in vivo. J Pharmacol Exp Ther 1995; 274:866–876

Kremer I, Bachner-Melman R, Reshef A, Broude L, Nemanov L, Gritsenko I, Heresco-Levy U, Elizur Y, Ebstein RP: Association of the serotonin transporter gene with smoking behavior. Am J Psychiatry 2005; 162:924–930

Kril JJ, Halliday GM, Svoboda MD, Cartwright H: The cerebral cortex is damaged in chronic alcoholics. Neurosci 1997; 79:983–998

Kril JJ, Halliday GM: Brain shrinkage in alcoholics: a decade on and what have we learned? Prog Neurobiol 1999; 58:381–387

Krishnan-Sarin S, Rosen MI, O'Malley SS: Naloxone challenge in smokers. Preliminary evidence of an opioid component in nicotine dependence. Arch Gen Psychiatry 1999; 56:663–668

Krueger RF: The structure of common mental disorders. Arch Gen Psychiatry 1999; 56:921–926

Kruesi MJP, Rapoport JL, Hamburger S, Hibbs E, Potter WZ, Lenane M, Brown GL: Cerebrospinal fluid monoamine metabolites, aggression, and impulsivity in disruptive behavior disorders of children and adolescents. Arch Gen Psychiatry 1990; 47:419–426

Krystal JH, Abi-Dargham A, Laruelle M, Moghaddam B: Pharmacologic models of psychoses. In: Charmey DS, Nestler EJ, Bunney BS (eds.): Neurobiology of mental illness. Oxford University Press, New York, Oxford 1999; 214–224

Krystal JH, Staley J, Mason G, Petrakis IL, Kaufman J, Harris RA, Gelernter J, Lappalainen J: Gamma-aminobutyric acid type A receptors and alcoholism: intoxication, dependence, vulnerability, and treatment. Arch Gen Psychiatry 2006; 63:957–968

Kumari V, Barkataki I, Goswami S, Flora S, Das M, Taylor P: Dysfunctional, but not functional, impulsivity is associated with a history of seriously violent behaviour and reduced orbitofrontal and hippocampal volumes in schizophrenia. Psychiatry Res 2009; 173(1):39–44

Kumari V, Checkley SA, Gray JA: Effect of cigarette smoking on prepulse inhibition of the acoustic startle reflex in healthy male smokers. Psychopharmacology 1996; 128:54–60

Kumari V, Toone B, Gray JA: Habituation and prepulse inhibition of the acoustic startle reflex: Effects of smoking status and psychosis-proneness. Pers Individ Dif 1997; 23:183–191

Kwon JT, Nakajima M, Chai S, Yom YK, Kim HK, Yamazaki H, Sohn DR, Yamamoto T, Kuroiwa Y, Yokoi T: Nicotine metabolism and CYP2A6 allele frequencies in Koreans. Pharmacogenetics 2001; 11:317–323

Laine TP, Ahonen A, Torniainen P, Heikkilä J, Pyhtinen J, Räsänen P, Niemelä O, Hillborn M: Dopamine transporters increase in human brain after alcohol withdrawal. Mol Psychiatry 1999; 4:189–191

Lamb RJ, Preston KL, Schindler C, Meisch RA, Davis F, Katz JL, Henningfeld JE, Goldberg SR: The reinforcing and subjective effects of morphine in post-addicts: a dose-response study. J Pharmacol Exp Ther 1991; 259:1165–1173

Lang UE, Sander T, Lohoff FW, Hellweg R, Bajbouj M, Winterer G, Gallinat J: Association of the met66 allele of brain-derived neurotrophic factor (BDNF) with smoking. Psychopharmacology (Berl) 2007; 190:433–439

Lapin EP, Maker HS, Sershen H, Lajtha A: Action of nicotine on accumbens dopamine and attenuation with repeated administration. Eur J Pharmacol 1989; 160:53–59

Lappalainen J, Jong JC, Eggert M, Ozaki N, Robin RW, Brown GL, Naukkarinen H, Virkunnen M, Linnoila M, Goldman D: Linkage of antisocial alcoholism to the serotonin 5-HT1B receptor gene in 2 populations. Arch Gen Psychiatry 1998; 55:989–994

Laucht M, Becker K, El-Faddagh M, Hohm E, Schmidt MH: Association of the DRD4 Exon III Polymorphism with smoking in fifteen-year-olds: a mediating role for novelty seeking? J Am Acad Child Adolesc Psychiatry 2005; 44:477–484

Lee AM, Jepson C, Hoffmann E, Epstein L, Hawk LW, Lerman C, Tyndale RF: CYP2B6 genotype alters abstinence rates in a bupropion smoking cessation trial. Biol Psychiatry 2007; 62:635–641

Lee MA, Meltzer HY: Substance abuse in schizophrenia. Biological factors mediating comorbidity and the potential role of atypical antipsychotic drugs. In: Hubbard JR, Martin PR (eds.): Substance abuse in the mentally and physically disabled. Marcel Dekker, New York 2001; 77–101

Lee MS, Ryu SH: No association between the dopamine D3 receptor gene and Korean alcohol dependence. Psychiatr Genet 2002; 12(3):173–176

Le Foll B, Schwartz JC, Solokoff P: Dopamine D3-Receptor agents as potenzial new medication for drug addiction. Eur Psychiatry 2000; 15:140–146

Le Marquand D, Phil RO, Benkelfat C: Serotonin and alcohol intake, abuse, and dependence: findings in animal studies. Biol Psychiatry 1994a; 36:395–421

Lebargy F, Benhammou K, Morin O, Zini R, Urien S, Bree F, Bignon J, Branellec A, Lagrue G: Tobacco smoking induces expression of very high affinity nicotine binding sites on blood polymorphonuclear cells. Am J Resp Crit Care Med 1996; 153:1056–1063

LeMarquand D, Pihl RO, Benkelfat C: Serotonin and alcohol intake, abuse, and dependence: clinical evidence. Biol Psychiatry 1994b; 36:326–337

Le Novére N, Corringer PJ, Changeux JP: The diversity of subunit composition in nAChRs: evolutionary origins, physiologic and pharmacologic consequences. J Neurobiol 2002; 53:447–456

Lena C, Changeux JP: Role of Ca2+ ions in nicotinic facilitation of GABA release in mouse thalamus. J Neurosci 1997; 17:576–585

Leonard S, Gault J, Moore T, Hopkins J, Robinson M, Olincy A, Adler LE, Cloninger CR, Kaufmann CA, Tsuang MT, Faraone SV, Malaspina D, Svrakic DM, Freedman R: Further investigation of a chromosome 15 Locus in schizophrenia: analysis of affected sibpairs from the NIMH Genetics Initiative. Am J Med Gen 1998; 81:308–312

Leonhard S, Bertrand D: Neuronal nicotinic receptors: from structure to function. Nicotine & Tobacco Research 2001; 3:203–223

Lerman C, Caporaso N, Main D, Audrain J, Boyd NR, Bowman ED, Shields PG: Depression and self-medication with nicotine: The modifying influence of the dopamine D4-Receptor gene. Health Psychol 1998; 17:56–62

Lerman C, Caporaso NE, Audrain J, Main D, Boyd NR, Shields PG: Interacting effects of the serotonin transporter gene and neuroticism in smoking practices and nicotine dependence. Mol Psychiatry 2000; 5:189–192

Lerman C, Tyndale R, Patterson F, Wileyto EP, Shields PG, Pinto A, Benowitz N: Nicotine metabolite ratio predicts efficacy of transdermal nicotine for smoking cessation. Clin Pharmacol Ther 2006; 79:600–608

Lesch KP, Bengel D, Heils A, Sabol SZ, Greenberg BD, Petri S, Benjamin J, Muller CR, Hamer DH, Murphy DL: Association of anxiety-related traits with a polymorphism in the serotonin transporter gene regulatory region. Science 1996; 274:1527–1531

Lesch KP: Alcohol dependence and gene x environment interaction in emotion regulation: is serotonin the link? Eur J Pharmacol 2005; 526:113–124

Lester HA, Xiao C, Srinivasan R, Son CD, Miwa J, Pantoja R, Banghart MR, Dougherty DA, Goate AM, Wang JC: Nicotine is a selective pharmacological chaperone of acetylcholine receptor number and stoichiometry. Implications for drug discovery. AAPS J 2009; 11:167–177

Levin ED, Conners CK, Silva D, Hinton SC, March J, Rose JE: Transdermal nicotine effects on attention. Psychopharmacology 1998; 140:135–141

Levin ED, Conners CK, Sparrow E, Hinton SC, Erhardt D, Meck WH, Rose JE, March J: Nicotine effects on adults with attention-deficit/hyperactivity disorder. Psychopharmacology 1996b; 123:55–63

Levin FR, Kleber HD: Use of dronabinol for cannabis dependence: two case reports and review. Am J Addict 2008; 17:161–164

Levin FR, Mariani JJ, Brooks DJ, Pavlicova M, Cheng W, Nunes EV: Dronabinol for the treatment of cannabis dependence: A randomized, double-blind, placebo-controlled trial. Drug Alcohol Dependence 2011; 116:142–150

Levin ED, Torry D: Acute and chronic effects on working memory in aged rats. Psychopharmacology 1996; 123:88–97

Levin ED, Wilson W, Rose J, McEvoy J: Nicotine-haloperidol interactions and cognitive performance in schizophrenics. Neuropsychopharmacol 1996a; 15:429–436

Levin ED: Nicotinic systems and cognitive function. Psychopharmacology 1992; 108:417–431

Lewis DA, Anderson SA: The functional architecture of the prefrontal cortex and schizophrenia. Psychol Med 1995; 25:887–894

Li MD, Beuten J, Ma JZ, Payne TJ, Lou XY, Garcia V, Duenes AS, Crews KM, Elston RC: Ethnic- and gender-specific association of the nicotinic acetylcholine receptor alpha4 subunit gene (CHRNA4) with nicotine dependence. Hum Mol Genet 2005; 14:1211–1219

Li MD, Ma JZ, Cheng R, Dupont R, Williams KC, Payne TJ, Elston RC: A genome-wide scan to identify loci for smoking rate in the Framingham Heart Study population. BMC Genetics Suppl 2003; 4:S103

Li MD, Ma JZ, Payne TJ, Lou XY, Zhang D, Dupont RT, Elston RC: Genome-wide linkage scan for nicotine dependence in European Americans and its converging results with African Americans in the Mid-South Tobacco Famialy sample. Mol Psychiatry 2008; 13:407–416

Li MD, Payne TJ, Ma JZ, Lou X-Y, Zhang D, Dupont RT, Crews KM, Somes G, Williams NJ, Elston RC: A genomewide search finds major susceptibility loci for nicotine dependence on chromosome 10 in African Americans. Am J Hum Genet 2006; 79:745–751

Li X, Rainnie DG, McCarley RW, Greene RW: Presynaptic nicotine receptors facilitate monoaminergic transmission. J Neurosci 1998; 18:1904–1912

Liang Y, Salas R, Marubio L, Bercovich D, De Biasi M, Beaudet AL, Dani JA: Functional polymorphisms in the human β4 subunit of nicotinic acetylcholine receptors. Neurogenetics 2005; 6:37–44

Libet B: Unconscious cerebral initiative and the role of conscious will in voluntary action. Behav Brain Sci 1985; 8:529–566Lieberman JA, Kane JM, Alvir J: Provocative tests with psychostimulant drugs in schizophrenia. Psychopharmacology 1987; 91:415–433

Lieberman JA, Kinon BJ, Loebel AD: Dopaminergic mechanisms in idiopathic and drug-induced psychoses. Schizophr Bull 1990; 16:97–110

Limberger N, Starke K, Singer EA: Serotonin uptake blockers influence serotonin autoreceptors by increasing the biophase concentration of serotonin and not through a ‚molecular link'. Naunyn-Schmiedeberg Arch Pharmacol 1990; 342:363–370

Lind PA, Macgregor S, Agrawal A, Montgomery GW, Health AC, Martin NG, Whitfield JB: The role of GABA2 in alcohol dependence, smoking, and illicit drug use in an Australian population sample. Alcohol Clin Exp Res 2008; 32(10):1721–1731

Linnoila M, Virkunnen M, Scheinin M, Nuutila A, Rimon R, Goodwin FK: Low cerebrospinal fluid 5-hydroxyindoleacetic acid concentration differentiates impulsive from non-impulsive violent behavior. Life Sci 1983; 33:2609–2614

Linville DG, Williams S, Raszkiewicz JL, Arneric SP: Nicotine agonists modulate basal forebrain control of cortical blood flow in anesthetized rats. J Pharmacol Exp Ther 1993; 267:440–448

Lipska BK, Jaskiw GE, Weinberger DR: Postpubertal emergence of hyperresponsiveness to stress and to amphetamine after neonatal excitotoxic hippocampal damage: a potential animal model of schizophrenia. Neuropsychopharmacology 1993; 9:67–75

Lisman JE, Grace AA: The hippocampal-VTA loop: controlling the entry of information into long-term memory. Neuron 2005; 46(5):703–713

Little KY, McLaughlin DP, Zhang L, Livermore CS, McFinton PR, Del Proposto ZS, Hill E, Cassin BJ, Watson SJ, Cook EH: Kokaine, ethanol, and genotype effects on human midbrain serotonin transporter binding sites and mRNA levels. Am J Psychiatry 1998; 155:207–213

Ljungberg T: Blockade by neuroleptics of water intake and operant responding for water in the rat: anhedonia, motor deficit, or both? Pharmacol Biochem Behav 1987; 27:341–350

Lokwan SJ, Overton PG, Berry MS, Clark D: The medial prefrontal cortex plays an important role in the excitation of A10 dopaminergic neurons following intravenous muscimol administration. Neurosci 2000; 95:647–656

Longo M, Wickes W, Smout M, Harrison S, Cahill S, White JM: Randomized controlled trial of dexamphetamine maintenance for the treatment of methamphetamine dependence. Addiction 2010; 105:146–154

Lou XY, Ma JZ, Payne TJ, Beuten J, Crew KM, Li MD: Gene-based analysis suggests association of the nicotinic acetylcholine receptor beta1 subunit (CHRNB1) and M1 muscarinic acetylcholine receptor (CHRM1) with vulnerability for nicotine dependence. Hum Genet 2006; 120:381–389

Loukola A, Broms U, Maunu H, Widén E, Heikkilä K, Siivola M, Salo A, Pergadia ML, Nyman E, Sammalisto S, Perola M, Agrawal A, Heath AC, Martin NG, Madden PA, Peltonen L, Kaprio J: Linkage of nicotine dependence and smoking behavior on 10q, 7q and 11p in twins with homogeneous genetic background. Pharmacogenomics J 2008; 8:209–219

Luciana M, Depue RA, Arbisi P, Leon, A: Facilitation of working memory in humans by a D2 dopamine receptor agonist. J Cogn Neurosci 1992; 4:58–68

Lueders Lueders KK, Hu S, McHugh L, Myakishev MV, Sirota LA, Hamer DH: Genetic and functional analysis of single nucleotide polymorphisms in the beta2-neuronal nicotinic acetylcholine receptor gene (CHRNB2). Nicotine Tob Res 2002; 4:115–125

Lukas RJ, Bencherif M: Heterogeneity and regulation of nicotinic acetylcholine receptors. Int Rev Neurobiol 1992; 34:125–131

Lynd-Balta E, Haber SN: The organization of midbrain projections to the ventral striatum in the primate. Neurosci 1994a; 53:609–623

Lynd-Balta E, Haber SN: The organization of midbrain projections to the ventral striatum in the primate: Sensorimotor-related striatum versus ventral striatum. Neurosci 1994b; 53:625–640

MacDonald HL, Bell BA, Smith MA, Kean DM, Tocher JL, Douglas RHB, Miller JD, Best JJK: Correlation of human MR T1 values measured in vivo and brain water content. Br J Radiol 1986; 59:355–357

Madden PAF, Heath AC, Starmer GA, Whitfield JB, Martin NG: Alcohol sensitivity and smoking history in men and women. Alc Clin Exp Res 1995; 19:1111–1120

Maes HH, Woodard CE, Murrelle L, Meyer JM, Silberg JL, Hewitt JK, Rutter M, Simonoff E, Pickles A, Carbonneau R, Neale MC, Eaves LJ: Tobacco, alcohol and drug use in eight- to sixteen-year-old twins: the Virginia Twin Study of Adolescent Behavioral Development. J Stud Alcohol 1999; 60:293–305

Malaiyandi V, Lerman C, Benowitz NL, Jepson C, Patterson F, Tyndale RF: Impact of CYP2A6 genotype on pretreatment smoking behaviour and nicotine levels from and usage of nicotine replacement therapy. Mol Psychiatry 2006; 11:400–409

Malaiyandi V, Sellers EM, Tyndale RF: Implications of CYP2A6 genetic variation for smoking behaviors and nicotine dependence. Clin Pharmacol Ther 2005; 77:145–158

Malin DH, Lake JR, Carter VA, Cunningham JS, Wilson OB: Naloxone precipitates nicotine

Literatur

abstinence syndrome in the rat. Psychopharmacology 1993; 112:339–342

Malison RT, Price LH, Berman R, van Dyck CH, Pelton GH, Carpenter L, Sanacora G, Owens MJ, Nemeroff CB, Rajeevan N, Baldwin RM, Seibyl JP, Innis RB, Charney DS: Reduced brain serotonin transporter availability in major depression as measured by [123I]-2b-carboxy-3b-(4-iodophenyl)tropane and single photon emission computed tomography. Biol Psychiatry 1998; 44:1090–1098

Mann K, Ackermann K, Croissant B, Mundle G, Nakovics H, Diehl A: Neuroimaging of gender differences in alcohol dependence: Are women more vulnerable? Alcohol Clin Exp Res 2005; 29(5): 896–901

Mann JJ, Malone KM, Psych MR, Sweeney JA, Brown RP, Linnoila M, Stanley B, Stanley M: Attempted suicide characteristics and cerebrospinal fluid metabolites in depressed inpatients. Neuropsychopharmacology 1996; 15:576–586

Mann K, Batra A, Günthner A, Schroth G: Do women develop alcoholic brain damage more readily than men? Alcohol Clin Exp Res 1992; 16:1052–1056

Mann K, Dengler W, Klose U, Nägele T, Petersen D, Schmid H, Schroth G: Liquorvolumetrie und spektroskopische T1-Messungen – eine MR-Verlaufsstudie bei Alkoholabhängigen. In: Fleischhacker WW, Gaebel W, Laux G, Möller HJ, Saletu B, Woggon B (Hrsg.): Biologische Psychiatrie der Gegenwart. Springer, Wien, New York 1993a; 547–550

Mann K, Günthner A, Stetter F, Ackermann K: Rapid recovery from cognitive deficits in abstinent alcoholics: a controlled test-retest study. Alcohol Alcohol 1999; 34:567–574

Mann K, Hermann D, Heinz A: One hundred years of alcoholism: alcoholism in the twentieth century. Alcohol Alcohol 2000; 35:10–15

Mann K, Mundle G, Längle G, Petersen D: The reversibility of alcoholic brain damage is not due to rehydration: a CT study. Addiction 1993b; 88:649–653

Mann K, Mundle G, Strayle M, Wakat P: Neuroimaging in alcoholism: CT and MRI results and clinical correlates. J Neural Transm Gen Sect 1995; 99:145–155

Mann K, Widmann U: The Neurobiology of Alcoholism: Results of Neuropathological and Neuroimaging Studies. Fortschr Neurol Psychiat 1995; 63:238–247

Mansvelder HD, McGehee DS: Long-term potentiation of excitatory inputs to brain reward areas by nicotine. Neuron 2000; 27:349–357

Markou A: Neurobiology of nicotine dependence. Philos Trans R Soc Lond B Biol Sci 2008. 363:3159–3168

Marks MJ, Burch JB, Collins AC: Effects of chronic nicotine infusion on tolerance development and nicotine receptors. J Pharmacol Exp Ther 1983; 225:817–825

Marks MJ, Pauly JR, Gross SD, Deneris ES, Hermans-Borgmeyer I, Heinemann SF, Collins AC: Nicotine binding and nicotinic receptor subunit RNA after chronic nicotine treatment. J Neurosci 1992; 12:2765–2784

Martel P, Fantino M: Influence of the Amount of Food Ingested on Mesolimbic Dopaminergic System Activity: A Microdialysis Study. Pharmacol Biochem Behavior 1996; 55:297–302

Martin PR, Gibbs SJ, Nimmerrichter AA, Riddle WA, Welch LW, Willcott MR: Brain proton magnetic resonance spectroscopy studies in recently abstinent alcoholics. Alc Clin Exp Res 1995; 19:1078–1082

Martinez D, Gil R, Slifstein M, Hwang DR, Huang Y, Perez A, Kegeles L, Talbot P, Evans S, Krystal J, Laruelle M, Abi-Dargham A: Alcohol dependence is associated with blunted dopamine transmission in the ventral striatum. Biol Psychiatry 2005; 58(10):779–786

Mascia MP, Trudell JR, Harris RA: Specific binding sites for alcohols and anesthetics on ligand-gated ion channels. Proc Natl Acad Sci U S A 2000; 97:9305–9310

Mash DC, Staley JK, Doepel FM, Yound SN, Ervin FR, Palmour RM: Altered dopamine transporter densities in alcohol-preferring vervet monkeys. Neuroreport 1996; 7:457–462

Massood K, Wu C, Brauneis U, Weight FF: Differential ethanol sensitivity of recombinant N-Methyl-D-aspartate receptor subunits. Mol Pharmacol 1994; 45:324–329

May T: Striatal dopamine D1-like receptors have higher affinity for dopamine in ethanol-treated rats. Eur J Pharmacol 1992; 215:313–316

Mazzanti CM, Lappalainen J, Long JC, Bengel D, Naukkarinen H, Eggert M, Virkunnen M, Linnoila M, Goldman D: Role of the serotonin transporter promoter polymorphism in anxiety-related traits. Arch Gen Psychiatry 1998; 55:936–940

McBride WJ, Li TK: Animal models of alcoholism: neurobiology of high alcohol-drinking behavior in rodents. Crit Rev Neurobiol 1998; 12:339–369

McClernon FJ, Hutchison KE, Rose JE, Kozink RV: DRD4 VNTR polymorphism is associated with transient fMRI-BOLD responses to smoking cues. Psychopharmacology 2007; 194:433–441

McCormick DA: Neurotransmitter action in the thalamus and cerebral cortex. J Clin Neurophysiol 1992; 9:212–223

McCullough LD, Cousins MS, Salamone JD: The role of nucleus accumbens dopamine in responding on a continous reinforcement operant schedule: a neurochemical and behavioral study. Pharmacol Biochem Behav 1993; 46(3):581–6

McEvoy JP, Freudenreich O, Levin ED, Rose JE: Haloperidol increases smoking in patients with schizophrenia. Psychopharmacol 1995; 119:124–126

McGehee DS, Heath MJS, Gelber S, Devay P, Role L: Nicotine enhancement of fast excitatory synaptic transmission in CNS by presynaptic receptors. Science 1995; 269:1692–1696

McGue M, Elkins I, Iacono WG: Genetic and environmental influences on adolescent substance use and abuse. Am J Med Genet 2000; 96:671–677

Meltzer HY, Maes M, Elkis H: The biological basis of refractory depression. In: Nolen WA, Zohar J, Roose SP, Amsterdam JD (Hrsg.): Refractory depression: current strategies and future directions. Chichester, John Wiley and Sons 1994; 177–198

Meltzer HY, Stahl SM: The dopamine hypothesis of schizophrenia: A review. Schizophr Bull 1976; 2:19–76

Mereu G, Fadda F, Gessa GL: Ethanol stimulates the firing rate of nigral neurons in unanesthetized rats. Brain Res 1984; 292:63–69

Mereu G, Yoon KW, Boi V, Gessa GL, Naes L, Westfall TC: Preferential stimulation of ventral tegmental area dopaminergic neurons by nicotine. Eur J Pharmacol 1987; 141:395–399

Mihailescu S, Guzmán-Marín R, Carmen Frías Domínguez M, Drucker-Colín R: Mechanisms of action on dorsal raphe serotonergic neurons. Eur J Pharmacol 2002; 452:77–82

Mihic SJ, Ye Q, Wick MJ, Koltchine VV, Krasowski MD, Finn SE, Mascia MP, Valenzuela CF, Hanson KK, Greenblatt EP, Harris RA, Harrison NL: Sites of alcohol and volatile anaesthetic action on GABA(A) and glycine receptors. Nature 1997; 389:385–389

Milberger S, Biedermann J, Faraone SV, Chen L, Jones J: ADHD is associated with early initiation of cigarette smoking in children and adoleszents. J Am Acad Child Adolesc Pychiatry 1997; 36:37–44

Mill J, Asherson P, Browes C, D'Souza U, Craig I: Expression of the dopamine transporter gene is regulated by the 3' UTR VNTR: evidence from brain and lymphocytes using quantitative RT-PCR. Am J Med Genet 2002; 114:975–979

Mitchell SN: Role of locus coeruleus in the noradrenergic response to a systemic administration of nicotine. Neuropharmacol 1993; 32:937–949

Miyakawa T, Yagi T, Kitazawa H, Yasuda M, Kawai N, Tsuboi K, Niki H: Fyn-kinase as a determinant of ethanol sensitivity: relation to NMDA receptor function. Science 1997; 278:573

Mizuno S, Ito H, Hamajima N, Tamakoshi A, Hirose K, Tajima K: Association between smoking habits and tryptophan hydroxylase gene C218A polymorphism among the Japanese population. J Epidemiol 2004; 14:94–99

Mochizuki T, Villemagne VL, Scheffel U, Dannals RF, Finley P, Zhan Y, Wagner HN, Musachio JL: Nicotine induced up-regulation of nicotinic receptors in CD-1 mice demonstrated with an in vivo radiotracer: gender differences. Synapse 1998; 30:116–118

Modesto-Lowe V, Fritz EM: The opioidergic-alcohol link: Implications for treatment. CNS Drugs 2005; 19(8):693–707

Molinari EJ, Delbono O, Messi ML, Renganathan M, Arneric SP, Sullivan JP, Gopalakrishnan M: Up-regulation of human alpha 7 nicotinic receptors by chronic treatment with activator and antagonist ligands. Eur J Psychopharmacol 1998; 347:131–139

Montag C, Basten U, Stelzel C, Fiebach CJ, Reuter M: The BDNF Val66Met polymorphism and smoking. Neurosci Lett 2008; 442:30–33

Monteggia LM, Gopalakrishan M, Touma E, Idler KB, Nash H, Arneric SP, Sullivan JP, Giodano T: Cloning and transient expression of genes encoding the alpha4 and beta2 neuronal nicotinic acetylcholine receptor subunits. Gene 1995; 155:189–193

Morens DM, Grandinetti A, Reed D, White LR, Ross GW: Cigarette smoking and protection from Parkinson's disease: false association or etiologic clue? Neurology 1995; 45:1041–1051

Moselhy HF, Georgiou G, Kahn A: Frontal lobe changes in alcoholism: a review of the literature. Alcohol & Alcoholism 2001; 36(5):357–368

Muck-Seler D, Jevric-Causevic A, Diksik M: Influence of fluoxetine on regional serotonin synthesis in the rat brain. J Neurochem 1996; 67:2434–2442

Mueser KT, Drake RE, Wallach MA: Dual diagnosis: a review of etiological theories. Addict Behav 1998; 23:717–734

Literatur

Munafò MR, Johnstone EC, Murphy MF, Aveyard P: Lack of association of DRD2 rs1800497 (Taq1A) polymorphism with smoking cessation in a nicotine replacement therapy randomized trial. Nicotine Tob Res 2009b; 11:404–407

Munafò MR, Johnstone EC, Wileyto EP, Shields PG, Elliot KM, Lerman C: Lack of association of 5-HTTLPR genotype with smoking cessation in a nicotine replacement therapy randomized trial. Cancer Epidemiol Biomarkers Prev 2006; 15:398–400

Munafò MR, Timpson NJ, David SP, Ebrahim S, Lawlor DA: Association of the DRD2 gene Taq1A polymorphism and smoking behavior: a meta-analysis and new data. Nicotine Tob Res 2009a; 11:64–76

Mueser KT, Yarnold PR, Bellack AS: Diagnostic and demographic correlates of substance abuse in schizophrenia and major affective disorder. Acta Psychiatr Scand 1992; 85:48–55

Müller-Thomsen T, Niedermeyer U, Haasen C, Krausz M: Schizophrene Störungen und schädlicher Gebrauch psychotroper Substanzen. In: Krausz M, Müller-Thomsen T (Hrsg.): Komorbidität – Therapie von psychischen Störungen und Sucht – Konzepte für Diagnostik, Behandlung und Rehabilitation. Lambertus, Freiburg 1994; 10–31

Müller-Vahl KR, Emrich HM: Cannabis and schizophrenia: towards a cannabinoid hypothesis of schizophrenia. Expert Rev Neurother 2008; 8:1037–1048

Murphy DL: Neuropsychiatric disorders and the multiple human brain serotonin receptor subtypes and subsystems. Neuropsychopharmacology. 1990a; 3:457–471

Murphy DL: Peripheral indices of central serotonin function in humans. Ann N Y Acad Sci 1990b; 600:282–295

Murray R, Arseneault L, Caspi A, Moffitt T, Cannon M, Boydell J, Thirtalli J: Adolescent cannabis use and later psychosis. Schizophrenia Research 2006; Suppl; 81:10–11

Muuronen A, Bergman H, Hindmarsh T, Telakivi T: Influence of improved drinking habits on brain atrophy and cognitive performance in alcoholic patients: a 5-year follow-up study. Alc Clin Exp Res 1989; 13:137–141

Myrick H, Anton RF, Li X, Henderson S, Randall PK, Voronin K: Effect of naltrexone and ondansetron on alcohol cue-induced activation of the ventral striatum in alcohol-dependent people. Arch Gen Psychiatry 2008; 65(4):466–475

Naber D: Neurobiologische und psychopharmakologische Aspekte der Anhedonie. In: Heimann H: Anhedonie – Verlust der Lebensfreude: Ein zentrales Phänomen psychischer Störungen. Gustav Fischer Verlag, Stuttgart, New York: 1990; 131–145

Nakajima M, Kwon JT, Tanaka N, Zenta T, Yamamoto Y, Yamamoto H, Yamazaki H, Yamamoto T, Kuroiwa Y, Yokoi T: Relationship between interindividual differences in nicotine metabolism and CYP2A6 genetic polymorphism in humans. Clin Pharmacol Ther 2001; 69:72–78

Nakajima M, Yamagishi S-i, Yamamoto H, Yamamoto T, Kuroiwa Y, Yokoi T: Deficient cotinine formation from nicotine is attributed to the whole deletion of the CYP2A6 gene in humans. Clin Pharmacol Ther 2000; 67:57–69

Nestler EJ: Molecular neurobiology of drug addiction. Neuropsychopharmacol 1994; 11:77–87

Neuwirth J, Andresen B, Seifert R, Strak FM, Spehr W, Thomasius R, Rosenkranz T: Quantitatives EEG, Basisstörungen und Rauchen bei ätiopathogentisch differenten Gruppen paranoid-halluzinatorischer Psychosen – eine explorative Studie. Fortschr Neurol Psychiatr 1995; 63:78–89

Neville MJ, Johnstone EC, Walton RT: Identification and characterization of ANKK1: a novel kinase gene closely linked to DRD2 and chromosome band 11q23.1. Hum Mutat 2004; 23:540–545

Newlin DB, Thompson JB: Alcohol challenge with sons of alcoholics: a critical review and analysis. Psychol Bull 1990; 108:383–402

Newman JP, Kosson DS: Passive avoidance learning in psychopathic and nonpsychopathic offenders. J Abnorm Psychol 1986; 95:257–263

Newman JP, Patterson CM, Howland EW, Nichols SL: Passive avoidance in psychopaths: the effects of reward. Pers Indiv Diff 1990; 11:1101–1114

Nicolas JM, Estruch R, Salamero M, Orteu N, Fernandez-Sola, Sacanella E, Urbano-Marquez A: Brain impairment in well-nourished chronic alcoholics is related to ethanol intake. Ann Neurol 1997; 41:590–598

Nielsen DA, Virkunnen M, Lappalainen J, Eggert M, Brown GL, Long JC, Goldman D, Linnoila M: A tryptophan hydroxylase gene marker for suicidality and alcoholism. Arch Gen Psychiatry 1998; 55:593–602

Nisell M, Marcus M, Nomikos GG, Svensson TH: Differential effects of acute and chronic nicotine on dopamine output in the core and *shell of the rat nucleus accumbens. J Neural Transm 1997; 104:1–10*

Nisell M, Monikos G, Svensson TH: Nicotine dependence, midbrain dopamine systems and psychiatric disorders. Pharmacol Toxicol 1995; 76:157–162

Nisell M, Nomikos GG, Svensson TH: Systemic nicotine induced dopamine release in the rat nucleus accumbens is regulated by nicotinic receptors in the ventral tegmental area. Synapse 1994; 16:36–44

Noble EP, Blum K, Ritchie T, Montgomery A, Sheridan PJ: Allelic assciation of the D2 receptor gene with receptor-binding characteristics in alcoholism. Arch Gen Psychiat 1991; 48:648–654

Noble EP, St Jeor ST, Ritchie T, Syndulko K, St Jeor SC, Fitch RT, Brunner RL, Sparkes RS: D2 dopamine receptor gene and cigarette smoking: a reward gene? Med Hypotheses 1994; 42:257–260

Noble EP: The D2 dopamine receptor gene: A review of association studies in alcoholism. Behav Genet 1993; 23:119–129

Norman TR, Chamberlain KG, French MA: Platelet monoamine oxidase: low activity in cigarette smokers. Psychiatry Res 1987; 20:199–205

O'Brien C, Kampman KM: Antagonists of Opioids. In: Galanter M, Kleber HD (Hrsg.): Textbook of Substance Abused Treatment. 4th edition, American Psychiatric Publishing, Washington, London 2008; 325–329

O'Dell LE: A psychobiological framework of the substrates that mediate nicotine use during adolescence. Neuropharmacology 2009; 56 Suppl. 1:263–278

O'Gara C, Stapleton J, Sutherland G, Guindalini C, Neale B, Breen G, Ball D: Dopamine transporter polymorphisms are associated with short-term response to smoking cessation treatment. Pharmacogenet Genomics 2007; 17:61–67

Olale F, Gerzanih V, Kuryatov R, Wang F, Lindstrom J: Chronic nicotine exposure differentially affects the function of human alpha3, alpha4, and alpha7 neuronal nicotinic receptor subtypes. J Pharmacol Exp Ther 1997; 283:675–683

O'Malley SS, Jaffe AJ, Chang G, Schottenfeld RS, Meyer RE, Rounsaville B: Naltrexone and coping skills therapy for alcohol dependence. A controlled study. Arch Gen Psychiatry 1992; 49:881–887

Oscarson M, Gullstén H, Rautio A, Bernal ML, Sinues B, Dahl M-L, Stengård JH, Pelkonen O, Raunio H, Ingelman-Sundberg-M: Genotyping of human cytochrome P450 2A6 (CYP2A6), a nicotine C-oxidase. FEBS Lett 1998; 438:201–205

Owens MJ, Nemeroff CB: Role of serotonin in the pathophysiology of depression: focus on the serotonin transporter. Clinical Chemistry 1994; 40:288–295

Oxenstierna G, Edman G, Iselius L, Oreland L, Ross SB, Sedvall G: Concentrations of monoamine metabolism in the cerebrospinal fluid of twins and unrelated individuals – a genetic study. J Psychiatr Res 1986; 20:19–29

Pan ZZ, Williams JT: GABA and glutamate-mediated synaptic potentials in rat orsal raphe neurons in vitro. J Neurophysiol 1989; 61:719–726

Park SQ, Kahnt T, Beck A, Cohen MX, Dolan RJ, Wrase J, Heinz A: Prefrontal cortex fails to learn from reward prediction errors in alcohol dependence. J Neurosci 2010; 30(22):7749–7753

Parkinson JA, Robbins TW, Everitt BJ: Dissociable roles of the central and basolateral amygdala in appetitive emotional learning. Eur J Neurosci 2000; 12:405–413

Parsian A, Chakraverty S, Fisher L, Cloninger CR: No association between polymorphisms in the human dopamine D3-And D4-Receptors genes and alcoholism. Am J Med Genet 1997; 74:281–285

Pato CN, Macchiardi F, Pato MT, Verga M, Kennedy JL: Review of the putative association of the D2 dopamine receptor and alcoholism: a meta-analysis. Am J Genet (Neuropsychiatr Genet) 1993; 48:78–82

Patterson CM, Newman JP: Reflexivity and learning from aversive events: towards a psychological mechanism for the syndromes of disinhibition. Psychol Rev 1994; 4:716–736

Peiffer J: Zur Frage atrophisierender Vorgänge im Gehirn chronischer Alkoholiker. Nervenarzt 1985; 56:649–657

Perkins KA, Donney E, Caggiula AR: Sex differences in nicotine effects and self-administration: review of human and animal evidence. Nicotine & Tobacco Research 1999; 1:301–315

Perkins KA, Grobe JE, D'Amico D, Fonte C, Wilson A, Stiller RL: Low-dose nicotine nasal spray use and effects during initial smoking cessation. Exp Clin Psychopharmacol 1996; 4:157–165

Perkonigg A, Goodwin RD, Fiedler A, Behrendt S, Beesdo K, Lieb R, Wittchen HU: The natural course of cannabis use, abuse and dependence during the first decades of life. Addiction 2008; 103:439–449

Literatur

Peto R, Lopez AD, Boreham J, Thun M, Heath C, Doll R: Mortality from smoking worldwide. Br Med Bull 1996; 52:12–21

Peto R, Lopez AD, Boreham J, Thun M, Heath C: Mortality from smoking in developed countries 1950–2000. Oxford University Press, Oxford 1994

Pettit HO, Justice JB: Effect of dose on Kokaine self-administration behavior and dopamine levels in the nucleus accumbens. Brain Res 1991; 94–102

Pfefferbaum A, Lim KO, Desmond J, Sullivan EV: Thinning of the corpus callosum in older alcoholic men: a magnetic resonance imaging study. Alcohol Clin Exp Res 1996; 20:752–757

Pfefferbaum A, Sullivan EV: Disruption of brain white matter microstructure by excessive intracellular and extracellular fluid in alcoholism: evidence from diffusion tensor imaging. Neuropsychopharmacology 2005; 30:423–432

Pfefferbaum A, Sullivan EV, Mathalon DH, Lim KO: Frontal lobe volume loss observed with magnetic resonance imaging in older chronic alcoholics. Alc Clin Exp Res 1997; 21:521–529

Pfefferbaum A, Sullivan EV, Mathalon DH, Shear PK, Rosenbloom MJ: Longitudinal changes in magnetic resonance imaging brain volumes in abstinent and relapsed alcoholics. Alc Clin Exp Res 1995; 19:1177–1191

Pfefferbaum A, Sullivan EV, Rosenbloom MJ, Mathalon DH, Lim KO: A controlled study of cortical gray matter and ventricular changes in alcoholic men over a 5-year interval, Arch Gen Psychiatry 1998; 55:905–912

Pfefferbaum A, Sullivan EV, Rosenbloom MJ, Shear PK, Mathalon DH, Lim KO: Increase in brain cerebrospinal fluid is greater in older than in younger alcoholic patients: a replication study and CT/MRI comparison. Psychiatry Res 1993; 50:257–274

Pianezza M, Sellers EM, Tyndale RF: Nicotine metabolism defect reduces smoking. Nature 1998; 393:750

Picciotto MR, Zoli M, Rimondini R, Lena C, Marubio E, Merlo-Pich E, Fuxe K, Changeux JP: Acetylcholine receptors containing the beta2 subunit are involved in the reinforcing properties of nicotine. Nature 1998; 391:173–177

Pich M, Pagliusi SR, Tessari M, Talabot-Ayer D, Hooft van Huijsden R, Chiamulera C: Common neural substrates for the addictive properties of nicotine and Kokaine. Science 1997; 275:83–86

Pidoplichko VI, DeBiasi M, Williams JT, Dani JA: Nicotine activates and desensitizes midbrain dopamine neurons. Nature 1997; 390:401–404

Pilla M, Perachon S, Sautel F, Garrido F, Mann A, Wermuth CG, Schwartz JC, Everitt BJ, Sokoloff P: Selective inhibition of Kokaine-seeking behaviour by a partial dopamine D3-Receptor agonist. Nature 1999; 400:371–375

Plassman BL, Helms MJ, Welsh KA, Saunders AM, Breitner JCS: Smoking, Alzheimer's disease, and confounding with genes. Lancet 1995a; 345:387

Plassman BL, Saunders AM, Helms MJ, Breitner JCS, Welsh KA: Smoking, Alzheimer's disease, and confounding with genes. Lancet 1995b; 345:1054

Ploog D: Neuronale Substrate der Lust und Unlust. In: Heimann H: Anhedonie – Verlust der Lebensfreude: Ein zentrales Phänomen psychischer Störungen. Gustav Fischer Verlag, Stuttgart, New York 1990; 31–57

Pollock VE: Meta-analysis of subjective sensitivity to alcohol in sons of alcoholics. Am J Psychiatry 1992; 149:1534–1538

Pomerleau OF, Nicotine and the central nervous system: Biobehavioral effects of cigarette smoking. Am J Med 1992; 93 Suppl 1A:2S–7S

Pomerleau OF, Downey KK, Stetson FW, Pomerleau CS: Cigarette smoking in adult patients with attention deficit hyperactivity disorder. J Subst Abuse 1995; 7:373–378

Pontieri FE, Tanda G, Orzi F, di Chiara G: Effects of nicotine on the nucleus accumbens and similarity to those of addictive drugs. Nature 1996; 382:255–257

Poole R, Brabbins C: Drug induced psychosis. Br J Psychiatry 1996; 168:135–138

Prasad C, Ikegami H, Shimizu I, Onairi ES: Chronic nicotine intake decelerates aging of nigrostriatal dopaminergic neurons. Life Sci 1994; 54:1169–1184

Pulvirenti L, Diana M: Drug dependence as a disorder of neural plasticity: focus on dopamine and glutamate. Rev Neurosci 2001; 12:141–158

Puska PMJ, Brath H, Astbury C, Hider AE, Jones S: Bupropion SR (Zyban®) is an effective and well-tolerated aid to smoking cessation in a population of healthcare professionals. 3rd European Meeting of the Society for Research on Nicotine and Tobacco – Europe, Paris 19.–22.9.2001

Racke K, Schwörer H, Simson G: Effects of cigarette smoking or ingestion of nicotine on platelet 5-hydroxytryptamine (5-HT) levels in *smokers and non-smokers. Clin Investig 1992; 70:201–204*

Radwan GN, El-Setouhy M, Mohamed MK, Hamid MA, Azem SA, Kamel O, Israel E, Loffredo CA: DRD2/ANKK1 TaqI polymorphism and smoking behavior of Egyptian male cigarette smokers. Nicotine Tob Res 2007; 9:1325–1329

Raleigh MJ, McGuire MT, Brammer GL: Behavioral and cognitive effects of altered tryptophan and tyrosine supply, in Amino acid availability and brain function in health and disease (Huether G ed.), Springer, Berlin 1988; 299–308

Raleigh MJ, McGuire MT: Bidirectional relationship between tryptophan and social behavior in vervet monkeys. In: R Schwarcz R, Young SN, Brown RR: Kynurenine and serotonin pathways. Progress in tryptophan research. Plenum Press, New York, London 1991; 289–298

Ranaldi R, Beninger RJ: Bromocriptine enhancement of responding for conditioned reward depends on intact D1 receptor function. Psychopharmacology 1995; 118 (4):437–43

Rasch W: Die Beurteilung der Geschäftsfähigkeit aus ärztlicher Sicht. Z Ärztl Fortbildung 1992; 86:767–771

Rasmussen H, Bagger Y, Tanko LB, Christiansen C, Werge T: Lack of association of the serotonin transporter gene promoter region polymorphism, 5-HTTLPR, including rs25531 with cigarette smoking and alcohol consumption. Am J Med Genet B Neuropsychiatr Genet 2009; 150B:575–580

Reavill C, Waters JA, Stolerman IP, Garcha HS: Behavioural effects of the nicotinic agonists N-(3pyridylmethyl)pyrrolidine and isoarecolone in rats. Psychopharmacology 1990; 102:521–528

Regier DA, Farmer ME, Rae DS, Locke BZ, Keith SJ, Judd LL et al.: Comorbidity of mental disorders with alcohol and other drug abuse. Results from the Epidemiologic Catchment Area (ECA) Study. JAMA 1990; 264:2511–2518

Reich T, Edenberg HJ, Goate A, Williams JT, Rice JP, Van Eerdewegh P, Foroud T, Hesselbrock V, Schuckit MA, Bucholz K, Porjesz B, Li TK, Conneally PM, Nurnberger JI Jr, Tischfield JA, Crowe RR, Cloninger CR, Wu W, Shears S, Carr K, Crose C, Willig C, Begleiter H: Genome-wide search for genes affecting the risk for alcohol dependence. Am J Med Genet 1998; 81:207–215

Reimold M, Smolka MN, Schumann G, Zimmer A, Wrase J, Mann K, Hu XZ, Goldman D, Reischl G, Solbach C, Machulla HJ, Bares R, Heinz A: Midbrain serotonin transporter binding potential measured with [11C]DASB is affected by serotonin transporter genotype. J Neural Transm 2007; 114:635–639

Reymann G, Gastpar M: Akutbehandlung bei Störungen durch Opioide. In: Schmidt LG, Gastpar M, Falkai P, Gaebel W (Hrsg): Evidenzbasierte Suchtmedizin – Behandlungsleitlinie Substanzbezogene Störungen. Deutscher Ärzteverlag, Köln 2006; 171–193

Ribeiro EB, Bettiker RL, Bogdanov M, Wurtman RJ: Effects of systemic nicotine on serotonin release in rat brain. Brain Res 1993; 621:311–318

Ridley DL, Balfour DJK: The influence of nicotine on 5-HT overflow in the dorsal hippocampus of the rat. Br J Pharmacol 1997; 122:301

Riggs JE: The „protective" influence of cigarette smoking on Alzheimer's and Parkinson's diseases. Quagmire or opportunity for neuroepidemiology? Neurol Clin 1996; 14:353–358

Robbins TW, Everitt BJ: Interaction of the dopaminergic system with mechanisms of associative learning and cognition: implications for drug abuse. Psychol Science 1999; 10:199–201

Robbins TW, Everitt BJ: Neurobehavioral mechanisms of reward and motivation. Curr Opin Neurobiol 1996; 6:228–236

Roberts DCS, Corcoran ME, Fibiger HC: On the role of the ascending catecholaminergic systems in intravenous self-administration of Kokaine. Pharmacol Biochem Behav 1977; 6:615–620

Robinson JD, Lam CY, Minnix JA, Wetter DW, Tomlinson GE, Minna JD, Chen TT-L, Cinciripini PM: The DRD2 TaqI-B polymorphism and its relationship to smoking abstinence and withdrawal symptoms. Pharmacogenomics J 2007; 7:266–274

Robinson TE, Berridge KC: The neural basis of drug craving: an incentive-sensitization theory of addiction. Brain Res Rev 1993; 18:247–291

Robinson TE, Kolb B: Persistent structural modifications in nucleus accumbens and prefrontal cortex neurons produced by previous experience with amphetamine. J Neurosci 1997; 17:8491–8497

Rodriguez LA, Wilson JR, Nagoshi CT: Does psychomotor sensitivity predict subsequent alcohol use? Alc Clin Exp Res 1993; 17:155–161

Rogers M, Dani JA: Comparison of quantitative Kalzium flux through NMDA, ATP, and ACh

Literatur

receptor channels. Biophys J 1995; 68:501–506

Romans SE, McNoe BM, Herbison GP, Walton VA, Mullen PE: Cigarette smoking and psychiatric morbidity in women. Aust N Z J Psychiatry 1993; 27:399–404

Rommelspacher H, Raeder C, Kaulen P, Brüning G: Adaptive changes of dopamine-D2-Receptors in rat brain following ethanol withdrawal: a quantitative autoradiographic investigation. Alcohol 1992; 9:1–8

Rose RJ, Viken RJ, Dunlap JE, Christian JC: Individual differences in subjective response to alcohol challenge: data from studies of twins. Alc Clin Exp Res 1994; 18:453

Rosengren A, Wilhelmsen L, Wedel H: Seperate and combined effects of smoking and alcohol abuse in middle-aged men. Acta Med Scand 1988; 223:111–118

Rosenthal NE, Mazzanti CM, Barnett RL, Hardin TA, Turner EH, Lam GK, Ozaki N, Goldman D: Role of serotonin transporter repeat length polymorphism (5-HTTLPR) in seasonality and seasonal affective disorder. Mol Psychiatry 1998; 3:175–177

Ross B, Michaelis T: Clinical applications of magnetic resonance spectroscopy. Magn Reson Q 1994; 10:191–247

Ross SA, Wong JY, Clifford JJ, Kinsella A, Massalas JS, Horne MK, Scheffer IE, Kola I, Waddington JL, Berkovic SF, Drago J: Phenotypic characterization of an alpha 4 neuronal nicotinic acetylcholine receptor subunit knock-out mouse. J Neurosci 2000; 20:6431–6441

Rosse RB, Riggs RL, Dietrich AM, Schwartz BL, Deutsch SI: Frontal cortical atrophy and negative symptoms in patients with chronic alcohol dependence. J Neuropsychiat Clin Neurosci 1997; 9:280–282

Rossetti ZL, Melis F, Carboni S, Diana M, Gessa GL: Alcohol withdrawal in rats is associated with a marked fall in extraneural dopamine. Alc Clin Exp Res 1992; 16:529–532

Rossing MA: Genetic influences on smoking: candidate genes. Environ Health Perspect 1998; 106:231–238

Rossini A, de Almeida Simão T, Albano RM, Pinto LF: CYP2A6 polymorphisms and risk for tobacco-related cancers. Pharmacogenomics 2008; 9:1737–1752

Roth, Gerhard: Das Gehirn und seine Wirklichkeit. Suhrkamp, Frankfurt/M 1999

Rowell PP, Wonnacott S: Evidence for functional activity of up-regulated nicotine binding sites in rat striatal synaptosomes. J Neurochem 1990; 55:2105–2110

Russell MAH: Nicotine intake and its control over smoking. In: Wonnacot S, Russell MAH, Stolerman JP (eds.): Nicotine psychopharmacology: Molecular, cellular, and behavioral aspects. Oxford University Press, Oxford 1990; 374–418

Saccone SF, Hinrichs AL, Saccone NL, Chase GA, Konvicka K, Madden PA, Breslau N, Johnson EO, Hatsukami D, Pomerleau O, Swan GE, Goate AM, Rutter J, Bertelsen S, Fox L, Fugman D, Martin NG, Montgomery GW, Wang JC, Ballinger DG, Rice JP, Bierut LJ: Cholinergic nicotinic receptor genes implicated in a nicotine dependence association study targeting 348 candidate genes with 3713 SNPs. Hum Mol Genet 2007; 16:36–49

Sabol SZ, Nelson ML, Fisher C, Gunzerath L, Brody CL, Hu S, Sirota LA, Marcus SE, Greenberg BD, Lucas FR, IV, Benjamin J, Murphy DL, Hamer DH: A genetic association for cigarette smoking behavior. Health Psychol 1999; 18:7–13

Sahakian B, Jones G, Levy R, Gray J, Warburton D: The effects of nicotine on attention, information processing, and short term memory in patients with dementia of the Alzheimer type. Br J Psychiatry 1989; 154:797–800

Sander T, Harms H, Dufeu P, Kuhn S, Hoehe M, Lesch KP, Rommelspacher H, Schmidt LG: Serotonin transporter gene variants in alcohol-dependent subjects with dissocial personality disorder. Biol Psychiatry 1998; 43:908–912

Sandyk R, Kay SR: Tobacco addiction as a marker of age at onset of schizophrenia. Int J Neurosci 1991; 57:259–262

Sandyk R: Cigarette smoking: Effects on cognitive functions and drug-induced parkinsonism in chronic schizophrenia. Int J Neurosci 1993; 70:193–197

Sass H, Soyka M, Mann K, Zieglgänsberger W: Relapse prevention by acamprosate. Results from a placebo-controlled study on alcohol dependence. Arch Gen Psychiatry 1996; 53:673–680

Sass H, Wittchen HU, Zaudig M: Diagnostisches und Statistisches Manual Psychischer Störungen DSM IV. Hogrefe, Göttingen, Bern, Toronto, Seattle 1996a

Saudou F, Amara DA, Dierich A, LeMeur M, Ramboz S, Segu L, Buhot MC, Hen R: Enhanced aggressive behavior in mice lacking 5-HT1B receptor. Science 1994; 265:1875–1878

Sazdot B, Mayberg HS, Frost JJ: Detection and quantification of opiate receptors in man by positron emission tomography. Potential application to the study of pain. Neurophysiol Clin 1990; 20:323–334

Scarr S, Carter-Salzman L: Twin method: defense of a critical assumption. Behav Gen 1979; 9:527–542

Scherbaum N: Die Substitutionsbehandlung Opiatabhängiger. Nervenarzt 2007; 78:103–110

Schinka JA, Town T, Abdullah L, Crawford FC, Ordorica PI, Francis E, Hughes P, Graves AB, Mortimer JA, Mullan M: A functional polymorphism within the µ-opioid receptor gene and risk for abuse of alcohol and other substances. Mol Psychiatry 2000; 7:224–228

Schmidt B, Alte-Teigeler A, Hurrelmann K: Soziale Bedingungsfaktoren von Drogenkonsum und Drogenmissbrauch. In: Gastpar M, Mann K, Rommelspacher H (Hrsg.): Lehrbuch der Suchterkrankungen. Thieme, Stuttgart 1999; 50–69

Schmidt K, Nolte-Zenker B, Patzer J, Bauer M, Schmidt LG, Rommelspacher H, Heinz A: Psychopathological correlates of reduced dopamine receptor sensitivity in alcoholism and major depression. Pharmacopsychiatry 2001; 34:66–72

Schmidt LG, Dufeu P, Heinz A, Kuhn S, Rommelspacher H: Serotonergic dysfunction in addiction: Effects of alcohol, cigarette smoking and heroin on platelet 5-HT content. Psychiatry Res 1997; 72:177–185

Schmundlach H: Die Beurteilung der Geschäftsfähigkeit aus juristischer Sicht. Z Ärztl Fortbildung 1992; 86:771–773

Schneider M: Puberty as a highly vulnerable developmental period for the consequences of cannabis exposure. Addict Biol 2008 Jun; 13(2):253–263

Schneider M, Koch M: Chronic pubertal, but not adult chronic cannabinoid treatment impairs sensorimotor gating, recognition memory, and the performance in a progressive ratio task in adult rats. Neuropsychopharmacology 2003; 28:1760–1769

Schneider M, Koch M: Deficient social and play behavior in juvenile and adult rats after neonatal cortical lesion: effects of chronic pubertal cannabinoid treatment. Neuropsychopharmacology 2005; 30:944–957

Schnoll RA, Johnson TA, Lerman C: Genetics and smoking behavior. Curr Psychiatry Rep 2007; 9:349–357

Schroth G, Naegele T, Klose U, Mann K, Petersen D: Reversible brain shrinkage in abstinent alcoholics, measured by MRI. Neuroradiology 1988; 30:121–126

Schuckit MA, Daeppen JP, Tipp JE, Hesselbrock M, Bucholz KK: The clinical course of alcohol-related problems in alcohol dependent and nonalcohol dependent drinking women and men. J Stud Alcohol 1998; 59(5):581–590

Schuckit MA, Mazzanti C, Smith TL, Ahmed U, Radel M, Iwata N, Goldman D: Selective genotyping for the role of 5-HT2A, 5-HT2C, and GABA alpha 6 receptors and the serotonin transporter in the level of response to alcohol: a pilot study. Biol Psychiatry 1999; 45:647–651

Schuckit MA, Parker DC, Rossman LR: Ethanol-related prolactin responses and risk for alcoholism. Biol Psychiatry 1983; 18:1153–1159

Schuckit MA, Smith TL: An 8-year follow-up of 450 sons of alcoholic and control subjects. Arch Gen Psychiatry 1996; 53:202–210

Schuckit MA, Tipp JE, Smith TL, Shapiro E, Hesselbrock VM, Buchholz KK, Reich T, Nurnberger JI: An evaluation of type A and B alcoholics. Addict 1995; 90:1189–1203

Schultz W, Apicella P, Ljungberg T: Responses of monkey dopamine neurons to reward and conditioned stimuli during successive steps of learning a delayed response task. J Neurosci 1993; 13:900–913

Schultz W, Dayan P, Montague PR: A neural substrate of prediction and reward. Science 1997; 275:1593–1599

Schultz W: Activity of dopamine neurons in the behaving primate. Prog Neurosci 1992; 4:129–138

Schumann G, Rujescu D, Kissling C, Soyka M, Dahmen N, Preuss UW, Wieman S, Depner M, Wellek S, Lascorz J, Bondy B, Giegling I, Anghelescu I, Cowen MS, Poustka A, Spanagel R, Mann K, Henn FA, Szegedi A: Analysis of genetic variations of protein tyrosine kinase fyn and their association with alcohol dependence in two independent cohorts. Biol Psychiatry 2003; 54(12):1422–1426

Schupp P, Batra A, Buchkremer G: Rauchanamnese zur Prädiktion des Abstinenzerfolges bei Rauchern. Sucht 1997; 43:4–10

Schwartz DL, Mitchell AD, Lahna DL, Luber HS, Huckans MS, Mitchell SH, Hoffman WF: Global and local morphometric differences in recently abstinent methamphetamine-dependent individuals. Neuroimage 2010; 50(4):1392–1401

Schwartz RD, Kellar KJ: Nicotinic cholinergic receptor binding sites: In-vivo-regulation. Science 1983; 220:214–216

See RE, Kruzich PJ, Grimm JW: Dopamine, but not glutamate, receptor blockade in the baso-

Literatur

lateral amygdala attenuates conditioned reward in a rat model of relapse to cocaine-seeking behavior. Psychopharmacology (Berl) 2001; 154(3):301–310

Seitz D, Widmann U, Seeger U, Naegele T, Klose U, Mann K, Grodd W: Localized proton magnetic resonance spectroscopy of the cerebellum in detoxifying alcoholics. Alc Clin Exp Res 1999; 23:158–163

Shaham Y, Shalev U, Lu L, De Wit H, Stewart J: The reinstatement model of drug relapse: history, methodology and major findings. Psychopharmacology (Berl) 2003; 168(1–2):3–20

Sharma A, Brody AL: In vivo brain imaging of human exposure to nicotine and tobacco. Handb Exp Pharmacol 2009; 192:145–171

Shear PK, Jernigan TL, Butters N: Volumetric magnetic resonance imaging quantification of longitudinal brain changes in abstinent alcoholics. Alc Clin Exp Res 1994; 18:172–176

Shear PK, Sullivan EV, Lane B, Pfefferbaum A: Mammillary body and cerebellar shrinkage in chronic alcoholics with and without amnesia. Alc Clin Exp Res 1996; 20:1489–1495

Shields PG, Lerman C, Audrain J, Bowman ED, Main D, Boyd NR, Caporaso NE: Dopamine D4-Receptors and the risk of cigarette smoking in African Americans and Caucasians. Cancer Epidemiology, Biomarkers & Prevention 1998; 7:453–458

Shippenberg TS, Herz A: Place preference conditioning reveals the involvement of D1-dopamine receptors in the motivational properties of ì- and k-opioid agonists. Brain Res 1987; 436:169–172

Shoaib M, Benwell MEM, Akbar MT, Stolerman IP, Balfour DJ: Behavioral and neurochemical adaptions to nicotine in rats: Influence of NMD antagonists. Br J Pharmacol 1994; 111:1073–1080

Sibley DR, Monsma FJ: Molecular biology of dopamine receptors. TIPS Rev 1992; 13:61–69

Siegel S, Hinson RE, Krank MD, McCully J: Heroin „Overdose" Death: Contribution of Drug-Associated Environmental Cues. Science 1982; 216:436–437

Siegel S: Classical conditioning, drug tolerance and drug dependence. In: Israel I, Glaser FB, (eds.): Research advances in alcohol and drug problems. Plenum Press, New York, 1983; 207–246

Sieminska A, Buczkowski K, Jassem E, Tkacz E: Lack of association between serotonin transporter gene polymorphism 5-HTTLPR and smoking among Polish population: a case-control study. BMC Medical Genetics 2008; 9:76

Silverman MA, Neale MC, Sullivan PF, Harris-Kerr C, Wormley B, Sadek H, Ma Y, Kendler KS, Straub RE: Haplotypes of four novel single nucleotide polymorphisms in the nicotinic acetylcholine receptor beta2-subunit (CHRNB2) gene show no association with smoking initiation or nicotine dependence. Am J Med Genet 2000; 96:646–653

Skinner BF: Two types of conditioned reflex and a pseudotype. J Gen Psychol 1935; 12:66–77

Slotkin TA, Pinkerton KE, Garofolo MC, Auman JT, McCook EC, Seidler FJ: Perinatal exposure to environmental tobacco smoke induces adenylyl cyclase and alters receptor-mediated cell signaling in brain and heart of neonatal rats. Brain Res 2001; 898:73–81

Slotkin TA: Fetal nicotine or Kokaine exposure: which one is worse? J Pharm Exp Ther 1998; 285:931–945

Slotkin TA: Prenatal exposure to nicotine. What can we learn from animal models. In: Zagon IS, Slotkin TA (eds.): Maternal Substance Abuse and the Developing Nervous System. Adademie Press, San Diego 1992; 97–124

Smith CJ, Giacobini E: Nicotine, Parkinson's and Alzheimer's disease. Rev Neurosci 1992; 3:25–42

Smith CJ, Lippiello PM, Ashford JW: Smoking, Alzheimer's disease, and confounding with genes. Lancet 1995; 345:1054

Smith MA, Chick J, Kean DM; Douglas RHB, Singer A, Kendell R, Best JJK: Brain water in chronic alcoholic patients measured by magnetic resonance imaging. Lancet 1985; 1:1273–1274

Smith MA, Chick JD, Engleman HM, Kean DM, Mander AJ, Douglas RHB: Brain hydration during alcohol withdrawal in alcoholics measured by magnetic resonance imaging. Drug Alcohol Depend 1988; 21:25–28

Smith UCR: Elements of molecular neurobiology. John Wiley & Sons, Chichester, New York, Brisbane, Toronto, Singapore, 1996

Smolders I, De Klippel N, Sarre S, Ebinger G, Michotte Y: Tonic GABA-ergic modulation of striatal dopamine release studied by in vivo microdialysis in the freely moving rat. Eur J Pharmacol 1995; 284:83–91

Snyder SH: Amphetamine psychosis: A „model" schizophrenia mediated vy catecholamines. Am J Psychiatry 1973; 130:61–67

Snyder SH: The dopamine hypothesis of schizophrenia: Focus in the dopamine receptor. Am J Psychiatry 1976; 133:197–202

Sora I, Hall FS, Andrews AM, Itokawa M, Li XF, Wei HB, Wichems C, Lesch KP, Murphy DL, Uhl GR: Molecular mechanisms of Kokaine reward: combined dopamine and serotonin transporter knockouts eliminate Kokaine place preference. Proc Natl Acad Sci U. S. A 2001; 98:5300–5305

Soyka M, Albus M, Immler B, Kathmann N, Hippius H: Psychopathology in dual diagnosis and non-addicted schizophrenics – are there differences? Eur Arch Psychiatry Clin Neurosci 2001; 251:232–238

Soyka M, Rösner S: Opioid antagonists for pharmacological treatment of alcohol dependence – a critical review. Curr Drug Abuse Rev 2008; 1(3):280–291

Spanagel R, Herz A, Shippenberg TS: Opposing tonically active endogeneous opioid systems modulate the mesolimbic dopaminergic pathway. Proc Natl Acad Sci U. S. A 1992; 89:2046–2050

Spanagel R, Pendyala G, Abarca C, Zghoul T, Sanchis-Segura C, Magnone MC, Lascorz J, Depner M, Holzberg D, Soyka M, Schreiber S, Matsuda F, Lathrop M, Schumann G, Albrecht U: The clock gene Per2 influences the glutamatergic system and modulates alcohol consumption. Nat Med. 2005; 11(1):35–42

Spanagel R, Zieglgänsberger W: Anti-craving compounds for ethanol: new pharmacological tools to study addictive processes. Trends Pharmacol Sci 1997; 18:54–59

Spanagel R: Gibt es ein Drogen- und Suchtgedächtnis? Hinweise aus tierexperimentellen Untersuchungen. Sucht 2001; 4:2–4

Spittler JF: Der Bewusstseinsbegriff aus neuropsychiatrischer und interdisziplinärer Sicht. Fortschr Neurol Psychiatrie 1992; 60:54–65

Spitz MR, Shi H, Yang F, Hudmon KS, Jiang H, Chamberlain RM: Case-control study of the D2 dopamine receptor gene and smoking status in lung cancer patients. J Nat Cancer Inst 1998; 90:358–363

Stage KB, Glassman AH, Covey LS: Depression after smoking cessation: Case reports. J Clin Psychiatry 1996; 57:467–469

Stassen HH, Bridler R, Hägele S, Hergersberg M, Mehmann B, Schnizel A, Weisbrod M, Scharfetter C: Schizophrenia and smoking: evidence for a common neurobiological basis. American Journal of Medical Genetics (Neuropsychiatric Genetics) 2000; 96:173–177

Stathis M, Scheffel U, Lever SZ, Boja JW, Carroll FI, Kuhar MJ: Rate of binding of various inhibitors at the dopamine transporter in vivo. Psychopharmacology 1995; 119:376–84

Statistisches Bundesamt: Fragen zur Gesundheit 1999: Stuttgart: Metzler-Pöschel, 2000

Stead LF, Perera R, Bullen C, Mant D, Lancaster T: Nicotine replacement therapiy for smoking cessation. Cochrane Database of Systematic Reviews 2008 Issue 1. ART.No.: CD000146. DOI: 10.1002/14651858.CD000146.pub3

Stein L, Wise CD: Possible etiology of schizophrenia: progressive damage to the noradrenergic reward system by 6-hydroxydopamine. Science 1971; 171:1032–1036

Stevens KE, Meltzer J, Rose GM: Nicotinic cholinergic normalization of amphetamine-induced loss of auditory gating in freely moving rats. Psychopharmacology 1995; 119:163–170

Strasser AA, Malaiyandi V, Hoffmann E, Tyndale RF, Lerman C: An association of CYP2A6 genotype and smoking topography. Nicotine Tob Res 2007; 9:511–518

Straub RE, Sullivan PF, Ma Y, Myakishev MV, Harris-Kerr C, Wormley B, Kadambi B, Sadek H, Silverman MA, Webb BT, Neale MC, Bulik CM, Joyce PR, Kendler KS: Susceptibility genes for nicotine dependence: a genome scan and followup in an independent sample suggest that regions on chromosomes 2, 4, 10, 16, 17 and 18 merit further study. Mol Psychiatry 1999; 4(2):129–144

Stringaris MG: Die Haschischsucht. 2. Auflage, Springer, Berlin, Heidelberg, New York 1972

Sullivan EV, Deshmukh A, De Rosa E, Rosenbloom MJ, Pfefferbaum A: Striatal and forebrain nuclei volumes: contribution to motor function and working memory deficits in alcoholism. Biol Psychiatry 2005; 57(7):768–776

Sullivan EV, Marsh L, Mathalon DH, Lim KO, Pfefferbaum A: Anterior hippocampal volume deficits in nonamnesic, aging chronic alcoholics. Alcohol Clin Exp Res 1995; 19: 110122

Sullivan EV, Pfefferbaum A: Magnetic resonance relaxometry reveals central pontine abnormalities in clinically asymptomatic alcoholic men. Alcohol Clin Exp Res 2001; 25:1206–1212

Sullivan PF, Jiang Y, Neale MC, Kendler KS, Straub RE: Association of the tryptophan hydroxylase gene with smoking initiation but not progression to nicotine dependence. Am J Med Genet 2001a; 105:479–484

Sullivan PF, Neale MC, Silverman MA, Harris-Kerr C, Myakishev MV, Wormley B, Webb BT, Ma Y, Kendler KS, Straub RE: An association study of DRD5 with smoking initiation and progression to nicotine dependence. Am J Med Genet 2001b; 105:259–265

Swofford CD, Kasckow JW, Scheller-Gilkey G, Inderbitzin LB: Substance use: a powerful predictor of relapse in schizophrenia. Schizophr Res 1996; 20:145–151

Literatur

Tabakoff B, Kiianmaa K: Does tolerance develop to the activating, as well as the depressant, effects of alcohol? Pharmacol Biochem Behav 1982; 17:1073–1076

Taber MT, Das S, Fibiger HC: Cortical regulation of dopamine release: mediation via the ventral tegmental area. J Neurochem 1995; 65:1407–1410

Taber MT, Fibiger HC: Electrical stimulation of the medial prefrontal cortex increases dopamine release in the striatum. Neuropsychopharmacol 1993; 9:271–275

Takada-Takatori Y, Kume T, Izumi Y, Ohgi Y, Niidome T, Fujii T, Sugimoto H, Akaike A: Roles of nicotinic receptors in acetylcholinesterase inhibitor-induced neuroprotection and nicotinic receptor up-regulation. Biol Pharm Bull 2009; 32:318–324

Tao R, Auerbach SB: Involvement of the dorsal raphe but not median raphe nucleus in morphine-induced increases in serotonin release in the rat forebrain. Neurosci 1995; 68:553–561

Tate JC, Stanton AL, Green SB, Schmitz JM: Assessing the validity of nicotine abstinence effects by self- and observer ratings under „blinded" conditions. Exp Clin Psychopharmacol 1996; 4:330–335

Taylor C: Quellen des Selbst. Die Entstehung der neuzeitlichen Identität. Suhrkamp, Frankfurt/M 1999

Tempel A, Zukin RS: Neuroanatomical patterns of the mu, delta and kappa opioid receptors of rat brain as determined by quantitative increases in vitro radiography. PNAS 1987; 84:4308–4312

Terry AV, Clarke MSF: Nicotine stimulation of nerve growth factor receptor expression. Life Sci 1994; 55:91–98

Tezuka T, Umemori H, Akiyama T, Nakanishi S, Yamamoto T: PSD-95 promotes Fyn-mediated tyrosine phosphorylation of the N-methyl-D-aspartate receptor subunit. Proc Natl Acad Sci USA 1999; 96: 435–440

Thome J, Weijers HG, Wiesbeck GA, Sian J, Nara K, Böning J, Riederer P: Dopamine D3 receptor gene polymorphism and alcohol dependence: relation to personality rating. Psychiatr Genet 1999; 9(1): 17–21

Thornton JC, Dawe S, Lee C, Capstick C, Corr PJ, Cotter P, Frangou S, Gray NS, Russell MAH, Gray JA: Effects of nicotine and amphetamine on latent inhibition in human subjects. Psychopharmacology 1996; 127:164–173

Tiffany ST, Carter BL: Is craving the source of compulsive drug use. J Psychopharmacol 1998; 12:23–30

Tiihonen J, Kuikka J, Bergström K, Hakola P, Karhu J, Ryynänen OP, Föhr J: Altered striatal dopamine re-uptake sites in habitually violent and non-violent alcoholics. Nat Med 1995; 1:654–657

Tiihonen J, Kuoppasalmi K, Fohr J, Tuomola P, Kuikanmaki O, Vorma H, Sokero P, Haukka J, Meririnne E: A comparison of aripiprazole, methylphenidate, and placebo for amphetamine dependence. Am J Psychiatry 2007; 164:160–162

Tiihonen J, Pesonen U, Kauhanen J, Koulu M, Hallikainen T, Leskinen L, Salonen JT: CYP2A6 genotype and smoking. Mol Psychiatry 2000; 5:347–349

Tiihonen J, Vilkman H, Räsönen P, Ryynänen OP, Hakko H, Bergman J, Hämäläainen T, Laakso A, Haaparanta-Solin M, Solin O, Kuoppamäki M, Sylvalathi E, Hietala J: Striatal presynaptic dopamine function in type 1 alcoholics measured with positron emission tomography. Mol Psychiatry 1998; 4:156–161

Tindell AJ, Smith KS, Berridge KC, Aldridge JW: Dynamic computation of incentive salience: „wanting" what was never „liked". J Neurosci 2009; 29(39):12220–12228

Tölle R, Buchkremer G: Zigarettenrauchen – Epidemiologie, Psychologie, Pharmakologie und Therapie. 2. Auflage, Springer, Heidelberg, Berlin 1989

Tomkins DM, Tampakeras M: Effects of discrete central injections of 5-HT1B agonists on ethanol self-administration. Alc Clin Exp Res 1999; 23:20A

Ton TGN, Rossing MA, Bowen DJ, Srinouanprachan S, Wicklund K, Farin FM: Genetic polymorphisms in dopamine-related genes and smoking cessation in women: a prospective cohort study. Behav Brain Funct 2007; 3:22

Trabert W, Betz T, Niewald M, Huber G: Significant reversibility of alcoholic brain shrinkage within 3 weeks of abstinence. Acta Psychiatr Scand 1995; 92:87–90

Traskman-Bendz L, Asberg M, Bertilsson L, Thoren P: CSF monoamine metabolites of depressed patients during illness and after recovery. Acta Psychiatr Scand 1984; 69:333–342

Trauth JA, McCook EC, Seidler FJ, Slotkin TA: Modeling adoleszent nicotine exposure: effects on cholinergic systems in rat brain regions. Brain Res 2000; 873:18–25

True WR, Xian H, Scherrer JF, Madden PA, Bucholz KK, Heath AC, Eisen SA, Lyons MJ, Goldberg J, Tsuang M: Common genetic vulnerability for nicotine and alcohol dependence in men. Arch Gen Psychiatry 1999; 56:655–661

Trummer O, Köppel H, Wascher TC, Grünbacher G, Gutjahr M, Stanger O, Ramschak-Schwarzer S, Boehm BO, Winkelmann BR, März W, Renner W: The serotonin transporter gene polymorphism is not associated with smoking behavior. Pharmacogenomics J 2006; 6:397–400

Tsai G, Coyle JT: The role of glutamatergic neurotransmission in the pathophysiology of alcoholism. Annu Rev Med 1998; 49:173–184

Tsai G, Gastfriend DR, Coyle JT: The glutamatergic basis of human alcoholism. Am J Psychiatry 1995; 152:332–340

Tsuda A, Steptoe A, West R, Fieldman G, Kirschbaum C: Cigarette smoking and psychophysiological stress responsiveness: Effects of recent smoking and temporary abstinence. Psychopharmacology 1996; 126:226–233

Tsuneki H, Klink R, Lena C, Korn H, Changeux JP: Kalzium mobilization elicited by two types of nicotinic acetylcholine receptors in mouse substantia nigra pars compacta. Eur J Neurosci 2000; 12:2475–2485

Tugendhat E: Antike und moderne Ethik. In: Tugendhat E: Probleme der Ethik. Reclam, Stuttgart 1984; 33–56

Türker T, Sodmann R, Goebel U, Jatzke S, Knapp M, Lesch KP, Schuster R, Schütz H, Weiler G, Stöber G: High ethanol tolerance in young adults is associated with the low-activity variant of the promoter of the human serotonin transporter gene. Neurosci Lett 1998; 248:147–150

Tyndale RF, Pianezza M, Sellers EM: Genetically deficient CYP2A6 provides protection against tobacco dependence and lowers cigarette consumption. Problems of Drug Dependence. NIDA Res Monogr, 1998

Tzschentke TM: Measuring reward with the conditioned place preference paradigm: a comprehensive review of drug effects, recent progress and new issues. Prog Neurobiol 1998; 56:613–672

Ungless MA, Whistler JL, Malenka RC, Bonci A: Single Kokaine exposure in vivo induces long-term potentiation in dopamine neurons. Nature 2001; 411:583–587

Vainio PJ, Tuominen RK: Cotinine binding to nicotinic acetylcholine receptors in bovine chromaffin cell and rat brain membranes. Nicotine & Tobacco Research 2001; 63:177–182

Vainio PJ, Viluksela M, Tuominen RK: Nicotine-like effects of cotinine on protein kinase C activity and noradrenaline release in bovine chromaffin cells. J Autonom Pharmacol 2001; 18:245–250

van Os J, Bak M, Hanssen M, Bijl RV, De GR, Verdoux H: Cannabis use and psychosis: a longitudinal population-based study. Am J Epidemiol 2002; 156:319–327

Vandenbergh DJ, O'Connor RJ, Grant MD, Jefferson AL, Vogler GP, Strasser AA, Kozlowski LT: Dopamine receptor genes (DRD2, DRD3 and DRD4) and gene-gene interactions associated with smoking-related behaviors. Addict Biol 2007; 12:106–116

van Praag HM: Significance of biochemical parameters in the diagnosis, treatment and prevention of depressive disorders. Biol Psychiatry 1977; 12:101–131

Vardy MM, Kay SR: LSD psychosis or LSD-induced schizophrenia? A multimethod inquiry. Arch Gen Psychiatry 1983; 40:877–883

Verheul R, van den Brink W, Geerlings P: A three-pathway psychobiological model of craving for alcohol. Alcohol and Alcoholism 1999; 34:197–222

Vezina P, Blanc G, Glowinski J, Tassin JP: Nicotine and morphine differentially activate brain dopamine in prefrontocortical and subcortical terminal fields: Effects of acute and repeated injections. J Pharmacol Exp Ther 1992; 261:484–490

Vidal C: Nicotine potentiation of glutamatergic synapses in the prefrontal cortex: New insight into the analysis of the role of nicotinic receptors in cognitive functions. Drug Dev Res 1994; 31:120–126

Vink JM, Willemsen G, Boomsma DI: Heritability of smoking initiation and nicotine dependence. Behav Genet 2005; 35:397–406

Vion-Dury J, Meyerhoff DJ, Cozzone PJ, Weiner MW: What might be the impact on neurology of the analysis of brain metabolism by In-vivo magnetic resonance spectroscopy? J Neurol 1994; 241:354–371

Virkunnen M, Kallio E, Rawlings R, Tokola R, Poland RE, Guidotti A, Nemeroff C, Bissette G, Kalogeras K, Karonen SL, Linnoila M: Personality profiles and state aggressiveness in Finnish alcoholic, violent offenders, fire setters, and healthy volunteers. Arch Gen Psychiatry 1994; 51:28–33

Volavka J, Czobor P, Goodwin DW, Gabrielli WF Jr, Penick EC, Mednick SA, Jensen P, Knop J: The electroencephalogram after alcohol administration in high-risk men and the development of alcohol use disorders 10 years later. Preliminary findings. Arch Gen Psychiatry 1996; 53:258–263

Literatur

Volkow N, Ding YS, Fowler JS, Wang GJ, Logan J, Gatley JS, Dewey S, Ashby C, Liebermann J, Hitzemann R, Wolf AP: Is methylphenidate like Kokaine? Studies on their pharmacokinetics and distribution in the human brain. Arch Gen Psychiatry 1995; 52:456–463

Volkow N, Fowler JS: Addiction, a disease of compulsion and drive: involvement of orbitofrontal cortex. Cereb Cortex 2000; 10:318–325

Volkow ND, Wang GJ, Maynard L, Fowler JS, Jayne B, Telang F, Logan J, Ding YS, Gatley SJ, Hitzemann R, Wong C, Pappas N: Effects of alcohol detoxification on dopamine D2 receptors in alcoholics: a preliminary study. Psychiatry Res 2002; 116(3):163–172

Vollenweider FX, Maguire RP, Leenders KL, Mathys K, Angst J: Effects of high amphetamine dose on mood and cerebral glucose metabolism in normal volunteers using positron emission tomography (PET). Psychiatry Res 1998; 28(83):149–162

Volpicelli JR, Alterman AI, Hayashida M, O'Brien CP: Naltrexone in the treatment of alcohol dependence. Arch Gen Psychiatry 1992; 49:876–880

Volpicelli JR, Watson NT, King AC, Sherman CE, O'Brien CP: Effect of naltrexone on alcohol „high" in alcoholics. Am J Psychiatry 1995; 152:613–615

Vorel SR, Liu X, Hayes RJ, Spector JA, Gardner EL: Relapse to Kokaine-seeking after hippocampal theta-burst stimulation. Science 2001; 292:1175–1178

Völlm BA, Zhao L, Richardson P, Clark L, Deakin JF, Williams S, Dolan MC: A voxel-based morphometric MRI study in men with borderline personality disorder: preliminary findings. Crim Behav Ment Health 2009; 19(1):64–72

Waddington JL: Implications of recent research on dopamine D-1 and D-2 receptor subtypes in relation to schizophrenia and neuroleptic drug action. Curr Opin Psychiat 1989; 2:89–92

Wall TL: Genetic associations of alcohol and aldehyde dehydrogenase with alcohol dependence and their mechanisms of action. Ther Drug Monit 2005; 27:700–703

Wallis CJ, Rezazadeh SM, Lal H: Role of serotonin in alcohol abuse. Drug Dev Res 1993; 30:178–188

Warburton DM, Arnall C: Improvements in performance without nicotine withdrawal. Psychopharmacology 1994; 115:539–542

Warburton DM: Nicotine as a cognitive enhancer. Prog Neuropsychopharmacol Biol Psychiatry 1992; 16:181–191

Watanabe M: Reward expectancy in primate prefrontal neurons. Nature 1996; 382:629–632

Watkins SS, Eping-Jordan M, Koob GF, Markou A: Blockade of nicotine self-administration with nicotine-antagonists in rats. Pharmacol Biochem Behav 1999; 62:743–751

Watkins SS, Koob GGF, Markou A: Neural mechanisms underlying nicotine addiction: acute positive reinforcement and withdrawal. Nicotine & Tobacco Research 2000; 2:19–37

Weber MW, Emrich HM: Current and historical concepts of opiate treatment in psychiatric disorders. International Clinical Psychopharmacology 1998, 3:255–266

Weed MR, Wolverton WL: The reinforcing effects of dopamine D1-Receptor agonists in rhesus monkeys. J Pharmacol Exp Ther 1995; 275:1367–1374

Weinberger DR: Implications of normal brain development for the pathogenesis of schizophrenia. Arch Gen Psychiatry 1987; 44:660–669

Weiner I, Lubow RE, Feldon J: Disruption of latent inhibition by acute administration of low doses of amphetamine in rats. Pharmacol Biochem Behav 1988; 30:871–878

Wetter D, Fiore MC, Young TB, McCllure J, deMoor CA, Baker TB: Gender differences in response to nicotine replacement therapy: objective and subjective indexes of tobacco withdrawal., Exp Clin Psychopharmacol 1999; 7:135–144

Wewers ME, Dhatt R, Tejwani GA: Naltrexone administration affects ad libitum smoking behavior. Psychopharmakology 1998; 140:185–190

WHO (Weltgesundheitsorganisation): ICD-10-SGB V Internationale statistische Klassifikation der Krankheiten (ICD). 10. Revision. Band I: Systematisches Verzeichnis. Kohlhammer, Berlin 1999

WHO: Internationale Klassifikation psychischer Störungen ICD-10 Kapitel V (F). Hrsg: Dilling H, Mombour W, Schmidt MH. 4., korrigierte und ergänzte Auflage, Verlag Hans Huber, Bern 2000

Wiesbeck GA, Weijers HG, Böning J: Untersuchung zur klinischen Gültigkeit der Typ 1/Typ 2-Differenzierung nach Cloninger bei alkoholabhängigen Männern. Suchtmed 1999; 1:27–32

Wiesbeck GA, Weijers HG, Lesch OM, Glaser T, Toennis PJ, Böning J: Flupentixol decanoate and relapse prevention in alcoholics: results from a placebo-controlled study. Alc Alcoholism 2001; 36:329–334

Wikler A: Recent progress in research on the neurophysiological basis of morphin addiction. Am J Psychiatry 1948; 105:329–338

Williams GV, Goldman-Rakic PS: Modulation of memory fields by dopamine D1-Receptors in prefrontal cortex. Nature 1995; 376:572–575

Williams M, Sullivan JP, Arneric SP: Neuronal nicotinic acetylcholine receptors. DN&P 1994; 7:205–223

Wilson AL, Langley LK, Monley J, Baur T, Rottunda S, McFalls E, Kovesa C, McCarfen JR: Nicotine patches in Alzheimers disease: Pilot study on learning, memory and safety. Pharmacol Biochem Behav 1995; 51:509–514

Wilson JQ, Herrnstein RJ: Crime and human nature. Touchstone, New York, London, Toronto, Sidney, Tokyo, Singapore 1986

Winterer G, Musso F, Konrad A, Vucurevic G, Stoeter P, Sander T, Gallinat J: Association of attentional network function with exon 5 variations of the CHRNA4 gene. Hum Mol Genet 2007; 16:2165–2174

Wise RA, Bozarth MA: A psychomotor stimulant theory of addiction. Psychol Rev 1987; 94:469–492

Wise RA: Neuroleptics and operant behavior: the anhedonia hypothesis. Behav Brain Sci 1982; 5:39–87

Wise RA: The neurobiology of craving: Implications for the understanding of addiction. J Abnorm Psychol 1988; 97:118–132

Wolffgramm J, Heyne A: From controlled drug intake to loss of control: the irreversible development of drug addiction in the rat. Behav Brain Res 1995; 70:77–94

Wonnacott S, Irons I, Rapier C, Thorne B, Lunt GG: Presynaptic modulation of transmitter release by nicotinic receptors. In: Nordberg A, Fuxe K, Holmstedt B, Sundwall A (eds.): Progress in Brain Research. Elsevier Science Publishers BV, New York 1989; 157–163

Wonnacott S: The paradox of nicotinic acetylcholine receptor upregulation by nicotine. Trends Pharmacol Sci 1990b; 11:216–219

Wonnacott S: Characterization of brain nicotinic receptor sites. In Wonnacott S, Russell MAH, Stolenman IP (eds.): Nicotine Psychopharmacology: Molecular, Cellular and Behavioural Aspects. Oxford University Press, Oxford, London 1990a, 226–277

Wrase J, Reimold M, Puls I, Kienast T, Heinz A: Serotonergic dysfunction: brain imaging and behavioral correlates. Cogn Affect Behav Neurosci 2006; 6:53–61

Wrase J, Kahnt T, Schlagenhauf F, Beck A, Cohen MX, Knutson B, Heinz A: Different neural systems adjust motor behavior in response to reward and punishment. Neuroimage 2007; 36(4):1253–1262

Xi ZX, Stein EA: Nucleus accumbens dopamine release modulation by mesolimbic GABAA receptors-an in vivo electrochemical study. Brain Res 1998; 798:156–165

Xu Z, Seidler FJ, Ali SF, Slikker Jr W, Slotkin TA: Fetal and adoleszent nicotine administration: effects on CNS serotonergic systems. Brain Res 2001; 914:166–178

Yang M, Kunugita N, Kitagawa K, Kang SH, Coles B, Kadlubar FF, Katoh T, Matsuno K, Kawamoto T: Individual differences in urinary cotinine levels in Japanese smokers: relation to genetic polymorphism of drug-metabolizing enzymes. Cancer Epidemiol Biomarkers Prev 2001; 10:589–593

Young LT, Warsh JJ, Kish SJ, Shannak K, Hornykeiwicz O: Reduced brain 5-HT and elevated NE turnover and metabolites in bipolar affective disorder. Biol Psychiatry 1994; 35:121–127

Yudkin P, Munafò M, Hey K, Roberts S, Welch S, Johnstone E, Murphy M, Griffiths S, Walton R: Effectiveness of nicotine patches in relation to genotype in women versus men: randomised controlled trial. BMJ 2004; 328:989–990

Zaniewska M, McCreary AC, Filip M: Interactions of Serotonin (5-HT)2 Receptor-Targeting ligands and nicotine: locomotor activity studies in rats. Synapse 2009; 63:653–661

Zarrindast MR, Sadegh M, Shafaaghi B: Effects of nicotine on memory retrieval in mice. Eur J Pharmacol 1996; 295:1–6

Zhang ZW, Vijayaraghavan S, Berg DK: Neuronal acetylcholine receptors that bind a-bungarotoxin with high affinity function as ligand-gated ion channels. Neuron 1994; 12:167–177

Ziedonis DM, George TP: Schizophrenia and nicotine use: Report of a pilot smoking cessation program and review of neurobiological and clinical issues. Schizophr Bull 1997; 23:247–254

Ziedonis DM, Kosten TR, Glazer WM, Frances RJ: Nicotine dependence and schizophrenia. Hosp Community Psychiatry 1994; 45:204–206

Zubin J, Spring B: Vulnerability – a new view of schizophrenia. J Abnorm Psychol 1977; 86:103–126

Abbildungsnachweis

Abb. 1 Aus A. Heinz & K. Mann: Neurobiologie der Alkoholabhängigkeit. Deutsches Ärzteblatt 36;2001: A2279–A2283
Abb. 2 Modifiziert nach M.F. Bear, B.W. Connors, M.A. Paradiso: Neuroscience: exploring the brain. Williams & Wilkins 1996 (Abb. 2.4)
Abb. 3 Modifiziert nach Bear, Connors, Paradiso: Neuroscience … (Abb. 2.15)
Abb. 4 Modifiziert nach Heinz & Mann, Neurobiologie der Alkoholabhängigkeit …
Abb. 5 Modifiziert nach Bear, Connors, Paradiso: Neuroscience … (Abb. 19.4)
Abb. 6 Modifiziert nach Bear, Connors, Paradiso: Neuroscience … (Abb. 20.17)
Abb. 7 Modifiziert nach Bear, Connors, Paradiso: Neuroscience … (Abb. 20.22)
Abb. 8 Modifiziert nach Bear, Connors, Paradiso: Neuroscience … (Abb. 16.3)
Abb. 9 Modifiziert nach Bear, Connors, Paradiso: Neuroscience … (Abb. 16.4)
Abb. 10 Modifiziert nach Bear, Connors, Paradiso: Neuroscience … (Abb. 15.16)
Abb. 11 Modifiziert nach O. Benkert & H. Hippius: Psychiatrische Pharmakotherapie. Unter Mitarbeit von D. Wetzel und G. Gründer. 6. Auflage. Springer: Berlin, Heidelberg, New York, 1996 (Abb. 8).
Abb. 12 Modifiziert nach Bear, Connors, Paradiso: Neuroscience … (Abb. 15.15)
Abb. 13 Modifiziert nach Benkert & Hippius: Psychiatrische Pharmakotherapie … (Abb. 2)
Abb. 14 Modifiziert nach Bear, Connors, Paradiso: Neuroscience … (Abb. 15.11)
Abb. 15 Modifiziert nach Bear, Connors, Paradiso: Neuroscience … (Abb. 15.13)
Abb. 16 Modifiziert nach Heinz & Mann, Neurobiologie der Alkoholabhängigkeit …
Abb. 17 Modifiziert nach Bear, Connors, Paradiso: Neuroscience … (Abb. 16.5)
Abb. 18 Modifiziert nach Heinz & Mann, Neurobiologie der Alkoholabhängigkeit …
Abb. 19 Modifiziert nach Bear, Connors, Paradiso: Neuroscience … (Abb. 15.12)
Abb. 20 Modifiziert nach Benkert & Hippius: Psychiatrische Pharmakotherapie … (Abb. 3)
Abb. 21 Modifiziert nach Heinz & Mann, Neurobiologie der Alkoholabhängigkeit …
Abb. 22 Modifiziert nach Williams, Sullivan, Arneric: Neuronal nicotinic acetylcholine receptors. DN&P 7;1994: 205–223
Abb. 23 Modifiziert nach Leonard & Bertrand: Neural nicotinic receptors: from structure to function. Nicotine & Tobacco Research 3;2001: 203–223
Abb. 24 Modifiziert nach Penzlin, Heinz: Lehrbuch der Tierphysiologie. 6. Aufl. G. Fischer 1996 (S. 169)

Stichwortverzeichnis

5-HT 119
5-HT-Transporter 45
5-Hydroxyindolessigsäure (5-HIAA) 106

A

Abhängigkeit 10, 13
Abhängigkeitspotenzial 24
Acamprosat 34, 156
Acetylcholinrezeptoren 50 f., 84, 86, 119, 122 ff., 131
– Geschlechtsabhängigkeit der Neuromodulation nikotinerger Acetylcholinrezeptoren 45
– nikotinerge 45, 51, 84, 119, 122, 125 ff., 131
– Subtypen von nikotinergen 124
Adoptionsstudien 132 f., 146, 148, 155
Affektregulation 96
Aggression, impulsive 104
akute Intoxikation mit Wahrnehmungsstörungen 91
akute Intoxikation ohne Komplikationen 90
Aldehyddehydrogenase 147
Alkaloid, toxisches 41
Alkoholabhängigkeit 9
– Typ 2 83, 145
Alkoholdehydrogenase 147
Alkoholeffekte(n), Empfindlichkeit gegenüber akuten 116
Alkoholkonsum, exzessiver 103, 106
Alkoholtoleranz 33, 116 ff., 121
Alkoholverlangen 156
Alter 132 f., 138
Alzheimer-Typ, Demenz vom 50 f.
Amphetamin 92 ff., 160
Amygdala 62, 67 ff., 80
– basolaterale 67
– zentrale 67
Anerkennung, gesellschaftliche 149
Angst 148, 153
Anhedoniehypothese 70 f., 73, 76
Anhedonie 64, 70, 72 f., 76, 130
Anstrengungen, präventive 151

Antidepressiva 48, 111, 130
Arachidonsäure 37
Arbeitsgedächtnis(ses) 29, 65, 101, 149
– Regulation des 66
Area ventralis tegmentalis (VTA A10) 85
Assoziationsstudien 134
Atropin 91
Aufmerksamkeitsleistung 42
Ayahuasca 91

B

Baclofen 31
Basalganglien 24
Basketzellen 95
Belastungsstörung, posttraumatische 16
Belohnung 23, 29
Belohnungssystem, dopaminerges 55, 78, 155
Blütenpflanzen
– Bilsenkraut 91
– Engelstrompete 91
– Stechapfel 91
– Tollkirsche 91
Bupropion 49, 130, 140, 145, 157

C

c-AMP 63
Cannabinoid-CB1-Rezeptoren 93
Cannabinoidrezeptor-CB1-Antagonisten 159
Cannabispsychosen 93, 101
Cannabis 92 f., 97, 101, 159
Caudatus 63
2-CB 91
CB1-Cannabinoid-Rezeptor 92
Choleratoxin 63
Cholin 129
Christchurch-Studie 97
Chromosom 136, 141
Chromosom 2 136
Chromosom 4 136
Chromosom 5 136
Chromosom 15 136, 141
Chromosom 17 136

Stichwortverzeichnis

Clomethiazols 33
Clonidin 33
COMT-Gen (Catechol-O-Methyltransferase) 93, 99
Counteradaptation 75
Craving 40, 130, 139
Cytochrom P450 2A6 41, 44, 145

D

Δ-9-Tetrahydrocannabinol (Δ-9-THC) 93
Δ-9-THC 92
DA-Hypothese der Schizophrenie 100
Depersonalisation 92
Depression, majore 114
Depressivität 44, 76, 105, 110 ff., 121, 150
Derealisation 92
Desensitivierung 126, 128
Dihydro-β-erythroidine (DhßE) 122
Dihydropyridine 124
Dissoziative Anästhetika 91
DMT 91
DOB 91
DOM 91
Dopaminausschüttung 22
Dopaminfreisetzung 57 f., 65 ff., 73 ff., 83 f., 86 f., 119, 127, 136, 156
– präfrontale 67
– Stimulation der 136
Dopaminkonzentration, extrazelluläre 107
Dopaminsystem 93, 101 f.
Dopamintransporter 74, 77, 106, 140
– SLC6A3-Allel9 140
Dopaminumsatz, erhöhter 77, 79
Droge 20 ff., 71, 154
Drogenabhängigkeit 9, 146
drogeninduziert 90
Drogenkonsum(s) 22 f., 57, 69, 71, 146, 151, 154 f.
– stereotyper 23
– Wirkungen des 22
Drogenpsychosen 90 f.
Drogenwirkung, positive 57
Dronabinol 159
Dunedin-Studie 97, 99

E

Ecstasy 92, 159
EDSP-Studie 97, 99
Effekte, anxiolytische 120
Einschränkung 153, 157
Einstiegsdroge 154
Endocannabinoidsystem 93, 98
Endocannabinoid 101

Endorphine 72, 82, 149
Entzug, konditionierter 22, 33
Entzugserscheinungen 20 ff., 33, 40
Entzugssymptomatik 30, 32, 39 f., 42 f., 77, 128, 130 f.
Erkrankungen
– kardialekardiale oder pulmonale 40, 45
– pulmonale 40, 45
Euphorie 71 f., 83
Exploratory behavior 73
extrovertiert 153

F

FAAH: fatty acid amide hydrolase 159
Fagerström Test für Nikotinabhängigkeit 145
Faktoren, kulturelle 132, 149
Familienstudien, epidemiologische 133
Filtereffekt, protektiver 113, 119
Filterstörung 49, 141
Fliegenpilz 91
Frauen 133, 146, 149, 151, 154
– alkoholabhängige 27
– junge 151
Frontallappenepilepsie 141
Funktionseinschränkung 16, 19 f.
Fyn 33

G

GABA (Gamma-Aminobuttersäure) 31
GABA-A-Rezeptoren 31 f.
GABA-B-Rezeptoren 31
Galanthamin 124, 130
Gehirn, jugendliches 46
Genomfragment 137
Genotyp 77, 115, 117 f., 138, 141, 150
Geschlecht 133
geschlechtsspezifische Wirkungen 44
Glücksgefühl 72
Glutamat 31, 33, 36, 85, 118, 127, 130
Glykoproteine, Pentamer aus 122

H

Halluzinogene 90, 92 f., 95, 99, 101, 159
Hebb 34, 38
High 72, 83
Hippocampus 27 f., 36 ff., 45, 69, 82, 87, 110 f., 119 f., 122, 125, 127, 129, 141
– Rezeptordichte im 127
Hirnatrophie 26 f., 149, 155
Homovanillinmandelsäure (HVA) 74, 106
Hyoscyamin 91
Hypothalamus 38

I

Ibotensäure 91
Impulsivität 103, 106 f., 109 f., 113, 145, 153
Indolderivate 91
Integration, soziale 149
Interaktionen, soziale 79
Ionen, Kalzium- 124
Ionenkanal 32, 36 f., 124
Irritierbarkeit 40, 46
Isolationsphasen, soziale 107

J

Jugendliche 151, 154

K

Kakteen 91
Kalziumeinstrom 28, 37 ff., 79
Karzinom 12, 45
Kernspintomographie, funktionelle 80
Ketamin 91 f.
Klischees, traditionelle 151
Kokain 10, 13, 21, 57 f., 64, 69, 73, 80, 84 f., 92, 101, 132
Komorbidität 95, 135, 145 f.
Kompetenz, soziale 112, 151
Konditionierung 22, 62, 72
– klassische 22
Konsequenzen, soziale 152
Kontrollminderung 17
Konzentration, MAO-B 48
Konzentrationsfähigkeit 42, 128
Kopplungsuntersuchungen 135
Kortex
– frontaler 23, 25, 66 f., 79, 149, 155
– frontaler und temporaler 149
Krankheitsdefinition 17

L

Langzeittoleranz 129
latent inhibition 49 f.
Latente Inhibition 101
Leid 17, 20
Liking 71 f.
limbisches System 38, 67, 80, 82, 136
Liquor 74, 106 ff., 111
Locus coeruleus 33, 39, 59, 87
LSD 91 f., 95
LSD-Psychose 91

M

μ-Opiatrezeptoren 57, 82, 88
Magnetresonanz-Spektroskopie 28
Männer 146, 149
Mäuse, Knock-out 72
MDMA 92
Meskalin 91 f.
Methamphetamin 92
Meth-Meth-Variante 99
Methylendioxyamphetamine (Ecstasy: MDMA) 92
Methylenedioxymetamphetamin, MDMA 112
Methylphenidat 160
Modell der neonatalen ventralen Hippocampusläsion (NVHL) 100
Morbus Parkinson 50
Mortalität, alkoholbedingte 11
Motivation 155
Muskimol 91

N

Nahrungsaufnahme 60, 71, 79, 84, 113
Naloxon 87
Naltrexonmedikation 89
Naltrexon 83, 156, 158
Neuroadaptation 30, 43, 51, 128, 130
Neuroleptika 49, 64, 70
Neurosteroide 129
Neurotransmission
– monoaminerge 106
– noradrenerge 33
Nikotin 10 f., 13, 21, 40 ff., 49 ff., 57 f., 84, 86 f., 119 ff., 124 ff., 136, 141, 151 f., 154, 157
Nikotinabhängigkeit 9
Nikotinreize 155
Nikotinsubstitution 44, 46, 130
Nitric Oxid Synthase (NOS) 37
NMDA-Rezeptor 33
– glutamaterger 28, 39, 156
Normabweichung, biologisch fundierte 15
Novelty Seeking 73, 76
Nucleus accumbens (NAcc) 57, 61, 69, 84 ff., 100, 138
NVHL-Ratten 100 f.

O

Ondansetron 83
Opiate 22, 53
Opiatrezeptoren 57, 82, 88, 156

Stichwortverzeichnis

P

Papez 38
Patient
– depressiver 47
– schizophrener 49
PCP 91 f.
peer-groups 155
Per2-Gen 150
Persönlichkeitsstörung, antisoziale 109
Phenylethylamin-derivate 91
Physiostigmin 124
Pilze 91
Polymorphismus 44, 49, 65, 134, 137 f., 140, 143, 145
– DRD4-VNTR- 138
– funktioneller 93, 99
– TaqI-A- 138
– TaqIB 138
– VNTR- 138
potentiation, Long-term (LTP) 36
primary addiction hypothesis 100 f.
Progesteron 129
Projekt, COGA- 135
Promotor, 5-HTT 114
Proteinkinase A 37
Proteinkinase C 36
Präpulsinhibition des Startle-Schreckreflexes 98
Psilocybin 91 f.
Psychedelika 90
Psychopathen 110 f.
psychopharmakologische Wirkungen 42
Psychose
– amphetamininduzierte 94
– cannabisinduzierte 94
– drogeninduzierte 94 f., 101, 159
– halluzinogeninduzierte 94
– LSD-induzierte 91, 95
psychotische Rauschverläufe 90, 101
psychotische Störungen durch psychotrope Substanzen 94
Psychotomimetika 90
Pubertät 148
Putamen 63, 77, 125

R

Rauschverläufe, psychotische 93
Reaktionssicherheit 43
Regulation
– Down 74
– Up- 127
Rehydratation 29
Reize, alkoholassoziierte 155
Rezeptor
– A1-Allel des DRD2 75
– α4-β2- 129
– α7- 129
– AMPA 36 f., 79
– 5-HT-3- 83
– Cannabinois-CB1 93
– CB1-Cannabinoid 92
– D1-artige 63
– D2-artige 63 f.
– D3 64
– Dopamin-D4 66
– GABA$_A$- 118
– 5-HT1B- 104
– (5-HT)-2- 83
– muscarinerge 122
– nicotinerge 122
– Untereinheit des GABA$_A$- 118
Rezeptorprotein, α7- 124
Rimonabant 159
Rückfallrisiko 22, 75, 77, 79 f., 84, 88, 113 f.

S

Salvia Divinorum 91
Salvinorin A 91
Schaden, gesundheitlicher 11
Schadensvermeidung (harm avoidance) 111, 114
Schizophrenie 101 f.
Schlingpflanzen 91
Schwedische Rekrutenstudie 97, 99
schädlicher Gebrauch 26
Selbstbewusstsein 151
Selbstmedikation 96, 120
Selbststimulation 70
Sensitivierungsphänomene 95, 101
Sensitivierung 39, 77 ff., 85 f., 94, 101
sensory gating (Präpuls-Inhibition des Startle-Reflexes) 101
Serotonin 47, 83, 104 ff., 112, 115, 117 ff., 130
Serotonin-5HT$_{2A}$-Rezeptoren 95
Serotonin-Wiederaufnahme-Hemmer (SSRIs) 111
Serotonintransporter 106
– Dichte der 115
– Gen für den 114
Serotoninumsatz, Komponente des 108
Serotoninwiederaufnahmehemmer, selektive 157
Sexualität 60, 79
Shell region 62
Signalverstärkung 60
Skinner 60
Skopolamin 91
Social-Drift-Hypothese 96

Sozialisation 110
Speed 92
speed paranoia 92, 94
Spielen, kompetitives 112
Stimmungszustände, negative 105
Stimulanzien 92 f., 99, 101, 159
Stresserfahrung, soziale 108, 116
Striatum
– dorsales 61
– ventrales 22, 57 f., 60 f., 64, 66, 68, 74, 77, 79 f., 83, 87, 136, 156
Substantia nigra 51, 61
Substanzinduzierte psychotische Störung 94
Substanzkonsum, Kriterien des 40
Substitutionsansatz 159
Substitution 160
Sucht 13, 86
Supersensitivitätsmodell 98 f.
System
– mesolimbisches 84
– serotonerges 47, 82, 88, 103, 119
– verhaltensinhibierendes (Behavior Inhibition System, BIS) 104, 110

T

Tabakabstinenz 128
Tabakentwöhnung 49, 130
Tod 16, 20, 22
– drohender 16
Todesfall, tabakassoziierter 12
Toleranz 14, 21 f., 30, 32, 39 ff., 105, 118, 130, 146
Tropanalkaloide 91
Tryptophanhydroxylase 104

U

Unterschiede zwischen Männern und Frauen 44

V

Val-Allele 99
Val-Allelen des COMT 93
Verhalten
– gewalttätiges 109
– risikoarmes 114
Verhaltensverstärkung 60, 64, 69, 72, 88
Verhaltensweisen 88, 106
– regenerative 113
– trophotrophe 113
– zwanghafte 23
Verstärker, primärer 60
Verstärkung
– negative 23
– positive 23
Verstärkungssystem, dopaminerges 60
Vigilanz 42, 128
Vulnerabilität 99, 102
Vulnerabilitätsmodell 99
Vulnerabilitäts-Stress-Modell 99

W

Wahrnehmungsveränderungen 92
Wahrsagesalbei 91
Wanting 71
Willensbestimmung, freie 17
Willensfreiheit 17 ff.
Willensschwäche 152 f.
Wisconsin Card Sorting Test 29

Z

Zuid-Holland-Studie 97, 101
Zwangshandlungen 110
Zwillinge, eineiige 132
Zwillingsstudien 51, 116, 132, 146

*2., vollst. überarb. und erw. Auflage
2010. 294 Seiten mit 53 Tab.
Fester Einband
€ 49,90
ISBN 978-3-17-020860-5*

Karl-Ludwig Täschner/Benedikt Bloching
Gerhard Bühringer/Gerhard Wiesbeck

Therapie der Drogenabhängigkeit

Das praxisnahe Werk behandelt u. a. folgende Themen: Wirkung von Rauschdrogen, Folgen chronischen Konsums, Missbrauch und Abhängigkeit (biologische, psychologische, soziale Faktoren). Dargestellt werden die professionellen Interventionsverfahren, ebenso die Behandlungsmethodik von Begleiterkrankungen und bei besonderen Problemgruppen. Beispiele und spezielle Behandlungsfragen, die auch Kosten-Nutzen-Gesichtspunkte, Drogenpolitik und Ausbildungsfragen einschließen, runden das Werk ab.

Prof. Dr. Karl-Ludwig Täschner, Leiter des Instituts für Psychiatrische Begutachtung, Stuttgart. **Dr. Benedikt Bloching,** Dipl.-Psych., Oberarzt der Klinik für Suchtkrankheiten des Zentrums für Seelische Gesundheit, Stuttgart. **Prof. Dr. Gerhard Bühringer,** Professor für Suchtforschung an der TU Dresden. **Prof. Dr. Gerhard Wiesbeck,** Ärztlicher Bereichsleiter Abhängigkeitserkrankungen, Universitätsnervenklinik Basel.

▶ www.kohlhammer.de

W. Kohlhammer GmbH · 70549 Stuttgart
Tel. 0711/7863 - 7280 · Fax 0711/7863 - 8430

2010. 156 Seiten inkl. zahlr. Arbeitsblätter. Kart.
€ 39,90
ISBN 978-3-17-020913-8

Kenneth M. Dürsteler-MacFarland/Otto Schmid
Johannes Strasser/Gerhard A. Wiesbeck

Therapiemanual Kokainabhängigkeit

Grundlagen und Arbeitsmaterialien zur kognitiv-verhaltenstherapeutischen Behandlung

Auf der Basis aktueller Erkenntnisse aus Forschung und Praxis liefert das vorliegende Manual einen Leitfaden und Instrumente für die kognitive Verhaltenstherapie von Kokainabhängigen. Neben vielen Beispielen und Tipps vermittelt es kognitiv-behaviorale Therapiegrundsätze und Interventionen, die schrittweise eingeführt und praxisnah erörtert werden. Besonderes Augenmerk gilt dabei der störungsspezifischen Verhaltensanalyse, dem Erlernen und Üben neuer Fertigkeiten sowie dem Erarbeiten von Problemlösungsstrategien.

Die Autoren sind ein multidisziplinäres Fachteam des Bereichs Abhängigkeitserkrankungen der Universitären Psychiatrischen Kliniken Basel unter der Regie seines Ärztlichen Leiters, **Prof. Dr. med. Gerhard Wiesbeck**. **Kenneth Dürsteler-MacFarland** ist Klinischer Psychologe, **Johannes Strasser** ist Oberarzt und Facharzt für Psychiatrie und Psychotherapie, **Otto Schmid** ist Pflegerischer Leiter der Abteilung Janus.

▶ www.kohlhammer.de

W. Kohlhammer GmbH · 70549 Stuttgart
Tel. 0711/7863-7280 · Fax 0711/7863-8430

2011. 302 Seiten mit 39 Abb., 20 Tab.
und 24 Übersichten. Kart.
€ 39,90
ISBN 978-3-17-020904-6

Dirk K. Wolter

Sucht im Alter – Altern und Sucht
Grundlagen, Klinik, Verlauf und Therapie

Das Werk präsentiert die aktuellen Erkenntnisse zum Thema Sucht im Alter und schlägt eine Brücke zwischen Sucht- und Altersmedizin/ Gerontopsychiatrie. Neben „klassischem" Substanzmissbrauch von Alkohol, Schlaf- und Beruhigungsmitteln werden Nikotin, Schmerzmittel und illegale Drogen behandelt. Grundlagen, Diagnostik, Klinik und Therapie werden praxisorientiert dargestellt. Aspekte psychischer und körperlicher Entwicklung im Alternsprozess, die im Zusammenhang mit Suchterkrankungen im Alter besonders relevant sind, werden umfassend behandelt, ebenso die Zusammenhänge von Suchtmittelkonsum und kognitiven Beeinträchtigungen/Demenz.

Dr. med. Dirk K. Wolter ist Chefarzt des Fachbereichs Gerontopsychiatrie am Inn-Salzach-Klinikum in Wasserburg am Inn und Vorstandsmitglied der Deutschen Gesellschaft für Gerontopsychiatrie und -psychotherapie.

▶ www.kohlhammer.de

W. Kohlhammer GmbH · 70549 Stuttgart
Tel. 0711/7863 - 7280 · Fax 0711/7863 - 8430